管理栄養士養成のための
栄養学教育モデル・コア・カリキュラム準拠

第1巻

管理栄養士論

専門職として求められる
10の基本的な資質・能力

特定非営利活動法人 日本栄養改善学会　監修

村山伸子・武見ゆかり　編

医歯薬出版株式会社

監修

特定非営利活動法人 日本栄養改善学会

編者

村山 伸子 むらやま のぶこ 新潟県立大学人間生活学部 教授
武見ゆかり たけみ ゆかり 女子栄養大学栄養学部 教授

執筆者一覧

赤松 利恵 あかまつ りえ お茶の水女子大学基幹研究院自然科学系 教授
石田 裕美 いしだ ひろみ 女子栄養大学栄養学部 教授
緒方 裕光 おがた ひろみつ 女子栄養大学栄養学部 教授
香川 靖雄 かがわ やすお 女子栄養大学 副学長
河野 美穂 かわの みほ 学校法人香川栄養学園学長室 室長
佐々木 敏 ささき さとし 東京大学 名誉教授
武見ゆかり 前掲
田中 弘之 たなか ひろゆき 東京家政学院大学人間栄養学部 教授
中村 丁次 なかむら ていじ 神奈川県立保健福祉大学 名誉学長
林 芙美 はやし ふみ 女子栄養大学栄養学部 准教授
府川 則子 ふかわ のりこ 女子栄養大学栄養学部 准教授
南 久則 みなみ ひさのり 神戸学院大学栄養学部 教授
村山 伸子 前掲
諸岡 歩 もろおか あゆみ 兵庫県保健医療部健康増進課
柳 元和 やなぎ もとかず 医療法人紀和会正風病院 院長補佐

（五十音順）

This book is originally published in Japanese
under the title of :

KANRIEIYOSHIYOSEINOTAMENO EIYOGAKUKYOIKU MODERU KOA KARIKYURAMU JUNKYO
KANRIEIYOSHI-RON

(Based on the Nutritional Science Education Model Core Curriculum for Training of Registered Dietitians-
Introduction to Registered Dietitian as Profession of Nutrition and Dietetics)

Editor :
The Japanese Society of Nutrition and Dietetics

ISHIYAKU PUBLISHERS, INC.
7-10, Honkomagome 1 chome, Bunkyo-ku,
Tokyo 113-8612, Japan

特定非営利活動法人 日本栄養改善学会

管理栄養士養成のための
栄養学教育モデル・コア・カリキュラム準拠
教科書シリーズ発刊に寄せて

管理栄養士養成のための栄養学教育モデル・コア・カリキュラム

国民の健康問題や少子高齢化社会におけるさまざまな問題を改善できる高度な専門的知識および技能を有する管理栄養士の育成を目的とし，平成 12（2000）年に栄養士法の改正が行われました．一方，管理栄養士養成施設数は，平成 7（1995）年の約 30 校から平成 30（2018）年には 150 校ほどに急増し，毎年約 1 万人が管理栄養士国家試験に合格し，管理栄養士名簿に登録され，その教育の質の担保が重要となっています．

日本栄養改善学会では，教育課程は本来その専門職のコアカリキュラムに基づいて設定されるべきものという考え方から，学術団体として独自に「管理栄養士養成課程におけるモデルコアカリキュラム」の検討を行ってきました．その実績を踏まえ，厚生労働省から委託を受け，平成 30（2018）年度に「**管理栄養士・栄養士養成のための栄養学教育モデル・コア・カリキュラム**」を策定，公表しました．

本モデル・コア・カリキュラムでは，管理栄養士・栄養士に共通して期待される像を「栄養・食を通して，人々の健康と幸福に貢献する」としました．栄養学を学術的基盤とし，栄養・食を手段として，さまざまな人々の健康はもとより，より広義の well-being に寄与する専門職であることを，明瞭簡潔に表現したものです．

そして，期待される像を実現するモデル・コア・カリキュラムの全体的な構造を概念図（次頁）にしました．上部の A「管理栄養士・栄養士として求められる基本的な資質・能力」の達成に向けて，B を踏まえ，左側の C から右側の G や H へと，基礎的な学修内容から総合的，統合的な内容へと学修が発展します．また，基礎教養科目や各養成施設の教育理念に基づく独自の教育内容も位置づけています．

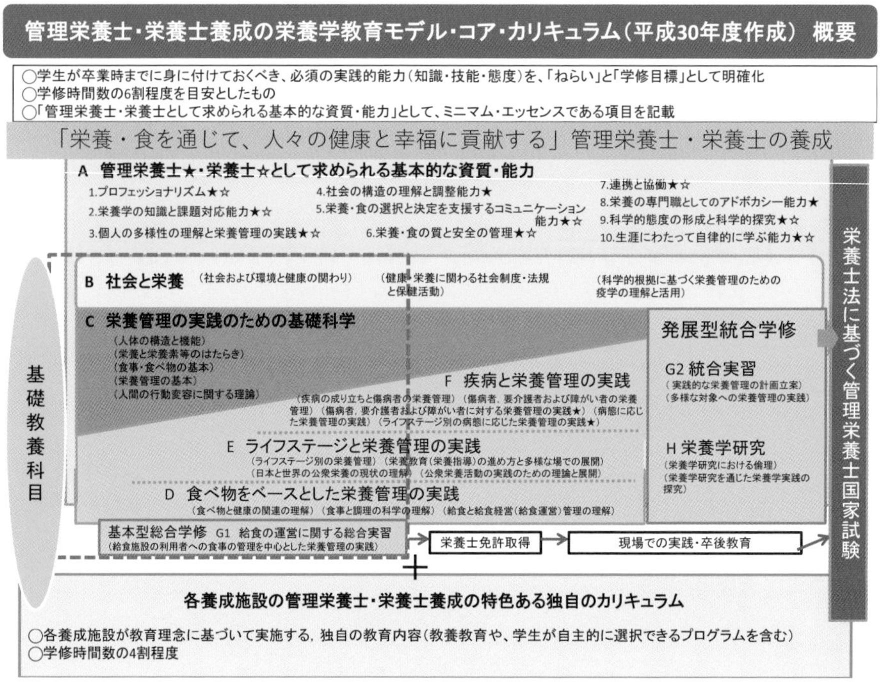

モデル・コア・カリキュラムの趣旨と活用

本モデル・コア・カリキュラムでは，管理栄養士養成における基礎教養分野を除く学修時間の3分の2程度で履修可能となるよう内容を精選しています．学生が卒業時までに身につけておくべき必須の実践能力について，具体的な学修目標をいわゆるコンピテンシーの獲得として記述しました．共通したモデル・コア・カリキュラムに基づく学修は，社会に対する管理栄養士の質保証に資するとともに，管理栄養士は何ができる専門職なのかを広く国民に対して提示することにもなります．

養成課程のカリキュラム構築は，各分野の人材養成に対する社会的要請や学問領域の特性等を踏まえつつ，各養成施設が建学の精神や独自の教育理念に基づいて自主的・自律的に行うべきものです．各養成施設がカリキュラムを編成するに当たっては，学修目標だけでなく，学修内容や教育方法，学修成果の評価のあり方等も重要な検討課題です．各養成施設においては，本モデル・コア・カリキュラムの学修目標を内包したうえで，特色ある独自のカリキュラムを構築されることを期待申し上げます．

新シリーズ編集の経緯・ねらい

日本栄養改善学会では2011年より，医歯薬出版株式会社との共同事業として，学会独自のモデル・コア・カリキュラムに基づく教科書シリーズを発行してまいりました．この度，新たに国として初めての「管理栄養士・栄養士養成のための栄養学教育モデル・コア・カリキュラム」の策定を受け，これまでのシリーズを全面刷新することにいたしました．

新シリーズは，厚生労働省の了解も得て，「管理栄養士養成のための栄養学教育モデル・コア・カリキュラム準拠」教科書シリーズと称することとなりました．各巻の編者は，モデル・コア・カリキュラム策定に深く携わった先生方にお引き受けいただき，栄養学教育および管理栄養士の職務に造詣の深い先生方にご執筆をお願いしました．

本モデル・コア・カリキュラムは，先述の概念図に示すように，科目の相互のつながりや学修内容の発展段階を踏んで上級学年へと進められるように構成されています．このため新シリーズは，国家試験の出題基準に沿った目次構成となっている従来の教科書とは異なり，管理栄養士養成課程での系統立った学修の流れを示し，各巻のつながりを意識した構成といたしました．学生が卒業後一人の管理栄養士として現場に出た際に，管理栄養士・栄養士の期待される像の実現を可能とできるように，構成や内容の充実を図っております．

読者に期待すること

管理栄養士養成課程で学ぶ皆さんは，卒業後は大きな社会の変革のなかで，課題解決力をもち，「栄養・食を通して，人々の健康と幸福に貢献する」管理栄養士となることが期待されます．栄養学およびその背景にある学問や科学・技術の進歩に伴う新たな知識や技能について，すべてを卒前教育で修得することは困難であり，卒業後も自律的に自己研鑽していくことが必要です．そのための基本的な能力を，本シリーズを通して培っていただければ，編者，執筆者一同，幸甚に思います．

2021 年 2 月

村山伸子
特定非営利活動法人 日本栄養改善学会　理事長

武見ゆかり
特定非営利活動法人 日本栄養改善学会　前理事長

序

日本栄養改善学会監修「管理栄養士養成のための栄養学教育モデル・コア・カリキュラム」準拠教科書シリーズの第1巻として「管理栄養士論—専門職として求められる10の基本的な資質・能力」を発刊いたします．モデル・コア・カリキュラムでは，管理栄養士として求められる基本的な資質・能力が10項目示されました．第1巻では，その10項目を各章で取り上げました．

この巻では，栄養学の個別の知識・技術ではなく，栄養学を総合し実践するための資質・能力とはどのようなものかを包括的に学ぶことをねらいとしています．なぜなら，管理栄養士は，「栄養･食を通して，人々の健康と幸福に貢献する」専門職として，栄養学を基礎として人間に関わる自然から社会までの幅広い要素を理解し，学び，考え，創造し続ける必要があるからです．重要なことは，専門科目で学ぶ個別の栄養学を統合すること，自然や社会の中で展開し実践すること，栄養学の進歩と自然や社会の変化に対応して自律的に学び続けることです．こうしたねらいで，10の資質・能力が具体的に記載されており，これまでの管理栄養士養成のテキストには類を見ない内容となっています．

上述した本巻のねらいは，本巻単独では達成できず，他の巻を学ぶことで完結します．まず管理栄養士養成カリキュラムの最初の導入教育で，本巻を用いて，管理栄養士に必要な基本的な資質・能力の全体像を把握していただきたいと思います．建築でいえば，全体の骨組みの理解です．このときにはすべての到達目標に達しなくてもよいのです．その後の専門科目のコア・カリキュラムを学修することで，その全体の骨組みに血肉がついていくでしょう．そして，4年生の卒業前に，もう一度この第1巻を見て，10の資質や能力がどのように身に付いたか確認してみてください．記載されていることの理解が初年次とは大きく違っていることに気付くはずです．

本巻が皆さんの管理栄養士としての成長に役立つことを願っています．

2021年2月

編者一同

Contents

Chapter

1

プロフェッショナリズム

学修到達ポイント

①管理栄養士制度の歴史をふまえ，人々の健康と幸福に貢献する栄養の専門職であることを説明できる.
②栄養の専門職としての職業倫理を説明できる.
③生命の尊厳を尊重することの重要性を説明できる.
④法令に基づく管理栄養士の役割と業務について説明できる.

本章では，管理栄養士として求められる10の基本的な資質・能力の1つめとして，プロフェッショナリズムについて学ぶ.「栄養・食を通して，人々の健康と幸福に貢献する」ためには，豊かな人間性，生命への尊厳や職業に対する倫理観を備え，幅広い教養を有し，栄養の専門職としての使命感と責任感をもって，職務を遂行できる資質・能力，すなわちプロフェッショナリズムをもつことが必要である.

1. 管理栄養士の歴史と使命

1）管理栄養士の歴史

❶ 栄養学の導入と栄養士の誕生

「栄養学」は，18世紀後半にヨーロッパで誕生した科学である．栄養学は，人間が食物を摂取し，その有効成分を代謝して生命のエネルギーを獲得していることを明らかにし，エネルギー源として炭水化物，脂質，たんぱく質を見いだした．栄養学は，これらの栄養素の消化，吸収，さらに働きを明らかにすると同時に，エネルギー源ではないが微量な有機化合物であるビタミンと無機成分であるミネラルを発見し，その学問体系を確立していった．一方，栄養学は，学問的進歩を遂げると同時に，第一次世界大戦前後の食糧不足による栄養欠乏症の予防，治療の理論に活用され，社会的評価を高めていった．そして，栄養学を実践する指導者が出現し，自分たちをDietの専門家，つまりDietitianと呼ぶようになり，1917年に米国栄養士会が認定する栄養士という専門職が誕生した．

わが国に**栄養学が導入されたのは，明治維新以降である**．明治以前，わが

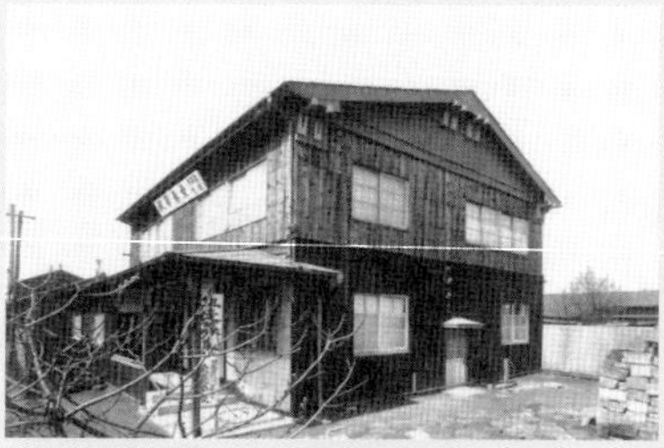

図 1-1 ●佐伯栄養学校
創立頃の佐伯栄養専門学校（1924 年頃）.

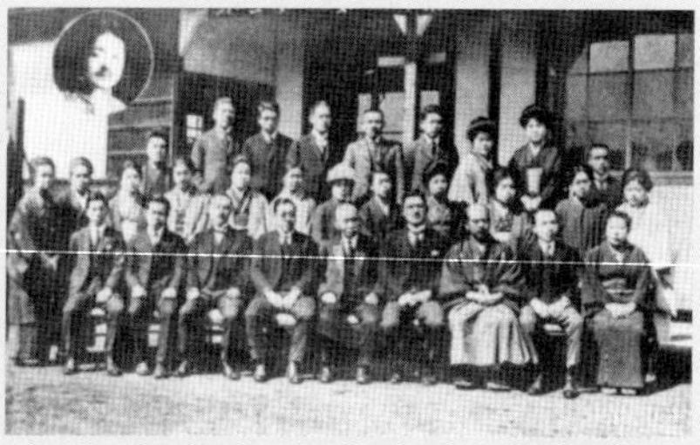

図 1-2 ●栄養学校の第 1 回卒業生
左上の円内が佐伯矩.

国の医療を支えたのは，中国の医学（中医学）であった．中医学は，薬物療法，鍼灸療法，そして食養生に分類され，食事療法は，食養生の一部として議論されていた．しかし，食養生は，現在の食事療法のようにエネルギーと栄養素を適正に摂取することを目的にするのではなく，陰陽五行説を基盤として，食品選択と調理法を調整する方法である．食養生は，食物には酸《さん》・苦《く》・甘《かん》・辛《しん》・鹹《かん》の 5 種類の味があり，それぞれの味を持つ食品には固有の効用があると考えられ，利用する者の証（体質）に合わせて食品を選択する方法を基本にしている．

一方，栄養学は，食品の中から生体に有効な成分を分析し，その内容によって**適正な食品選択をする方法**である．明治維新により開港された横浜に，1859 年，英国から来日したヘボン博士が診療所を開設した．診療所では，診療と同時に教育も行われて，「英米横浜学派」といわれた．ヘボンの弟子には，後に日本の臨床栄養の発展に貢献する福沢諭吉や高木兼寛らがいた．一方，政府は，1887（明治 20）年，国会の議決により医学の近代化を図るために「ドイツ医学」を導入した．当時，ドイツ医学は，実験医学を基本にしていたために，臨床医学の重要性を主張した英米横浜学派と対立した．たとえば，その後に起こるドイツ医学の森鷗外（陸軍）と米英医学を学んだ高木兼寛（海軍）とは国を二分する脚気論争を繰り広げた．

明治政府は，近代国家の成立を目標に「富国強兵」「殖産興業」を掲げ，**栄養価の高い洋食の導入により，国民の体位向上を図った**．食生活の欧米化は，主食偏重により低たんぱく質・低脂肪・低ビタミン・低ミネラル食にあった伝統的食事を改善するために有効であった．このような栄養学の発展と普及が，国家の安定と発展に重要であると強く訴えたのが佐伯矩《さいきただす》である．佐伯は，1914（大正 3）年，栄養学の総合的研究をめざし，私立の栄養研究所を設立した．この研究所は，1920 年に内務省の付属機関である「国立栄養研究所」となった．

「国立栄養研究所」は，エネルギー代謝を中心とした研究を行うと同時に，国民への栄養の普及活動に積極的に取り組んだ．つまり，食生活の近代化，合理化により栄養改善の必要性を新聞やラジオ，一般雑誌等を通して訴えたのである．しかし，深刻な食糧事情と国民の低い栄養知識レベルでは，マスコミによる栄養教育だけでは不十分だと考え，**佐伯は，栄養の実践的指導者**

の養成を決心する．当時，医師は栄養学の知識を持たず，料理人が医学を学ぶことは困難であったことから，両方の知識を有する専門職をつくろうとした．1925（大正 14）年，私立の「栄養学校」を設立し（**図 1-1**），1926 年に第 1 回の卒業生 13 名が誕生し「栄養手」と呼ばれ，栄養士の先駆けとなった（**図 1-2**）．

❷ 栄養士制度と栄養改善活動

第二次世界大戦下で食料事情が悪化する中で，当初は，趣味やボランティアとして行われていた栄養改善活動は，栄養士という専門職による仕事として成長していった．1945（昭和 20）年，国は厚生省令第 14 号にて「栄養士規則」を制定した．栄養欠乏が社会問題化し，積極的な栄養政策が不可欠になったからである．多くの餓死者が出現し，食品や栄養に関する情報が混乱する中で，いかがわしい栄養食品や健康法が流行し，人々は何を信じ，何を食べればよいのか，わからなくなっていた．政府は，栄養士規則を制定した目的として，①栄養士の身分，業務を国家的に確定し，国民栄養に対する指導の統一と徹底を図ること，②食糧事情を踏まえて，戦力増強の基盤である工場，事業所，食料供出後の農村等に対する栄養指導の強化をすることをあげた．**栄養士規則には，「栄養士はその名称を使用して，国民の栄養指導を業とするもの」と規定された**．同年つまり終戦の年の 5 月 21 日，東京大空襲の空襲警報が鳴り響く合間を縫って，帝国ホテルで「大日本栄養士会」設立総会が実施された．東京の街が廃墟と化して式典を行う場所が，他にはなかったのである．そして，戦後，改めて日本栄養士会総会が，1946（昭和 21）年 10 月 21，22 日に神戸・宝塚劇場で盛大に開催された．

翌年の 1947（昭和 22）年には，栄養士規則が法律第 245 号をもって「栄養士法」となり，栄養士が名実ともに法律による国家資格となった．当時，養成校には，佐伯栄養学校，女子栄養短大，日本女子大等，さらに女子短大や専門学校を中心に 18 校が認可された．

食料が欠乏する戦中，戦後の栄養改善は困難をきわめたが，多くの栄養関係者がこの難題に果敢に取り組んだ．たとえば，当時，栄養士として働いた本田節子氏は，1945（昭和 20）年，食糧学校（現，食糧学院）で学び，実習は，献立，調理，盛り付け等を行い，研究課題は，いものつる，ザリガニ，カタツムリを捕獲し，調理法を開発することであったと記している．小麦粉の節約と栄養強化を目的に，大日本帝国陸軍が考案した「興亜建国パン」の開発にも取り組んでいた．パンの生地に小麦粉以外に大豆粉，魚粉，人参，ほうれん草を練り込み，栄養価を高くしたものである．

1952（昭和 27）年には，栄養士の配置義務化を図り，栄養改善を実施しやすくするために「栄養改善法」が制定された．**集団給食施設に栄養士を配置し，栄養バランスの優れた食事を提供するとともに，栄養教育を徹底した**．学校給食，産業給食，病院給食，福祉施設給食などに栄養士が配置された．

❸ 管理栄養士の誕生と 2000 年法改正

栄養指導による栄養改善運動，農業生産物の増大，さらに経済や流通の発展等により，1960年代になると，食料不足による低栄養問題はほぼ解決した．しかし，一方で食事の欧米化による弊害が出現しはじめ，肥満や非感染性疾患（生活習慣病）が増大しはじめてきた．生活習慣病は，当時，成人期に多発していたことから成人病と呼ばれ，高血圧や動脈硬化，虚血性心疾患，脳梗塞，糖尿病が該当していた．これらの疾患は成人期に多発するが，その誘因として過食，運動不足，肥満等の過剰栄養による代謝障害があり，その対応には医学教育を受けた栄養士の教育，養成が必要になった．

1962（昭和37）年4月の参議院社会労働委員会・栄養審議会から栄養士の上位資格制度として「管理栄養士制度」が提案され，9月には，**栄養士法の改正により「管理栄養士制度」が国会で承認された**．1963（昭和38）年4月，栄養審議会は「管理栄養士試験，栄養士養成施設等の基準について」の答申に当たり，「栄養学士の称号を取得できるよう専門の学部，学科を設置すること」の建議を厚生大臣に提出した．そして，1965（昭和40）年3月に文部省令第7号をもって大学設置基準が定められ，管理栄養士制度が正式に誕生したのである．当初，管理栄養士の養成校は，徳島大学，女子栄養大学，東京農業大学の3校であったが，その後，多くの女子大学の家政学部の一部に新設されていった．

管理栄養士は，過剰栄養による肥満，生活習慣病へと変化することに対応すべき専門職として誕生したのであるが，**管理栄養士の役割，目標，業務を明確にされなかったことから，「栄養士にできない複雑・困難な業務をする者」と定義された**．管理栄養士の役割や業務が不明確で，免許制ではなく登録制の制度であっためために，有名無実のような管理栄養士時代が長く続いた．1982（昭和57）年には，政府は，行政簡素化方針の一環として，「栄養士法廃止案」を検討した．食料不足からの栄養欠乏症はなくなり，管理栄養士制度はできたが役割が不明確なので，国策として栄養に積極的に取り組む必要性はなくなったというのが廃止の理由であった．日本栄養士会は，栄養士法廃止阻止運動の先頭に立ち，「わが国には栄養問題がなくなったのではなく，過食による生活習慣病が増大しつつあり，国民の栄養問題は複雑化しはじめているのであり，栄養政策は重要な国策として続けるべきである」と主張した．反対運動の甲斐があり，**廃止法案は取り下げられ，管理栄養士は生活習慣病対策の専門職として存続することになった**．

わが国では高度経済成長により，食事の欧米化，簡便化が進み，肥満や生活習慣病が増大し，そのための医療費が増大し，社会保障制度にも影響を与えはじめた．食料不足による栄養欠乏症は，原因が食料政策や消費行動にあり食事の改善が一義的に必要になるが，生活習慣病は，個人の習慣や代謝障害に問題があり，その解決には保健医療政策を基盤とした栄養政策が必要であり，管理栄養士の役割が重要になった．一方，栄養問題はますます複雑化，多様化し，過剰栄養が拡大する中で，若年女性を中心としたダイエットによる極端なやせや貧血による低栄養がみられるようになった．また，1970年代以降，欧米諸国で傷病者や高齢者にみられる低栄養が問題視されはじめ，わが国でもみられるようになった．病院や福祉施設に入所し，栄養士が作った食事を食べている傷病者や高齢者の中から，高頻度に低栄養の者が出現し，このような状態が放置されると，手術や薬物療法の治療効果が低下し，介護度は増大し，さらに入院日数も増加し，医療費や介護費を増大させることがわかってきた．

このような背景をもとに，**1999（平成11）年，来たるべき21世紀に，栄養学，栄養士はどのようにすれば社会に貢献できるのかを課題として，「21世紀の栄養学，管理栄養士等のあり方検討会」が厚生労働省に設置された**．検討会は，約1年間にわたり，多様な分野の代表による広範囲な議論を重ねて下記の内容を趣旨とした報告書を提案した．

「生活習慣病対策が国民の健康問題の大きな課題となっている．生活習慣病の発症と進行を防ぐためには，食生活改善が重要である．栄養指導には，栄養評価・判定に基づく高度な専門知識・技能が求められているが，現行の管理栄養士等は主に給食管理に携わっており，栄養評価・判定に基づく傷病者への栄養管理等に携わっている者が少ない．欧米では，栄養士は慢性疾患等の疾病の予防から治療に至るまでの業務をこなす「人」を対象とする栄養専門職種として位置付けられていることから，わが国においても，管理栄養士等のあり方を総合的に見直していくことが必要である」

管理栄養士は，人間栄養学に基づいた個々の人間の栄養状態を改善するためのマネジメントシステムを導入した対人業務を行うべきであると結論づけた．つまり，多様な栄養状態を持つ対象者に対して栄養状態の評価，判定を行い，適正な食事，栄養補給，さらに栄養教育を計画，実施して，その成果をモニタリング，再アセスメントを行い，徐々に栄養状態を改善するシステムの導入である．栄養学の教育，研究もこの目的にしたがって実施すべきであるとされた．

この報告を受けて2000（平成12）年，栄養士法の一部改正が行われ，管理栄養士が**登録制から免許制になり**，受験資格の見直しが行われ，管理栄養士の新たな定義と業務が明確にされた（**表1-1**）．従来からの調理，献立と**一般的な栄養指導は栄養士が，対象者の栄養状態の評価，判定に基づいた栄養管理および指導は管理栄養士が行う**こととなり，業務の明確化が図られた．管理栄養士の業務は，病院や施設での給食管理のみならず，カテーテルによる栄養補給も含めた**総合的な臨床栄養管理**へと進展した．管理栄養士を養成するカリキュラムも全面的に改正され，生理学，生化学，解剖学，病理学，臨床栄養学などの医学教育が重視され，臨地実習の内容も対物業務から対人業務が重要視されるようになった．

表1-1 ● 管理栄養士の定義（栄養士法　第1条2）

管理栄養士とは，厚生労働大臣の免許を受けて，管理栄養士の名称を用いて，傷病者に対する療養のため必要な栄養の指導，個人の身体の状況，栄養状態等に応じた高度の専門的知識及び技術を要する健康の保持増進のための栄養の指導並びに特定多数人に対して継続的に食事を供給する施設における利用者の身体の状況，栄養状態，利用の状況等に応じた特別の配慮を必要とする給食管理及びこれらの施設に対する栄養改善上必要な指導等を行うことを業とする者をいう．

2）管理栄養士の使命

❶ 生活習慣病対策と管理栄養士の使命

2002（平成 14）年，「栄養改善法」は「健康増進法」へと改正された．健康増進法では，生活習慣病予防対策が中心になり，栄養，運動，禁煙，ストレス管理などを含めた総合的な健康づくりが目標になる．健康増進法では，特定給食施設に管理栄養士を置かなければならず，特定給食施設以外においても，栄養士または管理栄養士を置くように努めなければならないとされ，栄養管理基準が定められた．この中で，栄養士法改正の趣旨に沿って，対象者への栄養アセスメントを用いた栄養状態の評価や食事の品質管理の重要性が述べられている（**表 1-2**）．

生活習慣病対策は，**保健活動としての一次予防（保健）**，**疾病の早期発見，早期治療を目標にした二次予防（医療）**，さらに**増悪化を防止し，疾病を有しながら日常生活が営めるように機能回復や社会復帰をめざした三次予防（福祉）**に分類された．健康増進法の主たる内容には，国民・国および地方公共団体，健康増進事業実施者の責務，都道府県の健康増進計画，国民健康・栄養調査の実施，市町村による生活習慣病相談などの実施，都道府県による専門的栄養指導，栄養指導員，特定給食施設における栄養管理，栄養表示などが定められた．このような健康づくり対策を進める専門職として管理栄養士が位置付けられた．つまり，人々の栄養管理を行い，栄養状態を改善することにより，保健，医療，福祉における個々の問題を解決して，誰をも取り残さず，快適な生活ができる健康寿命の延伸をめざすのが，管理栄養士の使命になる（**図 1-3**）．

❷ 医療，福祉分野における役割

「**2000 年の栄養士法改正**」により，特に医療，福祉における管理栄養士の役割は大きく変化した．病院や福祉施設における栄養管理は，献立の栄養管理から，傷病者の栄養管理へと変わり，食べ物に含有するエネルギーや栄養素の調整から，人間の栄養状態や健康状態を改善する栄養管理へと変化した．従来，病院食は特別治療食と一般食に分類され，特別治療食は患者個々に医

表 1-2 ● 健康増進法施行規則における栄養管理基準

（栄養管理の基準）
第九条　法第二十一条第三項の厚生労働省令で定める基準は，次のとおりとする．
　一　当該特定給食施設を利用して食事の供給を受ける者（以下「利用者」という）の身体の状況，栄養状態，生活習慣等（以下「身体の状況等」という）を定期的に把握し，これらに基づき，適当な熱量および栄養素の量を満たす食事の提供およびその品質管理を行うとともに，これらの評価を行うよう努めること．
　二　食事の献立は，身体の状況等のほか，利用者の日常の食事の摂取量，嗜好等に配慮して作成するよう努めること．
　三　献立表の掲示ならびに熱量およびたんぱく質，脂質，食塩等の主な栄養成分の表示等により，利用者に対して，栄養に関する情報の提供を行うこと．
　四　献立表その他必要な帳簿等を適正に作成し，当該施設に備え付けること．
　五　衛生の管理については，食品衛生法（昭和二十二年法律第二百二十三号）その他関係法令の定めるところによること．

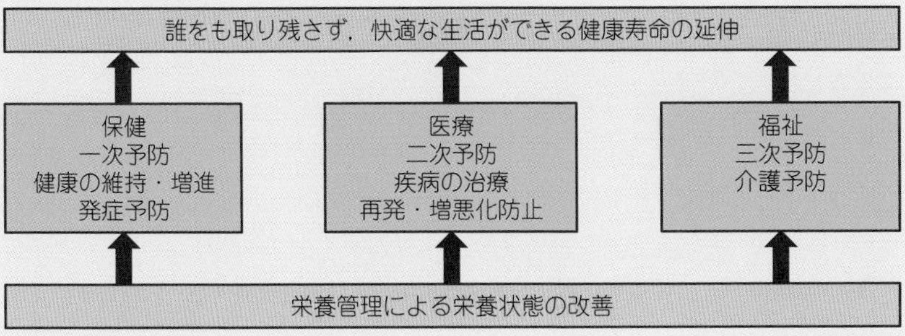

図 1-3 ● 管理栄養士の使命

師の食事箋に基づいて作成される．一般食は，入院患者を1つの集団と考え，その集団特性をもとに加重平均栄養推奨量が算出され，その量を満たす献立が作成され，集団的調理法により食事が提供された．

また，治療食の対象者においても，疾病治療を目的にした栄養基準量であったために，患者の栄養状態が十分に配慮されないままに食事が提供されていた．疾病ストレスにより栄養必要量が増大した患者においては，治療食の実施によって栄養不良を起こすリスクが高くなり，病状や薬物の副作用による味覚の変化が食欲を低下させ，さらに栄養状態を悪くした．2000 年法改正以前の給食制度では，傷病者や障害者，個々の栄養状態を改善する仕組みにはなっていなかったのである．その結果，種々の栄養不良が出現し，医療や介護の質を低下させる原因になっていた．

こうした問題を解決するために，2005（平成 17）年，介護保険に管理栄養士による「栄養ケア・マネジメント加算」がはじめて認められた．この成果は，2008（平成 20）年の診療報酬改定では「栄養管理実施加算」へと発展した．当時，栄養管理はすべての入院患者に必要であり，実施する予定であったが，管理栄養士が臨床栄養管理の技術を習得することが間にあわなかったこともあり，結局，実施した対象者のみへの報酬となった．2012（平成 24）年には，すべての入院患者に実施するために「栄養管理実施加算」は廃止され，栄養管理が入院基本料の算定要件に包括化された．**全入院患者に対する臨床栄養管理が義務付けられたのである**．

2010（平成 22）年には，急性期の患者で管理栄養士だけでは栄養管理が困難な傷病者に対して，多職種協働による「栄養サポートチーム（NST）加算」が認められた．また，生活習慣病予防の観点からハイリスク者への指導として，2008（平成 20）年に特定健診・特定保健指導がはじまり，管理栄養士は，医師，保健師と一緒に参画することになった．

管理栄養士は対人業務が中心になったことから，チーム医療に参画することとなり，その役割や使命が変化してきた．2010（平成 22）年，厚生労働省は「医療スタッフの協働・連携によるチーム医療の推進について」（医政局長通知）に，管理栄養士の役割を明記した（**表 1-3**）．それによると，医師の包括的な指導を受けて，一般食の内容や形態の決定，または変更，特別

表 1-3 ●医療スタッフの協働・連携によるチーム医療の推進について

管理栄養士

近年，患者の高齢化や生活習慣病の有病者の増加にともない，患者の栄養状態を改善・維持し，免疫力低下の防止や治療効果および QOL の向上等を推進する観点から，傷病者に対する栄養管理・栄養指導の評価・判定等の専門家として医療現場において果たしうる役割は大きなものとなっている．

以下に掲げる業務については，現行制度の下において管理栄養士が実施することができることから，管理栄養士を積極的に活用することが望まれる．

①一般食（常食）について，医師の包括的な指導を受けて，その食事内容や形態を決定し，または変更すること．

②特別治療食について，医師に対し，その食事内容や形態を提案すること（食事内容等の変更を提案することを含む．）．

③患者に対する栄養指導について，医師の包括的な指導（クリティカルパスによる明示等）を受けて，適切な実施時期を判断し，実施すること．

④経腸栄養療法を行う際に，医師に対し，使用する経腸栄養剤の種類の選択や変更等を提案すること．

（2010（平成 22）年 4 月 30 日付厚生労働省医政局長通知）

治療食の提案，栄養指導の適切な実施時期を判断，経腸栄養剤の種類の選択や変更の提案など，医療行為に踏み込んだ内容になっている．さらに，令和 2 年度の診療報酬改定では，特定集中治療室（ICU）において，患者の早期離床，在宅復帰を推進する観点から，早期に経腸栄養等の栄養管理を実施した場合について，「早期栄養介入管理加算」が新設され，管理栄養士が配置されていることが条件に入った．医療や福祉における管理栄養士の使命はますます増大している．

2. 栄養の専門職としての職業倫理

1）管理栄養士の職業倫理

❶ 栄養や食品に関する倫理

大辞林によれば，倫理とは「人として守る道，道徳，モラル」と定義されている．天野は，倫理の倫とは「人の仲間，つまり人間や人間共同体」を意味し，倫理の理とは「筋道」であり，倫理とは，「人間が人間として歩むべき道の原理」だとしている．人間の生命や病気を課題にする医学や医療の分野においては，生命倫理や医療倫理が古くから議論され，水野は次の医療倫理の 4 原則を上げている．

①自律尊重原則（自律的な患者の意思決定の尊重）

②無危害原則（患者に危害を及ぼすことを避ける）

③善行原則（患者に利益をもたらす）

④正義原則（利益と負担を公平に分配する）

しかし，栄養の領域では，従来，倫理に関する議論は皆無であった．人間は食事を通して生命を営んでいるが，日常的な食事の場面では，食中毒を除いては食事が，生命や人権を維持するうえで，直接的なリスクにならなかったからである．むしろ，人間は長きにわたり食料不足による栄養欠乏症や飢

表 1-4 ●2007 年に起きた食品関係の不祥事件

1 月	不二家	賞味期限切れの牛乳を原材料として使用，シュークリームやプリンの期限表示延長
2 月	ほっかほっか亭	消費・賞味期限切れのサラダ・うどんを販売
6 月	ミートホープ	ミートコロッケ（牛肉）偽装
7 月	北州食品（マルハグループ）	賞味期限切れの原料を使用
8 月	石屋製菓	白い恋人の賞味期限改ざん
10 月	赤福	赤福餅製造年月日偽装，消費期限改ざん
11 月	マクドナルド	サラダなどの調理時間シールの張り替え
12 月	ローソン	おでんの賞味期限改ざん

（日和佐信子：食の安全と安心と企業倫理．司法書士，433：40-45，2008．）

餓に悩まされてきたために，食品は生命に不可欠な物であり，安全性も長期にわたる食経験により検証されていると考えられていた．食品は薬品に比べて副作用は少なく安全であり，給食や食事療法に従事する管理栄養士は，安全な食品を取り扱う職業として，その職業倫理が問われることはなかった．栄養や食事に携わる専門職の知識や技術は，栄養価が高い食品の選択とその有効活用，さらにおいしくつくる調理技術に集中していたために，専門職としての倫理を考慮する場面は少なかったのである．

ところが，2007 年，食品メーカーで不祥事が続き大きな社会問題になった（**表 1-4**）．

これらの不祥事件は，食事の安全を維持する制度上の問題で起こったのではなく，限られた人間が不正を知りながら起こした事件である．このような事件を防ぐには，法的強化が必要であるが，それ以上に，事件を起こした関係者の倫理の欠如が問題になる．もし，倫理の議論をせず，食事の安全性を確保するために法や規制の強化をすればするほど，農薬や食品添加物の使用が制限され，食品の増産や保存，さらに添加すべき成分の調整が制限されて安全で安定した食品の供給は困難となる．逆に規制違反の食品が増加し，食品に対する不安は増大することにもなる．つまり，**栄養や食事においても，医療と同様に「規制と倫理」の両輪が揃って，安全で安定した食事が可能になる**．栄養と食品に携わる管理栄養士が，人間として歩むべき道となる倫理を学ばなければならない理由である．

❷ 栄養業務の変化と管理栄養士の職業倫理

a）栄養業務の変化

1970 年代，欧米では hospital malnutrition（病院栄養失調）が大きな注目を浴びた．**入院患者の約半数が栄養失調状態にあり，このような状態を放置しておくと，手術や薬物の治療効果が低下し，入院日数が増加し，結局，患者の QOL が低下し医療費や介護費の増大を助長する**ことがわかってきた．従来，医療機関での食事は，医師が処方した「食事箋」に従って栄養士が献立を作成し，調理師が料理をつくり，患者に提供する仕組みである．しかし，このような仕組みで提供される食事を食べている患者から多くの低栄養が発現し，このことが疾病の治療効果を低下させていることが明らかになったのである．

このことから，臨床栄養分野における管理栄養士の業務は，病院給食の献立における栄養管理から，**患者個々の栄養状態を改善するための栄養管理**に変化した．人間を対象とした栄養管理は，傷病者の病態と栄養状態を総合的に評価，判定し，適正な食事と栄養補給をすることである．栄養補給には，カテーテルを用いた経腸栄養法や経静脈栄養法があり，使用する食品も病者用の栄養剤や病者用特別用途食品などが一般化してきた．

2006（平成18）年，診療報酬に「入院栄養管理実施加算」が導入され，ベッドサイドでの栄養管理が日常業務として正式に組み込まれ，2010（平成22）年からは，急性期病院でのハイリスク者を対象にした「栄養サポートチーム加算」が創設された．以上のことから，管理栄養士の業務は，消費者や傷病者への対人業務が中心となり，他の保健・医療・福祉の専門職と同様に職業倫理が問われることになった．

b）職業倫理

ところで，専門職（professional）は，専門家（expert）とは異なる．専門家はある分野で高度の知識や能力を持った人のことであるが，**専門職とは，ある分野の学術，技術，技能に対して特殊の能力を持ち，そのことを公言し，社会に応用および実践することを職業としている人のこと**である．たとえば，栄養学者は，栄養学について高度の知識を持てば，どのような職種の人でも名乗ることができるが，管理栄養士は，専門的な知識と技術を持ち，同時に国が定めた養成校を卒業して国家試験に合格し，国家資格を有する必要がある．しかも，専門性を職業とするためには，その行為が自分の生計を維持するための継続的活動であること，社会の存続と発展に寄与すること，さらにその人が人格的価値を備えていることが必要になる．したがって，専門職とは，専門的に有能である同時に，法的規範を守ることと倫理的な行動がとれることが必要とされる．額賀は，専門職の特徴として，次の5つをあげている．

①公共益に貢献し，公共サービスをもたらすこと．
②抽象化･体系化された専門知識の教育と専門職になる訓練を有すること．
③職業倫理を含めた自己規制基準が存在すること．
④免許制度が存在すること．
⑤専門職団体が存在し，専門職の養成基準を定めていること．

管理栄養士に問われるのは，栄養学が科学的に明らかにしたエビデンスに基づいて判断ができる専門的能力と同時に，各種の法制度と道徳的観点による倫理による社会的規範のコンプライアンス（compliance）を持っていることである．これらのことが満たされてはじめて専門職としての有能性（competency）が確かなものになる（**図1-4**）．コンプライアンスとは，守るべき法律や制度の規範が存在するとき，それを遵守して行動することをいい，規範には各種の法令や制度だけではなく，細かくは社会的習慣，日本栄養士会や企業における内部の定款規定，契約，定款，規則などもある．つまり，専門職は，公的資格を獲得することにより，社会に対して法や制度と倫理を遵

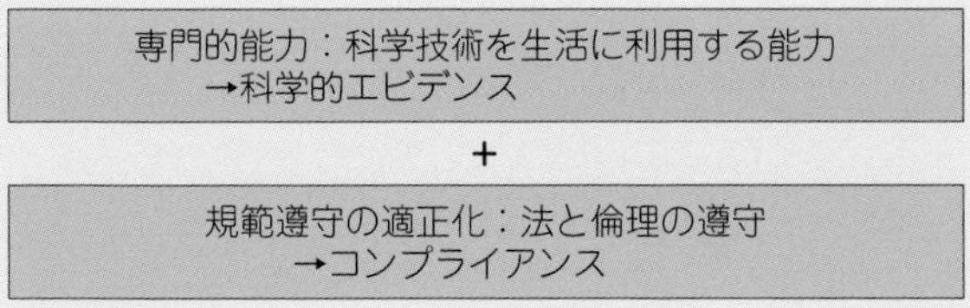

図 1-4 ● 専門職の条件

守することを誓約しているのであり，そのことを条件に科学技術を人間の生活に応用，実践する業務を行うことができる権利を擁している．逆にいうと，専門職は，法や制度と倫理の遵守がなければ，専門技術をいかした業務を行うべきではない．

以上のことから，専門職が各個人で倫理的な判断や行動がとれることは，専門的な職業人としての成立要件の１つでもあり，専門職が所属する団体がそれぞれの職業にふさわしい倫理要綱を持つことは，団体の構成メンバーが専門職として存続するのに不可欠な条件となる．

専門家には「何ができるのか」が問われるが，管理栄養士としての**職業倫理で問われることは，「栄養を専門とする人間として何をすべきなのか」**になる．この場合の倫理的評価の基準は，人間として何が正しいか，間違っているかの判断であり，科学的評価の特徴である論理性，客観性，普遍性が議論されるのではない．また，音楽や絵画に対する評価や個人が下す好き嫌い，さらに信念や性格に対する個人的評価とは異なるものである．

❸ 管理栄養士に求められる職業倫理

管理栄養士は，対象者がどのような状態にあろうとも，栄養状態を改善すべき最適な栄養・食生活の支援や補給を実施することになる．この場合，食物や栄養剤の補給を受けるのは人間であり，人間は生物としての特徴と同時に，感情，人格，さらに社会性を有している．管理栄養士は，このような人間を対象とする職業であるので，専門職としての職業倫理が求められる．

21 世紀になり，職業倫理の必要性が国際的に議論されるようになった．各国の栄養士会からなる国際栄養士連盟（International Confederation of Dietetic Association; ICDA）は，栄養と食にかかわる人々，とくにその中心的役割を担う栄養士に対する倫理要綱の国際標準化を検討し，2008 年に横浜で行われた国際栄養士会議（International Congress of Dietetics; ICD）において，倫理要綱の原則として６項目を採択した（**表 1-5**）．

日本栄養士会は，2002 年に**職能団体としての倫理綱領**を作成した（**表 1-6**）．

倫理綱領の通釈として，下記のことが示されている．

a）管理栄養士・栄養士の使命

管理栄養士・栄養士は，日本栄養士会に所属し，すべての人々の「自己実現をめざし，健やかによりよく生きる」とのニーズに応え，保健，医療，福祉および教育などの分野において，専門職として，この職業の尊厳と責任を

表 1-5 ●食と栄養の倫理要綱の原則

1. Autonomy　自律
2. Non-Maleficence（Do not harm）　悪事を犯さない（害を与えない）
3. Beneficence　善行
4. Confidentiality　守秘
5. Distributive Justice　分配の公平性
6. Truth Telling（Honesty, Integrity）　真実の言動（正直，誠実）

（The Board of Directors：International Confederation of Dietetic Association 2007：Ethics and Standards：The underpinnings of quality professional practice. A discussion Paper for Action. 2008, p4-6.）

表 1-6 ●管理栄養士・栄養士倫理綱領

本倫理綱領は，すべての人びとの「自己実現をめざし，健やかによりよく生きる」とのニーズに応え，管理栄養士･栄養士が，「栄養の指導」を実践する専門職としての使命 1）と責務 2）を自覚し，その職能 3）の発揮に努めることを社会に対して明示するものである．

1. 管理栄養士･栄養士は，保健，医療，福祉及び教育等の分野において，専門職として，この職業の尊厳と責任を自覚し，科学的根拠に裏づけられかつ高度な技術をもって行う「栄養の指導」を実践し，公衆衛生の向上に尽くす．
2. 管理栄養士・栄養士は，人びとの人権・人格を尊重し，良心と愛情をもって接するとともに，「栄養の指導」についてよく説明し，信頼を得るように努める．また，互いに尊敬し，同僚及び他の関係者とともに協働してすべての人びとのニーズに応える．
3. 管理栄養士・栄養士は，その免許によって「栄養の指導」を実践する権限を与えられた者であり，法規範の遵守及び法秩序の形成に努め，常に自らを律し，職能の発揮に努める．また，生涯にわたり高い知識と技術の水準を維持・向上するよう積極的に研鑽し，人格を高める．

（日本栄養士会：2002 年 4 月 27 日制定 / 2014 年 6 月 23 日改訂）

自覚し，科学的根拠に裏付けられ，かつ高度な技術をもって行う「栄養の指導」を実践し，もって，公衆衛生の向上に寄与することを使命としている．

b）管理栄養士・栄養士の責務

管理栄養士・栄養士は，その免許によって「栄養の指導」を実践する権限を与えられた者であり，実践にあたっては，人々の生きる権利，尊厳を保つ権利，等しく支援を受ける権利などの人権を尊重することが求められる．また，人々の自己決定権とインフォームド・コンセントを尊重するとともに，科学的根拠に裏付けられた望ましい基準を設定し，持てる限りのより質の高い「栄養の指導」を行い，生命環境の問題について社会に貢献する．社会の期待と信頼に応えるため，自らの心身の健康の保持・増進に努め，常に人格の陶冶および関係法を遵守する．さらに，生涯にわたり高い知識と技術の水準を維持するよう積極的に研鑽するとともに，先人の業績を顕彰し，後進の育成に努める．職務遂行にあたって，品位と信用を損なう行為，信義にもとる行為をしてはならない．また，職務上知りえた個人情報の保護に努め，守秘義務を遵守しなければならない

c）管理栄養士・栄養士の職能（栄養の指導）

管理栄養士･栄養士の固有の業務は，「栄養の指導」である．「栄養の指導」は，健康の維持・増進，疾病の予防・治療・重症化予防および介護予防・虚弱支援を実践するための基本となるものであり，個人および集団を対象とし，

栄養の評価・診断・計画に基づいた栄養食事療法，情報提供，食環境整備，食育活動などにより，生涯を通してその人らしく生を全うできるように支援することである．

❹ 職業倫理を検討する際のポイント

職業倫理を業務の中で実施していくうえでの注意点は次のようになる．

a）人格と患者の権利を尊重する

人間は生まれながらにして権利を持ち，そのことを人権という．医療における人権は，人間の身体に対する権利と人格に対する権利に大別され，前者は私たちが健康で健全な生活を営む権利であり，後者は守秘義務とプライバシーの保護に分けられる．医療や福祉の中で，従来から身体に対する権利は保護されてきたが，近年，課題になってきたのは人格に対する傷病者の権利である．

守秘義務

人格に基づいた守秘義務とは，対象者の秘密を守る義務であるが，この場合，**守るべき秘密とは，管理栄養士が，その業務上，とくに知りえた秘密であり，日常的に知りえた秘密をすべて他人に話してはならないということではない**．その内容が他人に知られ，拡大すれば患者が持つ人格が失われる事態が生じる危険性がある．また，患者は，相談相手となる管理栄養士を信頼するからこそ，他人には話したくない秘密事項を話してくれるのであり，それを漏らすことは自分を信頼してくれた相手を裏切ることであり，患者との信頼関係を崩すこととなる．

プライバシーの保護

プライバシーとは，人間が自分で人格を守りながら，自由に生きていくことを基本的な目標とした権利をいい，「1 人にしておいてくれという権利（the right to be let alone）」から来たといわれている．プライバシーの保護には，守秘義務と同時に個人情報の適正な取り扱いが重要となる．現在の情報化社会では，個人情報の管理は重要な課題であり，自分の知らないところで間違った情報が集積され，本来の実態とは異なった自分が形成される危険性があるためである．IT 技術の発達により，情報は拡大，再生産されやすく，一度情報が流れるとその消去や訂正は困難であり，さらに間違った情報から受けた心の障害は計り知れないものがある．以上のことから，個人情報の取り扱いには十分な注意が必要となる．

患者の権利とインフォームド・コンセント

患者の権利が定義，文章化されたのは，1972 年の米国病院協会による「患者の権利章典に関する宣言」と，1981 年の世界医師会による「患者の権利に関するリスボン宣言」である．「患者の権利章典に関する宣言」には「患者は，思いやりのある丁寧なケアを受ける権利を有する」こと，さらに「患者は自分の診断，治療，予後については完全な新しい情報を自分に十分理解できる言葉で伝えられる権利がある」と宣言されている．「リスボン宣言」では，「患者は自分の医師を自由に選ぶ権利がある」こと，さらに「患者は法が許す範囲で治療を拒否する権利があり，またその場合に医学的にどのような結果になるかを知らされる権利を有する」と記されている．このような権利に関しては，障害者も同様であり，患者や障害者は自分の状態について知り，治療や処置について自己決定する権利を有するということである．

患者や障害者のこのような権利を具体的に示したのがインフォームド・コンセント（informed consent）である．**インフォームド・コンセントとは，医療に関する情報を受けたうえで（information），同意（consent）する，知ったうえで了承するという意味**である．このような精神は，医療の中では以前から存在していたが，言葉として登場したのは 1964 年に第 18 回世界医師会総会で採択された「ヘルシンキ宣言」である．この中でインフォームド・コンセントは，患者の知る権利と自己決定する権利から構成されている．管理栄養士は，医療職種として食事療法や栄養療法を管理し，栄養食事指導を実際に行うので，患者への十分な説明と了承を得ることが必要になる．インフォームド・コンセントでは，管理栄養士は専門職として習得している知識を自慢するのではなく，患者が理解できる言葉で，科学的な論拠をもとにわかりやすく説明することが必要となる．

b）科学的根拠に基づいた支援・指導

管理栄養士という職業人として，どのような立場をとり，どのような発言をし，どのような行動をとるかを判断する場合，外部からの不当な圧力や制御に影響されず，科学的根拠と，法と倫理に従うことが必要になる．つまり，自分で下した判断が，ある特定の人物や団体の利益や弊害にならないように，自分自身が正しいと信じたことを基盤に物事を決定しなければならない．

管理栄養士は，**栄養や食について正直に，誠実に話さなければならず，このことは単に「嘘をつかない」ということだけではない**．管理栄養士としての言動には，科学的根拠があること，つまり科学的に正確でなければならない．科学的根拠は，実施された研究方法によりエビデンスのレベルを判定し，指導し，実践する内容を決定する．また，毎年，多くの論文が発表され，科学は常に進歩し続けているので，その都度，言動内容を修正していく柔軟性も必要になる．専門職は，卒業後も継続的な学習や研修が必要である理由はこの点にある．もし専門職が自己学習，自己研鑽を怠れば，科学的に明らかになった最新成果の恩恵を国民が受けることができなくなるからである．

3. 生命の倫理

1）生命倫理，綱領，生命観

❶ 生命倫理

倫理（ethics）は大辞泉で「人として守り行うべき道．善悪・正邪の判断において普遍的な規準となるもの．道徳」とあり，**道徳**（morality）と同じ意味であるが，倫理という言葉には道徳の原理を検証する倫理学の意味も含む．生命倫理（bioethics）は医療・生命科学の分野で医療者・研究者の守る

ヒポクラテス（B.C.460～377年）

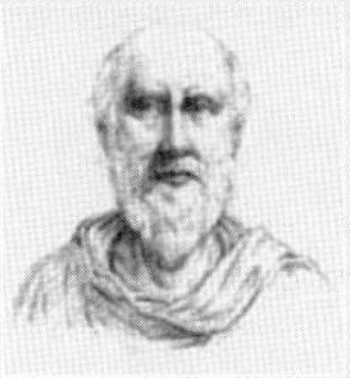

〈ヒポクラテスの誓い〉
私は能力と判断の限り患者に利益すると思う養生法をとり，悪くて有害と知る方法を決してとらない．頼まれても死に導くような薬を与えない．

ヒポクラテス全集

図1-5 ●医聖は実証的医学と生命倫理の基礎を築いた
オランダ：2001年，安楽死法制定．
米国：1990年，安楽死の自己決定権法制定．

べき倫理である．これは新しい倫理のように思われるが，医療は患者の健康・生命，家族の幸福に直結するものであり，古代から医療技術とともに医療者に倫理が厳しく求められてきたのである．管理栄養士が患者に接する場合も含めて，医療の本質は人類愛に基づく行為で，自分の利益のためではなく，患者の利益のために奉仕することが倫理の基本である．東洋では伝統的に「医は仁術」とされてきた．**図1-5**に示すように医聖と呼ばれる西洋のヒポクラテス，東洋の張仲景はそれぞれ著書の中で医の倫理を述べている．図1-5は西欧の医師が必ず宣誓する**ヒポクラテスの誓い**の一部である．宣誓は「私は私の能力と判断の限り患者に利益すると思う養生法をとり，悪くて有害と知る方法を決してとらない．頼まれても死に導くような薬を与えない」というのが概略である．しかし，「頼まれても死に導くような薬は与えない」などの部分は，後述する安楽死を認めるオランダなど4カ国，尊厳死を認める米国など多数の国には応用できない（図1-5下）．これに対して日本では過去に何度か**安楽死**，**尊厳死**の試みがあったが，いずれも後述のように医師が行っても殺人罪の判決が下りている．実際に，生命倫理に従うといっても，国民の生命，健康を守るためには，個人の良心あるいは意見の多様な倫理ではなくて，刑法や医師法に厳しい規定があることを忘れてはならない．医療に関して古い法律では紀元前2000年のハンムラビ法典の196，197条に有名な「目には目を」（目を損傷させた者の目を損傷する）「手術で患者を死なせれば医師の指を切り落とす」といった恐ろしい条文がある（**図1-6**）．これは**罪刑法定主義**といい，行きすぎた報復の連鎖を絶つ目的がある．

医療関係の法規は安楽死と同様に，国によって大きく異なる．フランスのように事故死の方からの脳死移植には本人の生前意志の確認を要しない国（博愛の理念），中国の1人っ子政策をはじめ，個人の希望よりも社会の利益を優先する国（仁の理念）など，現代ではさまざまな議論がある．人類愛といえば誰でも賛成するが，安楽死[注]，尊厳死[注]，脳死臓器移植，社会的利益の優先の4つの例を看護学生に聞いてみた結果が**図1-7**である．これは医学生でも，栄養士でもほぼ同様な傾向であった．尊厳死については圧倒的多数が賛成であるほかは意見が大変分かれており，生命倫理の具体的応用には数学のように定まった正解がない．宗教や国によって戒律や法規が異なり，

安楽死
終末期患者に苦痛を与えずに死に至らせること（euthanasia）．

尊厳死
医師を含む医療者が終末期患者の意思に基づき，延命治療を中止して死に至らせること．

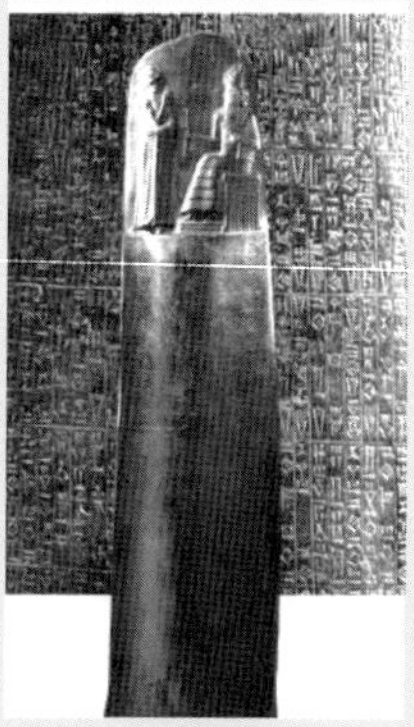

「目には目を，歯には歯を」は法典 196・200 条にある（旧約聖書，新約聖書にも記述）．罪刑法定主義，ゆきすぎた復讐・再報復の乱れを抑制．
患者を手術して死なせたり，盲にした時は医者の指を切り落としてよい．

図 1-6 ● ハンムラビ法典　外科医の記述（紀元前 18 世紀中ごろ）
バビロニアのスーサから出土した玄武岩に刻まれた楔型文字文．この法典は民法，刑法，商法，訴訟法など，前文，282 条からなる本文，後文の三構成である．

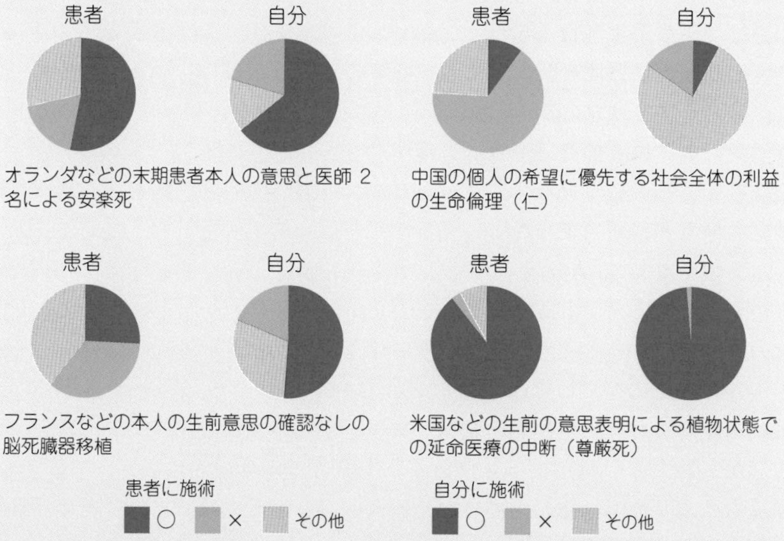

図 1-7 ● 看護学生のアンケート調査結果—脳死，安楽死，尊厳死，社会利益の優先に正解はない

（香川靖雄，ほか：遺伝子解析と倫理．最新医学，61(3)：469-484，2006.）

時代によって生命倫理の法規が変更されていくことがわかる．生命の尊厳を守るのが生命倫理であると，ユネスコの「生命倫理と人権に関する世界宣言」や日本栄養士会の「管理栄養士・栄養士倫理綱領」（後述）にも第一に述べられている．しかし，生命と呼ばれるもののなかには，危険な病原菌や有害動物のように除去しなければならない生命もある．戒律の厳しい仏教の宗派では，殺生戒といって動物の生命を絶つことを禁止しているが，栄養士から見れば健康上疑問であるし，植物にも生命がある．また人体の体細胞のなかには，皮膚や小腸の上皮細胞のように個体の生命維持のために毎日失われていく生命も無数にある．

❷ 生命倫理の綱領

まず，誰でもほぼ賛成できるような「倫理の宣言」や「倫理綱領」を学ぶことにする．生命倫理に関しては，2005 年にユネスコから「生命倫理と人権に関する世界宣言」が出された．基本原理（principle）は，①自己決定（autonomy），②善を行う（beneficence），③公正（justice），④平等（equality），⑤誠実，同情などの徳目（virtue）である．生命倫理には意見の分かれる多元性がある一方で，大多数が賛成できる普遍性がある．そこで「管理栄養士・栄養士倫理綱領」（2014 年改訂）を読み，現場で協力する「看護者の倫理綱領」（2003 年制定）との相違をみることにする（表 1-6）．

管理栄養士・栄養士倫理綱領

日本栄養士会は本倫理綱領を 2014 年に改訂した．その前文にあるように，本倫理綱領は，すべての人々の「自己実現をめざし，健やかによりよく生きる」というニーズに応え，管理栄養士・栄養士が，「栄養の指導」を実践する専門職としての使命と責務を自覚し，その職能の発揮に努めることを社会に対して明示する（表 1-6）．

本倫理綱領は保健・医療・福祉に最善を尽くし，差別を排し，人格を陶冶するというユネスコの基本原理の②～⑤を満たしている．しかし，この倫理綱領だけでは抽象的で，現場の管理栄養士が尊厳死を希望する患者の経管栄養拒否という申し出をどうすればよいかわからない．これに対して，管理栄養士と同じ医療者であっても，看護者の倫理綱領の場合には全 15 条と詳しく，その前文で，「人々は，人間としての尊厳を維持し（中略）人間の普遍的なニーズに応え」ることを使命としていると述べてから，第 1 条に「看護者は，人間の生命，人間としての尊厳及び権利を尊重する」と明言している．さらに第 3 条に患者との信頼関係を築くこと，第 4 条に患者の「自己決定の権利を尊重し，その権利を擁護する」と明記されている．そしてその解説でも「(患者が) 自分自身で選択できるように励ましたり，支えたりする働きかけも行う」と述べられている．このような医療者間の相違は，従来の管理栄養士は献立や栄養計算などの業務が多く，患者に触れる機会が少なかったことが原因と考えられる．現在は病棟や在宅ですべての患者の栄養アセスメントや栄養指導を行う「物から人へ」の業務の移行，多職種とのチーム医療に対応しなければならない．幸い，日本医師会による「医の倫理の基礎知識 2018 年版」には「人工栄養，水分補給の維持と中止」など栄養士が直面する困難な倫理問題を具体的に解説している．

❸ 生命観

a）直観的な霊魂[注]と物質

霊魂
肉体とは別に精神的実体と想像される非物質的な存在．

生物は生まれ，活動し，やがて死ぬ．死とは生命の失われることであるから，まず生命とは何かを考えなくてはならない．この生命とは何かという考えを生命観という．生命は直接手にとってみることはできない，難しい抽象的な概念である．しかし，たとえ生命をみることはできなくても，今まで走りまわっていた動物に矢が当たると動かなくなり，元気だった兵士が亡くな

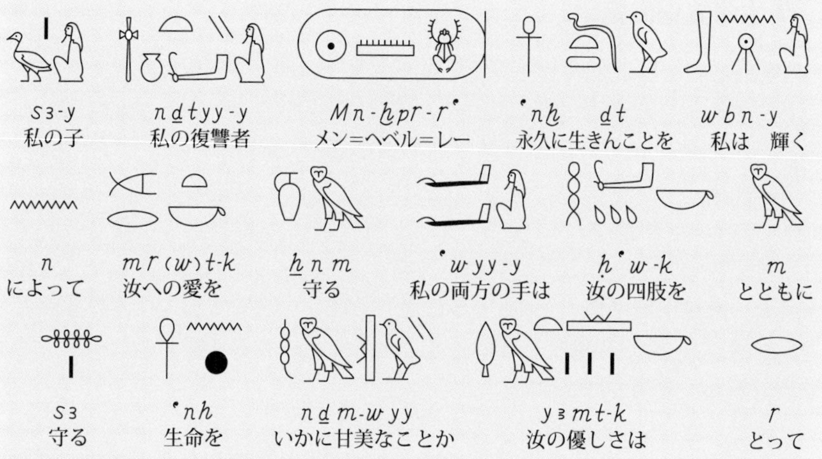

図 1-8 ●古代エジプトの神が王に語った文章

古代エジプト人は生命（アネフ：ʿnh）を敬っていた．神がトトメス３世に「永遠に生きんことを．命を守る」．

（香川靖雄，編：生化学．東京化学同人，2000.）

ると息も返事もせず冷たくなっていくので，命が失われたことを感じることができる．人の生死は重大な出来事なので，古代から生命は畏敬の念を持って語られてきた．たとえば，**図 1-8** の古代エジプトの神が王に語った文章の至るところに生命（アネフ，'nh）という○の下に T がある文字がたくさんある．古代エジプト人は霊魂の不滅を信じて遺体を保存していたが，ミイラが生き返らないこと，遺体は結局土にかえることは誰にでもわかる．また，「食は命なり」といわれるように，本来物質にすぎない栄養素を摂取して，生命は維持されている．そこで，生命のあるものと物質はどんな関係にあるかが古代から問題であった．**生命観**は物質観と表裏一体であり，古代のインド哲学では宇宙も生命も空，風，火，水，地の五要素からなると考えた（**図 1-9**）．これは寺院の五輪塔や五重の塔に名残を留めている．風，水，地，火はそれぞれ気体，液体，固体，エネルギーと推定され，この 4 要素はギリシャ哲学と共通である．空は風と似ているが，真空に相当することを発見したのがインド哲学の進んだところである．その後，化学の発達で 100 種以上の元素が発見され，物理学はさまざまなエネルギーを見出し，分子生物学は DNA，たんぱく質などの生体高分子が生命の担い手であることを明らかにしたのである．生命が宇宙と共通の元素によって担われ，エネルギーを変換しているという生命観は古代と共通なのである．

b）生命の階層性と 3 要素

生命を持つ生物を多数比べて，生命にはいろいろな階層があることをギリシャの哲学者・生物学者のアリストテレスが発見した．生物には呼吸，代謝，増殖など植物にも動物にも人間にもある**植物性機能**を示す「**植物的生命**」，運動，感覚など人間と動物にみられる**動物性機能**を示す「**動物的生命**」，そして最後に人間だけにある精神を備えた「**精神的生命**」があることは，生命科学が発達した今日でも認められている（**図 1-10**）．したがって，個体の生

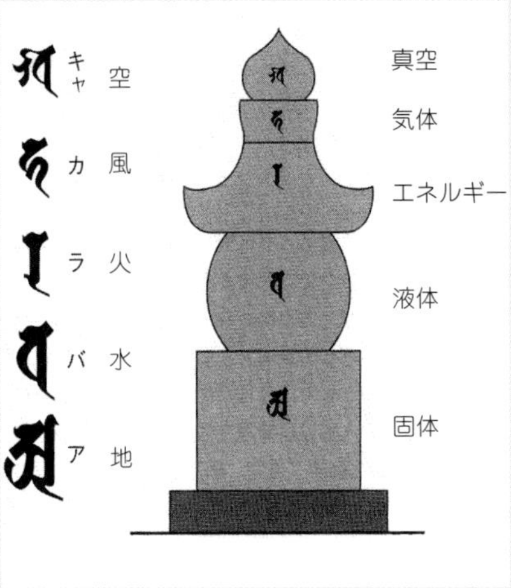

図 1-9 ● 五輪塔

宇宙もその一部の生命も 5 つの要素からなると考える．生命観と物質観は一体．

（香川靖雄，編：生化学．東京化学同人，2000.）

命はこれらの生命が一つに統合された**有機的統一体**であるというのが結論である．生命倫理でとくに大切なのは最高の精神機能を持つ人体でも，脳死の状態や，取り出した筋肉などの器官では動物的機能があるということである．そして，生物の最小単位として自らを作り出せるのは細胞で，ここに植物的機能がある．さらに生命の一つの特徴とされる増殖は，DNA に材料のヌクレオチドと酵素を与えると DNA 自体が複製されるのである．また，細胞を壊して取り出した酵素やミトコンドリアでも，部分的には代謝や呼吸という生命の一つの特色がみられる．さらに分解していくと，最後は無生物界の分子や原子になる．生命を現代的にみると，生命の場には生体物質があり，細胞という生体膜で仕切られた場に栄養素，エネルギー，情報が絶えず出入りして，増殖，呼吸などが行われている（**図 1-11**）．現代生命科学ではそれぞれ，生体物質論，生体エネルギー論，生体情報論として扱われる．個体の神経・内分泌は情報を統合して，各器官の機能全体を調節し，有機的統一体としている．個体の設計図である DNA によって生物体が作られるのは事実であるが，個体や細胞の生死の前後で DNA が変化することはない．生死の境で変化するのは，ATP[注]（アデノシン三リン酸）という生物エネルギーの量で，ATP の合成には呼吸で取り入れた酸素が栄養素を酸化して得られたエネルギーが使用される．次項で述べるように，呼吸，循環の停止によって ATP は失われ，神経・筋肉の活動を維持していた膜電位は消失する．

物質観，生命観で問題になるのは物質と生命の起源である．現代では宇宙そのものが 150 億年前にビッグバンで生じ，生物の構成要素である元素が作られたとされている．生命の起源は原始海洋の中で有機物が形成され，さらに生体高分子から細胞ができたと考えるのである．したがって，生命は，人も遺伝子も，宇宙の進化の過程で生まれた星雲と同様に星の子である．このように現代では生命観と物質観が統一されたのである（図 1-10，1-11）．

ATP

アデノシン三リン酸（adenosine triphosphate）とは，生命活動の直接のエネルギー源である．アデノシンに 3 分子のリン酸が付いた物質．

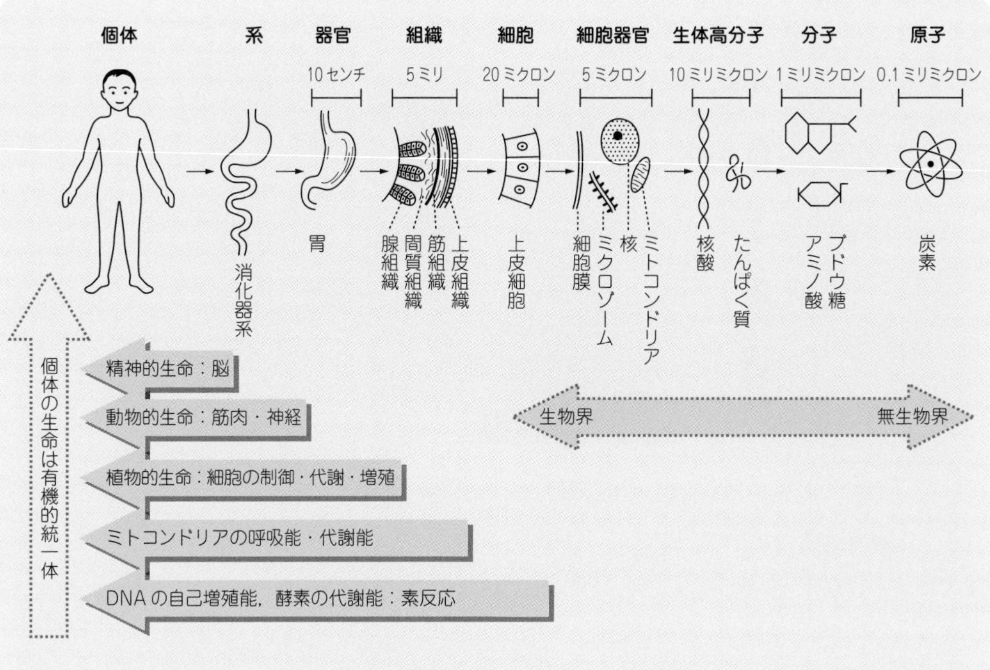

図 1-10 ● 人体構造における生命の階層性

（香川靖雄：栄養生化学．第 1 版，p14-15，女子栄養大学出版部，1970.）

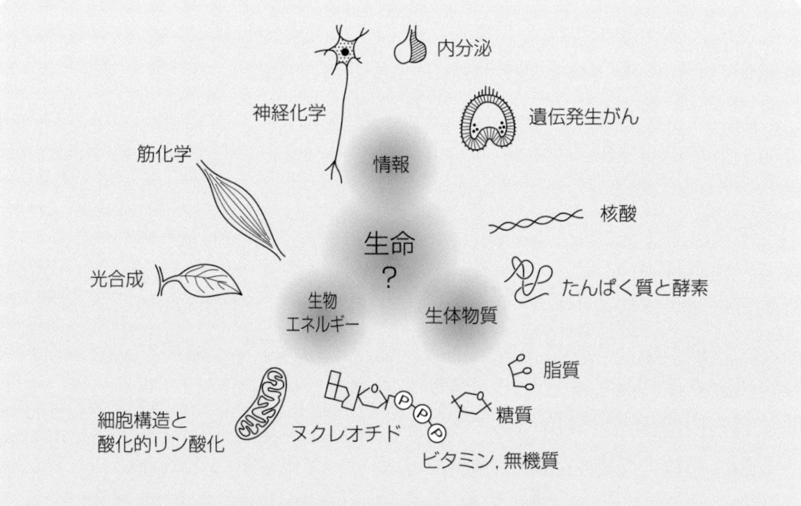

図 1-11 ● 生命の 3 要素：物質，情報，エネルギー

（香川靖雄：栄養生化学．第 1 版，p12，女子栄養大学出版部，1970.）

2）個体の死の概念・定義および生物学的な個体の死

❶ 個体は有機的統一体

個体の死は「心臓停止，自発呼吸停止，瞳孔の対光反射消失」の三徴候をもって医師が判定し，死亡診断書で確定される．個体は各階層の生命が有機的に統一された身体であって，その統一が失われた際に個体の死と定義する．

図 1-10 で説明すると，運動，感覚，呼吸，代謝，細胞増殖など個々の生物機能が残っている器官や細胞を取り出しても，個体の生命があるとはいわない．個体中の 60 兆個の体細胞のなかには，皮膚や小腸の上皮細胞のように個体の生命維持のために毎日失われていくものがあるが，このような部分の生命の死を個体の死とはいわない．逆に，個体の死亡後しばらくは臓器が生きて移植できたり，爪や毛が伸びたりしても，個体が生存しているとはいえないのである．

しかし，臓器移植の際に問題となった脳死判定基準によって，個体の生命は各階層の生命の**有機的統一体**であるという考えを進め，平坦脳波など脳幹を含めた全脳死もヒトの死であると判定することになった．

❷ 脳死における個体死の判定

死亡診断書の基準は，心停止を基準とする上記三徴候の核心である心臓死と同じ意味であった．しかし，現在では人工心肺などの救命技術が進歩し，心肺停止状態でも脳を生かして意識を保ち，回復する可能性があるため，心肺停止と心臓死は同じ意味ではなくなった．そこで心肺停止による心肺脳すべての停止を「心臓死」と呼ぶようになった．一方，脳機能，特に呼吸循環系を支配している脳幹部が廃絶しても，生命維持装置とドパミンなど血圧維持用の医薬の使用で心肺機能を保てるようになったので，この状態を脳死と呼ぶようになった．

精神的生命がまったく失われた脳死を人の死と認めるべきかとの議論は決着していない．2010 年に改正された臓器の移植に関する法律（臓器移植法）においては「脳死した者の身体」とは，脳幹を含む全脳の機能が不可逆的に停止するに至ったと判定された者の身体と定義される．これは臓器提供を必要とする患者が多いために，臓器提供者が生前の意思を明示し，あるいは最近の法改正で，家族が同意すれば，その場合に限り，脳死を人の死と認めるというのが日本の制度である．日本は欧米諸国と異なり，患者と家族は共同体であるとする考え方が強く家族の関与が大きいので，脳死体からの臓器の摘出については本人の意思表示とともに家族の承諾を求めている．遺体からの腎移植の件数は日本は世界に比べて極端に低い点も大きな問題である．高度の認知症など大脳機能の完全な廃絶を植物状態と呼ぶが，脳死と違い人工呼吸器なしの自発呼吸はできるが，精神的生命は死亡しているので，日本尊厳死協会では脳死だけでなく，植物状態でも延命医療の中止を決めている．

3）医療科学技術の進歩に伴う生命倫理の変遷

❶ 問題提起：延命医療の苦しみ

なぜ栄養実践に生命倫理学が必要なのか．超高齢社会となり，年間 136 万人（2018 年）の終末期患者の延命医療に多数の管理栄養士・栄養士が接している．20 世紀半ばになると，医学および医療が急速に進歩し，脳死や臓器移植などの高度かつ複雑な医療問題が登場し，延命医療が可能になってきた．

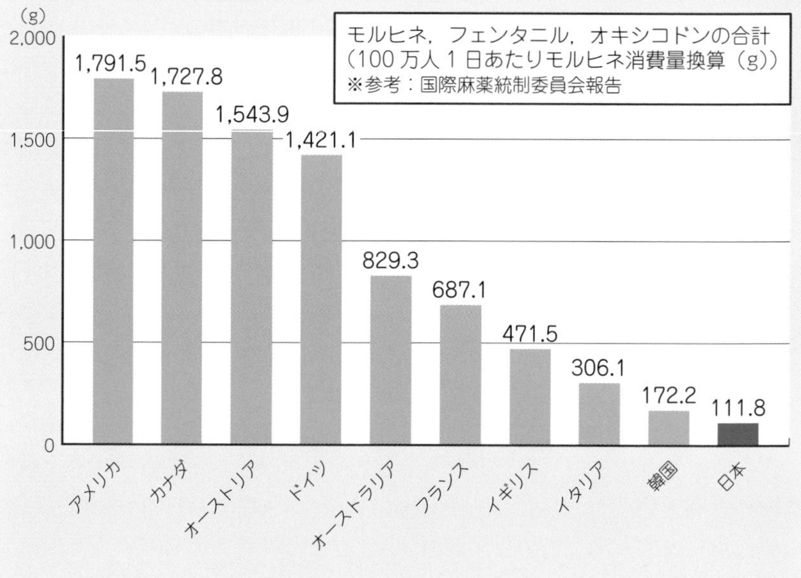

図 1-12 ● 医療用麻薬使用量の国際比較（2008 ～ 2010 年）

（国立がん研究センターがん情報サービス．医療用麻薬使用量をもとに作図）

たとえば，わが国のがん患者は約 300 万人で，毎年約 37 万人の人が主に病棟で亡くなっている．多くの人は激しい苦痛が続く末期がんで苦しい延命医療を受けているが，管理栄養士・栄養士はこれらの患者にどう接するかが問題である．日本は患者に対する鎮痛剤の使用が米国の約 16 分の 1 と極度に少ない（**図 1-12**）．疼痛や放射線照射後の悪心嘔吐のために，管理栄養士が食事を勧めるのも困難な場合が多い．医師側の意見は，鎮痛剤が多いと呼吸麻痺が起こるから危険である，麻薬取締り規則が厳しいので多忙な病棟ではできるだけ使いたくない，有名な患者を麻薬で死なせたら医師も病院も大変なことになるなどである．しかし，末期がんで大変な苦しみを何年も受けた作家・遠藤周作氏について，夫人の遠藤順子氏がその実態と希望を詳しく書いている．

末期がん患者には楽しみを

経口摂取が可能な人には，末期には，治療食ではなく 1 日でも食事を楽しんでいただくべきである．しかし，わが国では「一人の命は地球より重いから，1 分でも長く生かすのが医療者の責務である」という古来の倫理観のままの法規である．わが国では延命治療を中断して殺人罪の判決さえ出されている．

末期癌，脳死，重い認知症など，経口摂取が出来なくなれば，先ず中心静脈栄養，さらに長期では胃に孔を開ける経皮内視鏡的胃瘻造設術（PEG）で経管栄養をしなければならない．さらに呼吸が困難となれば，気管に穴を開けて人工呼吸の管を挿管するから，話すことはできない．気管挿管をすれば自分で排泄が出来ないから導尿管を挿入する．さらに常時，循環系を監視する心電計，静脈圧計も付け，薬物投与のための静脈注射カテーテルも留置する．このような人体に多数の管が挿入された状態は一般に「スパゲッティー」症候群と言う．（遠藤順子「夫の宿題」より）

現在の日本には，**経管栄養**を行い回復・離脱の見込みのない患者が約 38 万人もいる．こうして，ただ患者の肉体を長く生かし，家族とも別れの言葉すら交わすことなく，孤独のうちに集中治療室で亡くなっていくのである．このような不自然な延命医療を，現在の法規と慣習に従って，管理栄養士をはじめ医療者の義務として実行しなければ有罪として処罰される．しかし，これは患者の希望する人間としての尊厳はもとより，幸福や生活の質（QOL）とは大きくかけ離れた栄養実践である．日野原重明が「命は長さでなくて深さが大切」と述べるようにQOLが強調されるようになったのである．

❷ 安楽死と尊厳死の可能な諸国

世界には，心身の激しい苦痛を除去して安らかな死を迎えることができるよう**安楽死**（euthanasia）を法制化している国もある．たとえばオランダ，ベルギー，スイスでは，医師，患者，家族の真摯な合意のもとに，年間数千人が安楽死している（1993～2001年）．積極的に死を導く安楽死と異なり，消極的に延命医療を中断し，苦痛を除いて安らかな自然死を迎える尊厳死（death with dignity）が米国やフランスをはじめ多くの国で法制化されている．これは患者の人権と自己決定権を尊重する国々で始まった．また，欧米人の精神的なよりどころであるキリスト教では，1957年にローマ法王ピウス12世が無益な**延命医療**を医療者の義務から解放した．欧米では**終末期意思決定**（ELDs）が詳しく定められている．本項の問題提起の経管栄養は，欧米では離脱の見込みがない患者には，禁止されている．自然な食事を楽しめない**延命医療**を断りたい患者が多いのである．米国では1983年のバーバー判決で，水分や栄養の補給を含めて，中止が認められた．実際，終末期や植物状態にある患者にとって，水分や栄養の補給は医療的措置の一部と考えられている．

❸ 日本における末期患者と栄養補給の中止

①の問題提起への解決をわが国で考えてみよう．大部分の不治の末期患者は回復の見込みはないものの，「死が避けられない末期状態にある」とはいえず，栄養と水分の経管栄養による補給を続ける限り長期間苦しみながら生き続けている．このような状況で，栄養・水分の補給中止は特に問題となる．欧米の尊厳死裁判では，栄養・水分の補給中止も自然な死を迎えるために必要と考えられている．しかし，日本ではまず，民法644条で受任者には善良な管理者の委任事務処理の義務があり，民法697条で義務なくして他人のために管理を始めた者はもっとも本人の利益に適する方法で管理することが堅く定められている．そこで，管理栄養士ら（受任者）は患者が飢餓死に至るのを認めることはできないと，医師に対して良心的拒否を行ったり，栄養補給中止を求める家族と裁判で争う事件も起こっているのである．困難なことに，日本では裁判ごとに判例が違っている．これに対して，2012年に日本老年医学会が策定した「高齢者ケアの意思決定プロセスに関するガイドライン　人工的水分・栄養補給の導入を中心として」に沿って行動することが勧められることになった．このガイドラインは「倫理的妥当性は，関係者が適切な意思決定プロセスをたどることによって確保される．加えて，適切な意思決定プロセスを経て決定・選択されたことについては，法的にも責を問われるべきではない」と述べている．

❹ 安楽死事件の違法性阻却 6 要件

過去に安楽死事件に対する判決がいくつかあり，次の 6 要件を満たせば殺人罪に問われないかもしれないと考えられるようになった.

①病者が現代医学から見て不治の病に罹患し，しかも死期が迫っていること.
②病者の苦痛が甚だしく，何人もこれをみるに忍びないこと.
③病者の死苦の緩和を目的とすること.
④病者の意識が明瞭である場合には本人の真摯な嘱託があること（自己決定権）.
⑤医師の手によることを本則とし，これによれないときは首肯できる事情があること.
⑥その方法が倫理的にも妥当なものとして認容しうること.

以上の中で⑤⑥の要件が欠けたため，同意殺人罪で懲役 1 年の判例があり，単独医師の判断による積極的安楽死も有罪になっている.

❺ 解決策：緩和医療，尊厳死法制化

a）緩和医療

緩和医療とは，治療を目的とした医療ではなく，鎮痛剤を十分に使用して，終末期の苦痛緩和を目標とした医療である. そこで行われる終末期医療（ターミナルケア）は一般病院の延命医療を目的とはしない. 特に人間の精神面とQOL を重視して，終末期医療において宗教者と医師，看護職，管理栄養士などによるチームワークでできるだけ有意義な人生の最期を送っていただくのである. 緩和医療を目的とした終末期医療病院がホスピスで，日野原重明が具体的にその病棟をつくり実践した. これは中世ヨーロッパのキリスト教の修道院兼診療所が前身といわれ，わが国でも全人的な医療支援を提供している. ただ，日本人には仏教を信仰する家庭が多く，かりに患者が末期に洗礼を受けると，通常の葬儀や菩提寺の墓地への埋葬で困難が起こる例もあった. これに対して，仏教が運営する**ホスピス**を**ビハーラ**という. これはサンスクリット語で安住の場所を意味し，仏教の慈悲心で心身の苦痛緩和の支援活動をしている.

COLUMN

恩師日野原重明先生と名指揮者岩城宏之氏の終末期医療

筆者は，1957 年に医学部を卒業し，米国留学を希望していたため，同年に米軍から返還された聖路加国際病院で，日野原重明先生に手を取って昼夜教えていただいた. 医療中心の大学病院と異なり，先生は遅くまで患者さんの悩みに答えておられた. 先生は女子栄養大学の目標の疾病予防を重視され，成人病を生活習慣病と言い換えられた. そして女子栄養大学綾栄会の顧問を 105 歳の生涯を通して勤めてくださった. 先生がつくった病院のホスピスを見学すると，牧師さんがいて音楽が流れ，先生自身で回診しておられた. 友人で名指揮者の岩城宏之氏が末期がんとなったとき，先生は苦しい抗がん剤を避け「あなたは音楽が命だから，苦痛だけを止めるから指揮を続けなさい」と言い，岩城氏は残り 2 年間を有意義に過ごし音楽家として生涯を全うされた. 私に彼が送ってくれた病歴の聴覚は 20dB もあり，CRP も正常だった. 日野原先生の倫理へのご指導と岩城氏の名演奏は生涯の思い出である.

b）尊厳死

日本にも尊厳死協会があり，11 万人の会員は**生前宣言（リビング・ウイル**，living will）を持参している．その概略は，①延命医療は拒否する，②苦痛の除去は生命の危険を伴っても十分に希望する，③数カ月以上の植物状態では生命維持措置を中断する，という 3 点である．重症患者であれば，家族がそのカードを持参，提示すればよい．経管栄養を中断しても，終末期患者は飢えに苦しむことはないという知見があるからである．西欧の倫理の基本にあるアリストテレスの「ニコマコス倫理学」では，めざすべき最高善とは幸福とされている．そのため，欧米諸国は苦しむ患者の延命医療は拒否し，尊厳死や安楽死を立法化している．尊厳死の立法化によって，患者は意義ある終末期を迎え，管理栄養士も民事上，刑事上の責任を問われない．「尊厳死法制化を考える議員連盟」は，2012 年に「終末期の医療における患者の意思の尊重に関する法律案」を公表したが，2020 年現在も立法化の道は険しい．

4. 法令に基づく管理栄養士の役割と業務

私たちの栄養・食生活の営みについて，身体的な健康という観点からは，栄養状態を適正に保つために必要な栄養素などを摂取することが求められている．その一方で，食生活は社会的，文化的な営みであり，人々の QOL との関わりも深く，さまざまな要因も考慮して総合的に考える必要がある．このようなことを踏まえた公衆栄養活動は，他の保健活動と同様にさまざまな取り組みや事業が，法令などを根拠にして実施されている．このため，法律のもつ**理念**や**目的**を知り，**社会における管理栄養士の役割を理解する**必要がある．

1）法令（法律，政令，省令）とは

法令とは，「**法律**」と「**命令**」を併せたものであり，国会で成立したものが「法律」である．「法律」に基づき行政機関が制定する「命令」の中で，実際に社会で法律を執行するに当たって決めなくてはならない細かな手続き（執行命令）など（委任命令）を内閣が制定する「政令」がある．これより効力が低く各省庁の大臣が制定する「省令」は，法律の円滑な運用を図るために，行政事務について制定する命令である．また，法を補充する規定で行政機関や一般国民に周知する「告示」や，行政機関が法令の解釈について下級機関に通知・指示する「通達（通知）」などがある．さらに地方自治体が制定する「条例」などに分けられる．

2）社会保障制度の持続の確保

一次予防重視にシフトした健康づくり対策と，医療費の適正化など，**持続可能な地域社会の実現**に向け，疾患の発症や重症化の予防の徹底を図る仕組みとこれらにかかる役割と根拠を理解する．

❶ 栄養士法

佐伯《さいき》 矩《ただす》（1886 ～ 1959）が米国で学んだ栄養学を通じて，わが国の栄養改善の必要性を説き，食生活を改善し，栄養問題の解消を図ることを目的とした栄養の指導を業とする専門技術者の養成がなされた（1925 年）．1945 年に栄養士の身分と業務を定めた「栄養士規則」が定められ，日本国憲法施行の後，1947 年に栄養士の定義，免許および栄養士に関する事項などを含む「栄養士法」が制定され，2002 年より以下のように業務を定めたほか，管理栄養士国家試験，栄養士・管理栄養士養成施設の指定について規定している．

栄養士・管理栄養士の業務

管理栄養士は，厚生労働大臣の免許を受けて，栄養の指導ならびに栄養改善上必要な指導等を行うことを業とする者をいう．「**傷病者に対する療養のため必要な栄養の指導**」においては，診療報酬や介護報酬にかかる必要な栄養の指導がある．また，「**個人の身体の状況，栄養状態等に応じた高度の専門的知識および技術を要する健康の保持増進のための栄養の指導**」においては，特定健診･特定保健指導にかかる健康の保持増進のための栄養の指導や，保健所・保健センター等における地域栄養活動がある．さらに，「**特定給食施設における利用者の身体状況，栄養状態，利用状況等に応じた特別の配慮を必要とする給食管理**」とこれらの「**施設に対する栄養改善上必要な指導等を行う**」こととしている．栄養士は，都道府県知事の免許を受けて，上記以外の栄養の指導に従事することを業としている．

❷ 健康増進法とその制定の経緯

a）健康増進法の成立

健康増進法は，2002 年に栄養改善法を廃し，健康増進法が医療制度改革の一環として制定された．**高齢化の進行や疾病構造の変化**の中で健康づくりを通じた疾病予防の重要性が増してきたことに伴い，健康づくり対策の充実が図られた．「医療制度改革大綱」の中で，「健康寿命の延伸，生活の質の向上を実現するための健康づくりや疾病予防を積極的に推進するため，早急に法的基盤を含め環境整備を進める」との指摘がなされ，後述する「**健康日本 21**」を中核とする国民健康づくり・疾病予防をさらに積極的に推進する法的整備が進められた．

b）健康増進法の概要

健康増進のための施策については，個人の自発的な意志が関わる生活習慣の改善を直接の目的とすることから，強制的・権力的な手段ではなく，国民に対する情報サービスの提供が主な手段となるという特色がある．このため，国・地方公共団体はもとより，国民，事業者，保険者，学校，医療機関，マスメディアなどに広く周知し，健康増進のための施策を国民運動として推進していくことが求められている．このようなことから，管理栄養士等は，同法の第 3 ～ 5 章，7 章に示した内容を適切に行うことにより，**基本方針**（健発 0710 第 1 号平成 24 年 7 月 10 日局長通知）**に則った健康増進の推進**を行うことができる．

c）健康づくり対策の経緯

1964 年の東京オリンピックを契機に，国民の健康・体力への関心が高まり，同年に「国民の健康・体力増強策について」閣議決定がなされ，本格的な健康増進対策が行われるようになった．1970 年には，初めて保健所で**栄養・運動・休養の三位一体**となったヘルスケアプログラムに基づいた健康教育活動が行われ，健康増進の具体的指導のために同年度から保健所において「保健栄養学級」を開催し，栄養のほか健康管理，運動，休養の正しいあり方について総合的保健指導を開始した．さらに，高齢化の進行および疾病構造の変化の中で健康づくりを通じた疾病予防の重要性が増してきたことに伴い，健康づくり対策の充実がはかられてきた．

d）第 1 次国民健康づくり対策（1978 年～）

基本的な考え方は“生涯を通じる健康づくりの推進”として，成人病予防のための一次予防の推進を図る健康づくりの三要素（栄養，運動，休養）の健康増進事業が推進された．

乳幼児から老人に至るまでの健康診査・保健指導体制の確立，健康増進センター・市町村保健センターなどの整備および保健師，**栄養士などのマンパワーの確保などの基盤整備**がされた．

e）第 2 次国民健康づくり対策「アクティブ 80 ヘルスプラン」（1988 年～）

第 1 次国民健康づくりから“生涯を通じる健康づくりの推進”“健康づくりの基盤整備等”“健康づくりの啓発・普及”の 3 点を柱とする「国民健康づくり対策」を定め，これまでの施策を拡充するとともに，**運動習慣の普及に重点**を置き栄養・運動・休養のすべての面で均衡のとれた健康的な生活習慣の確立をめざした「アクティブ 80 ヘルスプラン」を推進した．具体的には，健康づくり関連施策を円滑に推進するための技術的中核施設として「健康科学センター」を整備したほか，健康運動指導士らのマンパワーの確保をし，健康増進認定制度，たばこ行動計画および外食栄養成分表示の普及などが行われた．

f）第 3 次国民健康づくり対策「健康日本 21」（2000 年～）

前述のように施設整備，人材確保など事業量においての一定の成果を収めたものの，施策の評価が困難であるなどの課題が残された．

そこで，経緯や新たに蓄積された知見を踏まえ，2000 年に「21 世紀における国民健康づくり運動（健康日本 21）」を策定し，健康づくりの効果的な推進を図ることとされた．

「健康日本 21」の目的は，病気や障害による社会的な負担を減らし，国民の**健康寿命を延長し**て，**活力ある持続可能な社会を築くこと**にある．一方，個人においては，早世と障害を予防し，**QOL を高めること**によって，実り豊かで満足できる人生をめざすことである．

特徴としては，健康を増進し発病を予防する「**一次予防**」に重点を置き，個人の健康づくりを支援する社会環境の整備，9 つ（栄養・食生活，身体活動・運動，休養・心の健康づくり，たばこ，アルコール，歯の健康，糖尿病，循環器病，がん）の対象分野別に改善目標を設定し評価をする．それぞれ地方の実情にあった地方計画策定と評価をする．「健康日本 21」の運動期間は「医療費適正化計画」などの関連する他の計画との整合性を図るため，2010年度から最終評価を行い，2013年度以降の運動の推進に反映させることとされた．最終評価結果において，指標については「目標に達した」「目標には達していないが改善傾向にある」が全体の約6割と一定の改善がみられた．また，同評価で問題提起された課題などを踏まえ，2013年度以降の健康日本21（第二次）の基本的な方向性が示された．

g）第4次国民健康づくり対策「健康日本21」（第二次）（2013年～）

近年の社会経済の変化とともに，急速な少子高齢化が進む中で，10年後の人口動態を見据え，子どもから高齢者まですべての国民がともに支え合いながら希望や生きがいを持ち，ライフステージ（乳幼児期，青壮年期，高齢期などの人の生涯における各段階）に応じて活力ある社会を実現し，その結果，社会保障制度が持続可能なものとなるよう，健康の増進の総合的な推進を図るための基本的な事項を示し，2013年度から2022年度までの「二十一世紀における第二次国民健康づくり運動〔健康日本21（第二次）〕を推進するものである．前回同様に**改善目標を設定し評価するもの**で，「**健康寿命の延伸と健康格差の縮小**」「生活習慣病の発症予防と重症化予防の徹底〔非感染性疾患（NCD）〕の予防」「社会生活を営むために必要な機能の維持および向上」「健康を支え，守るための社会環境の整備」「**栄養・食生活，身体活動・運動，休養，飲酒，喫煙**，歯・口腔の健康に関する**生活習慣の改善および社会環境の改善**」の基本的な方向を示し，各目標の設定をしている（**表1-7**）．

3）栄養士法第1条の定義にある業務を遂行するための保健，医療，福祉・介護，教育分野に係る主な関連法令

❶ 地域保健法

地域住民の健康の保持および増進を目的として，国および地方公共団体〔保健所，市町村保健センター（特別区含む）〕が講じる施策（母子保健法などの業務）に係る地域栄養活動，高度化する保健，衛生，生活環境などに関する需要に的確に対応する公衆栄養活動ができるよう，地域の特性および社会福祉等の関連施策との有機的な連携に配慮しつつ，総合的に推進されることとしている．

❷ 母子保健法

母性ならびに乳児および幼児に対して，健康の保持および増進を図るため，栄養の摂取について必要な援助，保健指導，健康診査，医療そのほかの措置を講じて国民保健の向上に寄与することを目的とし，母子保健の向上の措置に従い，地域栄養活動（地域保健対策）の推進をする．

❸ 高齢者の医療の確保に関する法律

国民の**高齢期における適切な医療の確保**を図るため，医療費の適正化を推進するための計画の作成および保険者による健康診査を実施することとして

表 1-7 ●健康日本 21（第二次）の基本的方向および目標

基本的な方向	目標		
①健康寿命の延伸と健康格差の縮小	全体目標		①健康寿命の延伸 ②健康格差の縮小
②生活習慣病の発症予防と重症化予防の徹底	NCDの予防	がん	① 75 歳未満のがんの年齢調整死亡率の減少 ②がん検診の受診率の向上
		循環器疾患	①脳血管疾患・虚血性心疾患の年齢調整死亡率の減少 ②高血圧の改善（収縮期血圧の平均値の低下） ③脂質異常症の減少 ④メタボリックシンドロームの該当者及び予備群の減少 ⑤特定健康診査・特定保健指導の実施率の向上
		糖尿病	①合併症（糖尿病腎症による年間新規透析導入患者数）の減少 ②治療継続者の割合の増加 ③血糖コントロール指標におけるコントロール不良者の割合の減少（HbA1c が JDS 値 8.0%（NGSP 値 8.4%）以上の者の割合の減少） ④糖尿病有病者の増加の抑制
		慢性閉塞性肺疾患（COPD）	① COPD の認知度の向上
③社会生活を営むために必要な機能の維持及び向上	社会生活に必要な機能の維持・向上	こころの健康	①自殺者の減少 ②気分障害・不安障害に相当する心理的苦痛を感じている者の割合の減少 ③メンタルヘルスに関する措置を受けられる職場の割合の増加 ④小児人口 10 万人当たりの小児科医・児童精神科医師の割合の増加
		次世代の健康	①健康な生活習慣（栄養・食生活，運動）を有する子どもの割合の増加 ②適正体重の子どもの増加
		高齢者の健康	①介護保険サービス利用者の増加の抑制 ②認知機能低下ハイリスク高齢者の把握率の向上 ③ロコモティブシンドローム（運動器症候群）を認知している国民の割合の増加 ④低栄養傾向（BMI 20 以下）の高齢者の割合の増加の抑制 ⑤足腰に痛みのある高齢者の割合の減少 ⑥高齢者の社会参加の促進（就業又は何らかの地域活動をしている高齢者の割合の増加）
④健康を支え，守るための社会環境の整備	地域の絆による社会づくり		①地域のつながりの強化 ②健康づくりを目的とした活動に主体的に関わっている国民の割合の増加 ③健康づくりに関する活動に取り組み，自発的に情報発信を行う企業登録数の増加 ④健康づくりに関して身近で気軽に専門的な支援・相談が受けられる民間団体の活動拠点数の増加 ⑤健康格差対策に取り組む自治体数の増加
⑤生活習慣及び社会環境の改善	栄養・食生活		①適正体重を維持している者の増加（肥満，やせの減少） ②適切な量と質の食事をとる者の増加（主食・主菜・副菜を組み合わせた食事の増加，食塩摂取量の減少，野菜・果物摂取量の増加） ③共食の増加（食事を 1 人で食べる子どもの割合の減少） ④食品中の食塩や脂肪の低減に取り組む食品企業及び飲食店の登録数の増加 ⑤利用者に応じた食事の計画，調理及び栄養の評価，改善を実施している特定給食施設の割合の増加
	身体活動・運動		①日常生活における歩数の増加 ②運動習慣者の割合の増加 ③住民が運動しやすいまちづくり・環境整備に取り組む自治体数の増加
	休養		①睡眠による休養を十分とれていない者の割合の減少 ②週労働時間 60 時間以上の雇用者の割合の減少
	飲酒		①生活習慣病のリスクを高める量を飲酒している者（1 日当たりの純アルコール摂取量が男性 40 g 以上，女性 20 g 以上の者）の割合の減少 ②未成年者の飲酒をなくす ③妊娠中の飲酒をなくす
	喫煙		①成人の喫煙率の減少 ②未成年者の喫煙をなくす ③妊娠中の喫煙をなくす ④受動喫煙（家庭・職場・飲食店・行政機関・医療機関）の機会を有する者の割合の減少
	歯・口腔の健康		①口腔機能の維持・向上 ②歯の喪失防止 ③歯周病を有する者の割合の減少 ④乳幼児・学齢期のう蝕のない者の増加 ⑤過去 1 年間に歯科検診を受診した者の増加

いる．特定健康診査等基本指針により，特定健康診査[注]および特定保健指導[注]をすることとしている．

特定健康診査
糖尿病そのほかの政令で定める生活習慣病に関する健康診査をいう．

特定保健指導
特定健康診査の結果により健康の保持に努める必要がある者として厚生労働省令で定めるものに対し，保健指導に関する専門的知識および技術を有する管理栄養士等が生活習慣の見直しをサポートする．

❹ 医療法

医療に関する安全，医療提供施設相互間の機能の分担および業務の連携と推進など，良質かつ適切な医療を効率的に提供する体制の確保を図ることとしており，**病院の法定人員**に関する省令で栄養士・管理栄養士の配置を定めている．

❺ 食品表示法

食品衛生法，農林物資の規格化及び品質表示の適正化に関する法律（JAS法），健康増進法の食品の表示に関する規定を統合したもので，食品の表示に関する包括的かつ一元的な制度である．同法第 4 条のもとに食品表示基準（内閣府令第 10 号）として特定保健用食品（同法 第二十六条第一項 の内閣府令で定める特別の用途）と，機能性表示食品，栄養機能食品，栄養素等表示基準，ほかを規定している．

❻ 食品衛生法

公衆衛生の見地から必要な規制やそのほかの措置を講じることにより，**飲食に起因する衛生上の危害の発生の防止**を図ることを目的としている．第 4 条の食品の定義により，第 2 ～ 5 章，9 章に示した内容を適切に行うことにより，同法の目的に則った国民の健康の保護を図ることができる．

❼ 食育基本法

国民が生涯にわたって健全な心身を培い，豊かな人間性を育むための食育の推進に関し，基本理念を定め，国，地方公共団体等の責務を明らかにするとともに，食育に関する施策の基本となる事項を定めている．「食育推進基本計画」により，食を選択する力を身に付けるための目標を設定し，施策を総合的かつ計画的に推進することとしている．

❽ 学校給食法

学校給食は児童・生徒の心身の健全な発達に資するものであり，かつ，児童・生徒の食に関する正しい理解と適切な判断力を養ううえで重要な役割を果たすものであることから，学校給食およびそれを活用した食に関する指導の実施に関し必要な事項を定め，学校における**食育の推進を図る**ことを目的としている．また，学校給食を適切に実施するため，「学校給食実施基準」では児童・生徒に必要な栄養量，そのほかの学校給食の内容などを定めている．学校給食の実施に必要な施設や設備の整備，管理，調理の過程における衛生管理など，そのほかの学校給食の適切な衛生管理を図るうえで必要なことが望ましい「衛生管理基準」を定めている．

❾ 学校教育法

義務教育として行われる普通教育において，学校内外における社会的活動を促進し，自主，自律および協同の精神，規範意識，公正な判断力ならびに公共の精神に基づき主体的に社会の形成に参画し，その発展に寄与する態度を養うこと等を踏まえ，児童の栄養の指導および管理をつかさどるものとして，**栄養教諭**の配置を定めている．

Chapter

2

栄養学の知識と課題対応能力

学修到達ポイント

①栄養の定義と栄養学の歴史を説明できる.

②人と栄養・食の相互的な関係性を説明できる.

③専門的知識や収集した情報をふまえ，情報リテラシーをもって正しく活用できる.

本章では，管理栄養士として求められる10の基本的な資質・能力の2つめとして，栄養学の知識・技術を用いた課題対応能力について学ぶ.「栄養・食を通して，人々の健康と幸福に貢献する」ためには，栄養学の専門的知識および技術を統合し，課題に対して必要な情報を収集・選択し，科学的視点を持って論理的に判断し，健全な発育・発達，健康の維持・増進，疾病の発症予防・重症化予防，治療に貢献できる資質・能力が必要である.

1. 栄養学の定義と栄養学の歴史

1）栄養の定義

栄養とは生物が栄養素を外界から摂取し，それを利用して生命現象を営むことである（**図 2-1**）. 生命現象の営みにはエネルギー産生，体内での物質代謝，生体成分の合成と分解，細胞分裂，成長・発育，運動，生殖などがあげられる.

2）栄養素（図 2-2）

栄養を営むために外から取り入れる物質を栄養素という. 栄養素は，①糖質，②脂質，③たんぱく質，④ビタミン，⑤ミネラル（無機質）に大別される. 各栄養素とその役割を図 2-2 に示す. エネルギーを産生する栄養素は糖質，脂質，たんぱく質であり**エネルギー産生栄養素**と呼ばれる.

3）栄養に影響を与える因子

人は成長の過程（ライフステージ）で，さまざまな栄養上の課題と直面している. さらに各ライフステージでは多様な因子が栄養に影響を与えている. 各因子はそれぞれが互いに組み合わさり影響している（図 2-1，**2-3**）.

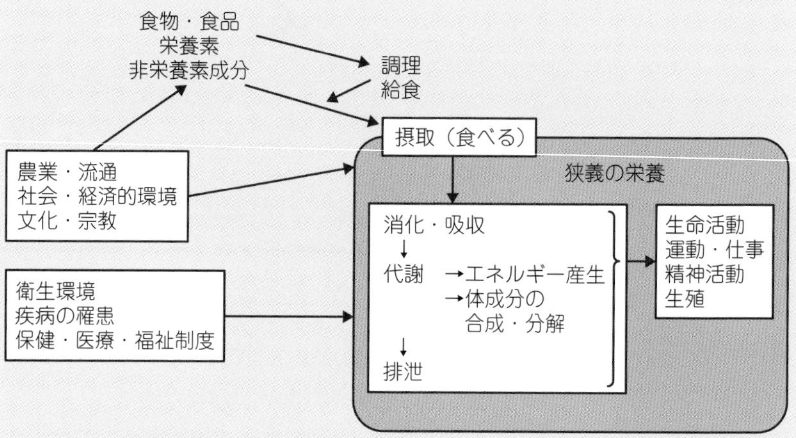

図 2-1 ●栄養の概念と影響を与える因子

				主な機能		
				エネルギー源	人体構成成分	生体調節機能
栄養素	エネルギー産生栄養素	糖質		○		
		脂質		○	○	△
		たんぱく質		○	○	○
	エネルギー非産生栄養素	ビタミン	水溶性ビタミン			○
			脂溶性ビタミン			○
		ミネラル	多量ミネラル		○	○
			微量ミネラル		○	○

図 2-2 ●栄養素の分類と主な機能

栄養に影響を与える因子は外的因子と，内的因子に大別される．

①外的因子：食事摂取量，社会・経済環境，地球環境（気候，災害），歴史，文化，宗教など．

②内的因子：性別，成長過程，個人の活動量，疾病，遺伝因子（ゲノミック，エピゲノミック）など．

疾病の罹患が，栄養状態に影響することも重要である（**表 2-1**）．

4）栄養が影響をする事柄

栄養は人体機能にさまざまに関与し，健康状態・疾病の発症・重症化等に影響する．体内の栄養状態は，栄養素の過不足，利用効率，身体活動等により影響され，次のように分類される（**表 2-2**）．

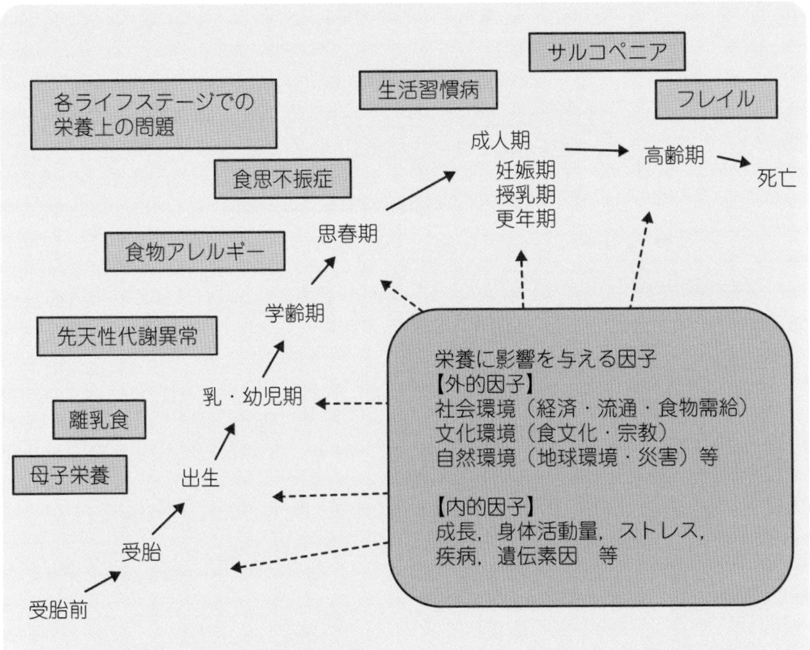

図 2-3 ● ライフステージと栄養

表 2-1 ● 疾病が栄養状態に及ぼす影響の例

感染，発熱	エネルギー消費量増大，やせ
先天性代謝異常	栄養素の代謝障害
糖尿病	糖・たんぱく質・脂質代謝の異常
肝臓疾患	肝臓でのたんぱく質合成能異常 低アルブミン血症，血液凝固異常 肝臓での糖代謝異常 　グリコーゲン枯渇→低血糖 　糖新生異常　　　→低血糖
慢性閉塞性肺疾患（COPD）	エネルギー消費量の亢進，やせ
炎症性腸疾患（IBD）	消化吸収能低下，炎症反応亢進 　→栄養障害，低アルブミン血症

①適正な栄養状態：エネルギー，栄養素の摂取に過不足がなく，健康状態を維持できている状態.

②栄養素の欠乏状態：エネルギー，栄養素の摂取が必要量を満たさず，欠乏症がみられる．免疫力が低下し感染症等にも罹患しやすい．特定の栄養素欠乏による特徴的な欠乏症が観察される.

③栄養素の過剰状態：エネルギー摂取の過剰による肥満を起因として，生活習慣病（高血糖，脂質代謝異常，高血圧，脂肪肝等）が誘発されやすくなる．また特定の栄養素（ビタミン，ミネラル）の過剰による健康障害が観察される.

④栄養素相互のバランスが崩れた状態：ある栄養素は必要量を維持しているが，別の栄養素が不足あるいは過剰であり，栄養素相互のアンバランスな状態．集団あるいは個人に過剰症と欠乏症が同時に存在する**栄養不良の二重負**

栄養不良の二重負荷（double burden of malnutrition）
低栄養と過栄養が，同一の地域あるいは個人に存在していること.

表 2-2 ● 人の栄養状態の分類

①適正な栄養状態
②栄養素の欠乏状態
③栄養素の過剰状態
④栄養素相互のバランスが崩れた状態

表 2-3 ● 栄養学の目的と関連する教育内容

栄養学の目的

栄養に関する真理を明らかにし，食生活，医療の場に応用し健康の維持増進，回復をはかるための学問

関連する教育内容

● 人体機能の理解	解剖学，生理学，生化学，病理学
● 食品中の栄養素の理解	食品学
● 食品の安全性の理解	食品衛生学
● 食（食品）の摂取形態の理解	調理学，給食経営管理論
● 栄養素の代謝と調節の理解	基礎栄養学
● ライフステージと食生活の理解	応用栄養学
● 栄養障害の原因，症状を理解	病理学，臨床栄養学
● 疾病時の栄養障害を理解	臨床栄養学
● 栄養・食事による疾病の治療	臨床栄養学
● 健康状態と食生活の関連の理解	応用栄養学，公衆栄養学
● 食を通じた健康の予防	給食経営管理論，公衆栄養学，栄養教育論
● 行動変容の理論と技法	栄養教育論

荷（double burden of malnutrition）[注]もこれにあたる．

さまざまな疾病の罹患が栄養状態に影響を及ぼしていることの認識も重要である（表 2-1）．

5）栄養学の定義

栄養学は栄養に関する真理を明らかにし，そこから得られた成果を日常生活，保健・医療・福祉の場に応用し，人々の健康増進，疾病予防・治療，ウェルネスの向上をめざすための学問である．栄養学は人体の理解（医学，解剖学，生理学，生化学，病理学），食品の理解（食品学，食品衛生学），栄養素と人体の関連の理解（基礎・応用栄養学），食事摂取の技術（調理学，給食経営管理論），社会環境の理解（公衆衛生学）等を土台として，人を対象とした疾病の予防や治療（臨床栄養学，栄養ケア・マネジメント）や行動変容の理論と技法（栄養教育論）などからなる統合学問である（**表 2-3**）．

6）栄養学の歴史

栄養学の源はヒポクラテスまでさかのぼり，ヒポクラテスは食物が健康に関わっているとした．科学としての栄養学の創始者はラボアジェであるといわれている．彼は，燃焼は，物質が空気中の酸素と結合することにより起こることを示し，さらに体内の呼吸も燃焼と同一であることを示した．

プラウトは牛乳の栄養成分を分離し，糖，油状，卵白様物質の 3 つに分類した．その後，ホプキンスは糖質，脂質，たんぱく質以外に必要な成分があることを予測し，ビタミンとミネラルが発見された．また，体内での物質代

表 2-4 ● エネルギーに関する研究

1785	ラボアジェ	呼吸と燃焼が同じ現象であることを発見
1878	ルブナー	ルブナー係数（糖質 4.1 kcal/g，脂質 9.3 kcal/g，たんぱく質 4.1 kcal/g）
1891	ルブナー	基礎代謝は体重より体表面積に比例
1895	アトウォーター	アトウォーター係数（糖質 4 kcal/g，脂質 9 kcal/g，たんぱく質 4 kcal/g）
1899	ツンツ	呼吸熱量計を考案
1916	デュ・ボア	身長と体重から基体表面積を求める式
1918	ハリス，ベネディクト	ハリス，ベネディクトの式
1955	リフソン	実験動物を対象に，二重標識水法（DLW 法）を用いてエネルギー消費量を測定
1982	スコエラー，ファンサンテン	ヒトを対象に DLW 法を実施

謝やエネルギー産生機構が生化学の発展とともに明らかにされた．さらに，体内の栄養素に対する反応の個人差が遺伝子の塩基配列の違いや，遺伝子の修飾によるものであることが明らかにされている．

❶ エネルギー（表 2-4）

ラボアジェは，燃焼は物質が空気中の酸素と反応することにより起こることを証明し，さらに体内の呼吸も燃焼と同一であることを示した．テッテンコールフェは糖質，脂質，たんぱく質が代謝されるときの呼吸商を測定した．ルブナーは栄養素 1 g あたりの消費熱量（ルブナー係数，糖質 4.1 kcal/g，脂質 9.3 kcal/g，たんぱく質 4.1 kcal/g）を示し，**特異動的作用**（specific dynamic action; SDA）[注]を発見した．アトウォーターは**アトウォーター係数**（糖質 4 kcal/g，脂質 9 kcal/g，たんぱく質 4 kcal/g）を示した．

ツンツは呼吸熱量計を考案し，デュ・ボアは身長と体重から基体表面積を求める式を示した．

リフソンは実験動物を対象に，**二重標識水法**（DLW 法）[注]を用いてエネルギー消費量を測定し，さらに，スコエラー，ファンサンテンはヒトを対象に DLW 法を実施した．

❷ たんぱく質（表 2-5）

ムルダーは動物性物質にたんぱく質（protein）と命名した．フォイトは窒素平衡によるたんぱく質代謝の判定方法を確立した．さらにホプキンス，オズボーン，メンデル，ローズらの研究により**必須アミノ酸**の役割や，**たんぱく質の栄養価**の判定法が考案された．シェーンハイマーは安定同位元素を用いた研究により，**たんぱく質の代謝回転**と**動的平衡**[注]の概念を提唱した．また，ウィリアムズは，たんぱく質エネルギー栄養障害の一つである**クワシオルコル**を世界に紹介した．

特異動的作用（specific dynamic action; SDA）

食事を摂取後にエネルギー消費量が一時的に増加し体熱となり消費される現象．食事誘発性熱産生（diet induced thermogenesis; DIT）ともいう．たんぱく質のみを摂取したときは摂取エネルギーの約 30%，糖質のみの場合は約 6%，脂質のみの場合は約 4% で，通常の食事は約 10% 程度．

二重標識水法（DLW 法）

二重標識水（安定同位体である重水素水（$^{2}H_2{}^{16}O$）と酸素-18 水（$^{1}H_2{}^{18}O$）の混合物）を経口投与後，複数回にわたり採取した尿中の同位体の分析から二酸化炭素産生量を算出しエネルギー消費量を測定する方法．

たんぱく質の代謝回転と動的平衡

体たんぱく質は絶えず合成と分解を繰り返し，両者のつり合いが取れた状態で体たんぱく質が一定の定常状態をとっていること．

表 2-5 ●たんぱく質の代謝と栄養に関する研究

1838	ムルダー	protein（たんぱく質）の命名
1883	フォイト	窒素平衡によるたんぱく質代謝の判定法
1883	ケルダール	化学物質中の窒素測定法の開発
1908	ホプキンス	トリプトファンとリジンの必要性，必須アミノ酸の生理的効果
1909	トーマス	生物価の概念と測定法の提案
1914	オズボーン，メンデル	制限アミノ酸，アミノ酸の補足効果の概念
1932	クレブス，ヘンゼライト	尿素回路の発見
1935	ウィリアムズ	クワシオルコルをランセット誌に紹介
1936	ローズ	スレオニンの発見
1939	シェーンハイマー	同位元素標識化合物を用いた体たんぱく質の動的平衡の証明
1968	ダドリック	中心静脈栄養法の確立

表 2-6 ●ビタミンの代謝と栄養に関する研究

1882	高木兼寛	海軍兵食の改善により脚気予防に成功
1897	エイクマン	精白米によるニワトリの脚気症状を示す
1910	鈴木梅太郎	米ぬか中に抗脚気成分を抽出
1911	フンク	米ぬか中の抗脚気成分が欠乏により起こることを発見．1912 年にビタミン（vitamine）と命名
1915	マッカラム	ネズミの成長に不可欠な未知因子（脂溶性 A，水溶性 B 因子）
1922	マッカラム	ビタミン D の発見
1922	エバンス	ビタミン E の発見
1926	ミノット，マーフィ，ホイップル	悪性貧血患者の治療
1927	ボアス	ビオチンの発見
1933	ウイリアムス	パントテン酸の発見
1933	クーン	ビタミン B_2 の同定
1934	ジェルジー	ビタミン B_6 の発見
1935	ダム	ビタミン K の発見
1936	ケーグル	ビオチンの単離
1937	エルビエム	ペラグラ予防因子としてニコチン酸の発見
1941	ウイルズ，スネル	葉酸の発見
1948	リッケス，スミス	ビタミン B_{12} の単離

❸ ビタミン，ミネラル

高木兼寛は海軍における脚気の予防に食事改善が必要であることを示した．エイクマンはニワトリに白米を食べさせ飼育すると多発神経炎（脚気の

表 2-7 ● ミネラルの代謝と栄養に関する研究

1747	メンギニ	血液中の鉄の存在
1893	ストックマン	無機鉄がヘモグロビン合成に効率良く利用されることを示す
1919	デニス	血清中のマグネシウム
1921	シャーマン，バッペンハイマー	リンの必須性
1922	ベルトラン，ベルゾン	亜鉛の必須性
1925	ハルト	銅の必須性
1931	マッカラム	マグネシウムの必須ミネラル性
1972	ロートラック	セレンのグルタチオンペルオキシダーゼの作用

表 2-8 ● 体内代謝の生化学的理解

1814	ショブレイユ	トリアシルグリセロールが脂肪酸とグリセロールからなることを示す
1831	ロイクス	唾液によるでんぷん分解を発見
1844	シュミット	血糖の発見
1844	ベルナール	膵液の脂肪分解作用の発見
1856	ベルナール	肝臓にグリコーゲンの存在を発見
1883	ペイエン	ジアスターゼの発見
1904	クヌープ	脂肪酸のβ酸化の機構を提示
1929	バー夫妻	必須脂肪酸の発見
1932	クレブス，ヘンゼライト	尿素回路の発見
1937	クレブス	クエン酸回路の発見
1933-1940	マイヤーホフ，エムデン	解糖系の解明
1942	コリ夫妻	コリ回路の確立
1952	リネン	アセチル CoA の発見
1953	ワトソン，クリック	DNA 二重らせん構造（二重らせん状）の提唱
1961	ミッチェル	化学浸透説
1963	ニール	倹約遺伝子仮説提唱
1986	バーカー	バーカー説提唱
2003		ヒトゲノムプロジェクト完成

症状）が生じ，米ぬかを与えると治癒することを見出した．1910 年鈴木梅太郎，1911 年フンクは米ぬかから上記の治癒に有効な成分を取り出し，それぞれ**オリザニン**，**ビタミン**と名付けた．

ホプキンスは糖質，脂質，たんぱく質以外の栄養上必要な成分の存在を動物実験から予測しその存在を証明した．リッケス，スミスによる B_{12} の発見ですべてのビタミンが発見された（**表 2-6**）．

メンギニは血液中に鉄含有色素が存在し，酸素と結合することを発見した．プサンゴーは甲状腺腫に対する特効薬がヨウ素であることを示した．リンゲルは生理的塩溶液を考案した．ベルトランは亜鉛の，ハルト，エルビハムは銅の必須性を示した（**表 2-7**）．

❹ 生化学の発展，遺伝子の分子的理解と栄養学（表 2-8）

生体内での栄養素の代謝は，生化学の発展とともに解明された．栄養素の必須性のメカニズムの解明や，ビタミン，ミネラル等の必須性は生化学的手法により解明された．

ワトソン，クリックの DNA 二重らせんの発見，ヒトゲノムプロジェクト等により，栄養素の代謝や調節に関する知見が飛躍的に発達した．ニールは**倹約（節約）遺伝子**[注]**仮説**を提唱した．1986 年，バーカーは胎児期から出生後早期の環境（低栄養環境等）が成人期・老年期における生活習慣病のリスク要因であることを示した（**成人病胎児期発症起源説**[注]）．

倹約（節約）遺伝子
飢餓の時代にはエネルギー消費を倹約して蓄えることができる体質が生存に有利であり，このように働く遺伝子を倹約遺伝子という．一方，倹約遺伝子を受け継いだ現代人は豊かになった現代では肥満の増加につながるという考え方．

成人病胎児期発症起源説
Developmental origins of health and disease(DOHaD)説．胎児期から出生後早期の栄養状態が，生活習慣病に関係する遺伝子群の発現制御に影響を与える（エピジェネティクス）という考え方．

2. 人と栄養・食の関係性

1）栄養学における 2 つのアプローチ

栄養学には 2 つのアプローチがある．一つは「**食べ物からのアプローチ**」，もう一つは「**人からのアプローチ**」である．具体的には，食品にはどのような栄養素や物質が入っていてどのように人の健康の役に立つのだろうと考えるのが前者，人が健康を保つためにはどのような栄養素や物質がどれくらい必要で（またはどれくらい摂取すれば有用で）そのためにはどの食品をどれくらい食べればよいのだろうと考えるのが後者である．ところが，食品と健康は 1：1 の対応ではなく，多：多の対応である．このために，さまざまなむずかしさが生じる．どちらのアプローチも完全なものではなく，どちらかのアプローチが優れているものでもない．どちらも互いに異なる長所と短所を有していて，どちらも必要である．すなわち，いわばクルマの両輪であり，どちらか一方が大切ということはなく，両方とも同等に大切である．

さらに，どれをどれくらい食べるかの決定権は，多くの場合，管理栄養士ではなく，摂食者本人（またはその家族）が握っている．したがって，管理栄養士が勧めた食事や提供した食事がそのまま摂取されるわけではない．この自由さが食と健康の関係をさらに複雑なものにしている．ここでは，栄養学のこのような特徴を踏まえたうえで，人と栄養・食の関係性を理解するうえで留意すべき点について，例をあげながら考えることにする．これは，どの管理栄養士業務においても必須の基本的な考え方である．

2）物は食べられて食品になる

食卓に食べ物があっても，それを食べる否か，どれくらい食べるか，どのように食べるかは食べる人の自由である．「物」は人に食べられて（摂取されて）はじめて食品（食べ物）になる．食べられずに捨てられてしまえば「物」で終わる．つまり，**栄養学は，「人が物を摂取する」という行動のうえに成**

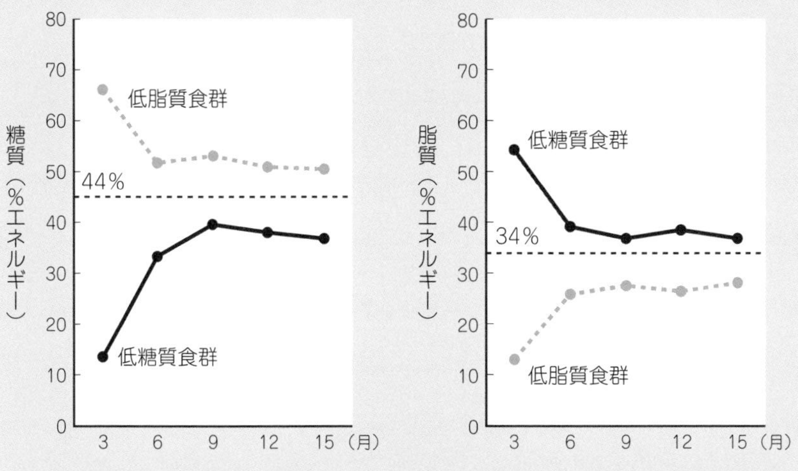

図 2-4 ●肥満を含め，循環器疾患の危険因子を 2 つ以上もっていたオーストラリア人成人 113 人をなにも指示しない（自由食）群，低糖質食群，低脂質食群，高不飽和脂肪酸食群の 4 つの群に無作為に分け，1 年半にわたって指示どおりの食事をとるように指示したときの低糖質食群と低脂質食群における糖質と脂質の摂取量の変化

横軸：研究開始からの月数.
縦軸：摂取量（平均値）. 総エネルギー摂取量に占める割合（%）.

り立つ科学である. これはとても大切なことである.

本人は食べているつもりでも, 本当は食べていないかもしれない. または, その人が認識しているほどには食べていないかもしれない. 逆に, 本人は食べていないつもりでも, 本当は食べているかもしれない. または, その人が認識しているよりもたくさん食べているかもしれない. すなわち, 実際の摂取量は本人が認識している量と異なっていたりする. たとえば, 循環器疾患の危険因子（肥満を含む）を有するオーストラリア人成人を対象として, 1 年半にわたって糖質制限食の減量効果を検証した研究で, 対象者が実際に摂取した糖質摂取量と脂質摂取量は**図 2-4** のようであった[1, 2)]. 指示された食事をとっていたのは研究開始から 3 か月後までであり, 6 か月後になるとオーストラリア人成人の平均値に近づいてきて[3)], 9 か月後になるとさらに近づき, その後, 研究終了までこの状態が続いた. この研究によって糖質制限食の効果は明らかにできただろうか？　もちろん, 明らかにはできない. 糖質制限食の中身（栄養素の構成）がどうであろうと, 食べてくれなければ話にならない.「食べ物からのアプローチ」で考えると, 糖質制限食の内容（総エネルギーのなかに占める糖質のエネルギー量）に目が向くが,「人からのアプローチ」では「人は本当にそれを食べるのだろうか？」と考える. 両方のアプローチで考えることが必要である.

3）量・反応関係

量・反応関係（dose-response relationship）とは, 文字通り, 摂取量とその結果としての健康効果の量的な関係のことである. 生体反応は単純ではな

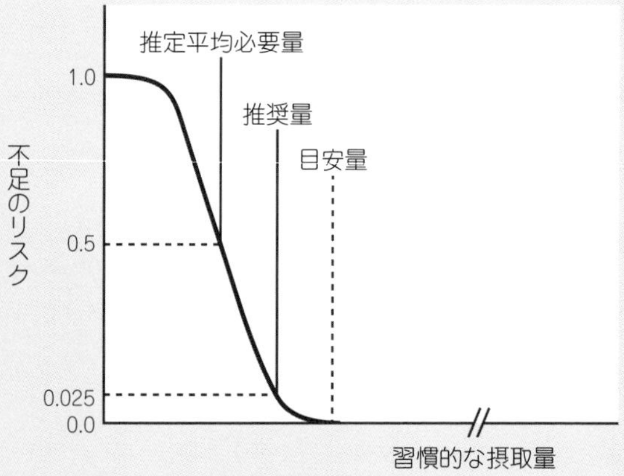

図 2-5 ●食事摂取基準の各指標（推定平均必要量，推奨量，目安量）を理解するための概念図
（筆者注：耐容上限量に関する部分は原図から除いた.）

い．そのため，必ずしも「摂取量＝健康効果」，すなわち摂取量に比例して直線的に健康効果が大きくなるとはかぎらない．摂取量が著しく足りないとき（著しく欠乏したり不足したりしているとき）は「摂取量＝健康効果」が成り立つ可能性は比較的に高いかもしれない．しかし，摂取量がそれ以上になると，さらなる健康効果が期待できる保証は乏しくなる．すなわち，全体としては摂取量と健康効果との関係は直線的でない．

摂取量と健康効果とのこのような非直線性は，日本人の食事摂取基準では不足確率曲線として提示されている（**図 2-5**）[4]．摂取量がゼロに近いところではほぼ確実に不足による健康障害が起こることを示している．その後，摂取量が増えるにつれて不足による健康障害が起こる確率が下がり，ある摂取量でそれが半分（50%）になり，その摂取量を推定平均必要量と定めている．その後，摂取量が増えるにつれて不足による健康障害が起こる確率はさらに下がり，次第にその確率はゼロに近づいていく．そして，ある摂取量の付近で，不足による健康障害が起こる確率はほぼゼロになり，この摂取量を推奨量と定めている．さらに摂取量が増えると不足による健康障害が起こる確率はさらにゼロに近づくが，このあたりからさらに多く摂取してもさらなる健康利益はほとんどないことがわかる．これは，不足による健康障害が存在する「必須栄養素」について，その栄養素の摂取量と健康障害との関連を理論的に示したものであるが，栄養では，このように，摂取量と健康影響が直線ではなく曲線になるものは多い．量･反応関係の存在とその程度は，「食べ物」の摂取量によって「人」の反応量を考えることにほかならない．

4）機能と効果

もうひとつ，考えておかなければならないことがある．実世界においてほとんど意味がないくらいに反応の程度が小さく，そのために，実世界において意味があるくらいの反応を得ようとすると実際には摂取できないほど大量

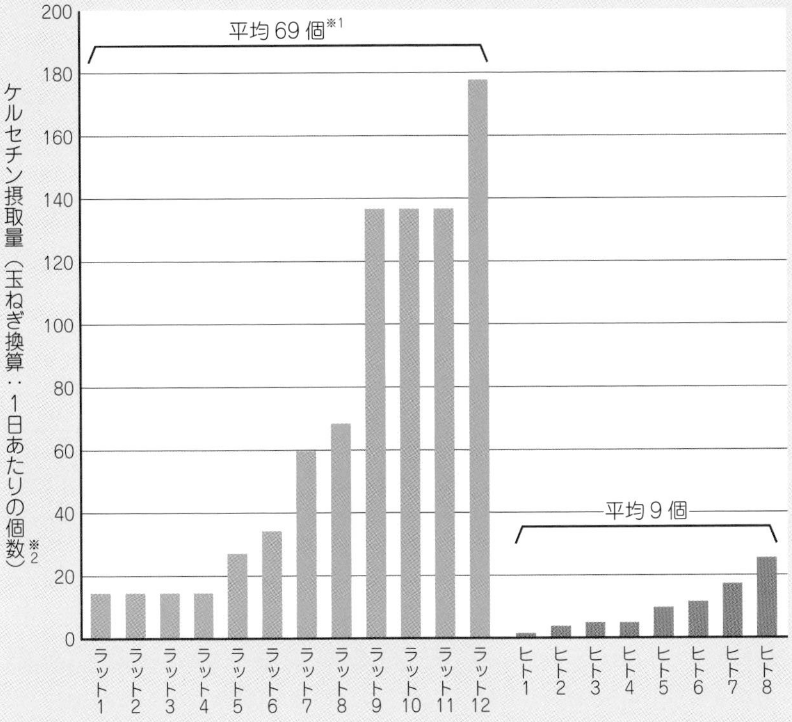

図 2-6 ●「ケルセチン」と「血圧または高血圧」が題目に含まれ，ケルセチンの摂取量が報告されていた 20 の論文におけるケルセチンの摂取量

PubMed のデータベースにアクセスして，検索式（*）を用いて「ケルセチン」と「血圧または高血圧」を扱った論文を抽出し，そのなかから該当する論文を選んでケルセチンの摂取量についてまとめたもの.
※1 ラットの場合はヒト（体重 60 kg と仮定）に換算した値.
※2 米国農務省の「食品成分表」を参考にして，玉ねぎ 100 g に含まれるケルセチンを 22 mg，玉ねぎ 1 個を 200 g としている.
* quercetin AND（“blood pressure” OR hypertension）
各論文の出典は文献 5 を参照されたい.

に摂取しなければならない場合である．たとえば，ケルセチンという物質(主に玉ねぎに含まれる）が血圧を下げる（または高血圧を改善させる）か否かを明らかにするために行われた実験を例に上げる[注1]．実験動物（この場合はネズミの一種であるラット）を用いて行われた 12 の研究をまとめると，ケルセチンの摂取量（1 日あたり）は人に換算すると玉ねぎにして平均 69 個であったと計算されている．また，人で調べた研究で摂取されたケルセチンは玉ねぎに換算して平均 8 個であった（**図 2-6**）[5]．これら一連の研究で血圧の降下が観察された場合，「玉ねぎには血圧を下げる（または高血圧を改善させる）効果がある」と一般の人に伝える価値はあるだろうか？　もちろ

注 1　これはケルセチンが高血圧の予防やコントロールに無効であると主張しているのではない．結論を得るにはもっとたくさんの研究を使ってもっと広い視点から評価しなければならない．

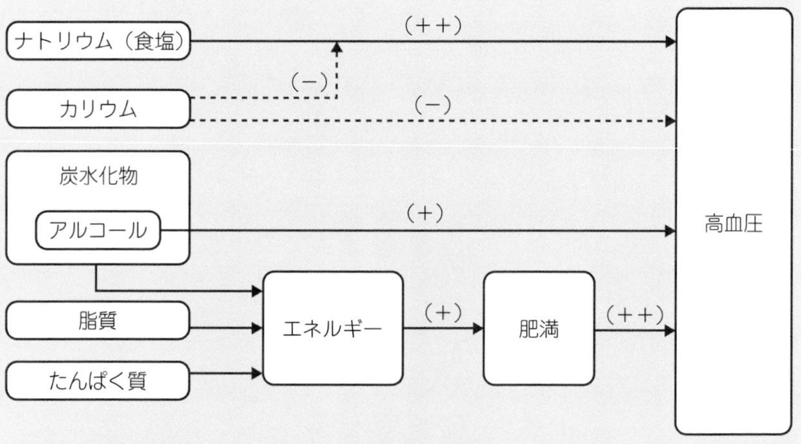

図 2-7 ●栄養素摂取と高血圧との関連（特に重要なもの）
肥満を介する経路と介さない経路があることに注意したい.
この図はあくまでも概要を理解するための概念図として用いるに留めるべきである.

ん，このように伝える価値はない．そんなにたくさん玉ねぎを食べられないからである．それでは，「玉ねぎに豊富に含まれるケルセチンには血圧を下げる（または高血圧を改善させる）機能がある」と伝えることも誤りだろうか？　これは正しい．

つまり，機能はある，しかし，実質的な効果はない．辞書（広辞苑，第六版）によれば，機能（function）は「物のはたらき」，効果（effect）は「ききめ」と説明されている．簡単にいえば,「**機能＝はたらき**」,「**効果＝ききめ**」である．したがって，この場合は,「はたらきはあるが実質的なききめはない」となる．このように理解し，このように説明しなければならない．ここではいわゆる機能性物質を例として用いたが，この考え方は機能性物質に限ったものではなく，栄養素，さらには人が摂取するすべての物質（有毒な物質も含む）にあてはまる．

5）多要因

生活習慣病の原因（要因：factor）はひとつではない．多岐にわたる．**多要因**（multi-factor）である．たとえば，高血圧の原因は食塩の過剰摂取だけではない．過体重（肥満），運動不足，過剰飲酒，そのほかにもたくさんある．遺伝素因も無視できない．このことから，「食塩の過剰摂取は高血圧の原因である」とはいえるが,「高血圧だから減塩が必要だ」とは必ずしもいえない．栄養素や食品・食事と健康や病気との関係を考えるときや，食事で健康維持・増進を図ったり，病気の改善を図ったりするときには，注目している病気や健康状態に関連する要因に何があり，それぞれの要因がその病気や健康状態にどのくらい関連しているか（相対的な関連の強さ）を考慮することが大切である．たとえば，日本人の食事摂取基準（2020 年版）では，エネルギー・栄養素と高血圧の関連が**図 2-7** のように図示されている[4]．この図では，食塩の過剰摂取と肥満（エネルギーの過剰摂取）がともに（＋＋）でもっとも強く（血圧を上げる方向に）関連していることを示している．これに過剰飲酒が続いている．そして，相対的には関連は弱いものの，カリウムの摂取不足が血圧の上昇に関連していることを示している．

「人からのアプローチ」では複数の栄養素や栄養状態を一度に考える．人はひとつの食べ物や栄養素，物質だけで生きているわけではない．したがって,「食べ物からのアプローチ」は現実に即した考え方である．ところが,「人からのアプローチ」は，どのようにして（どのようなメカニズムによって）食塩が（他の栄養素やエネルギーとは別に）高血圧に影響するのかを明らかにするのには適していない．一度に複数の原因（この場合は食塩やアルコールなど）を扱うと研究方法が複雑になりすぎ，はっきりとした結果が得られにくいからである．「食べ物からのアプローチ」，特に，「栄養素や物質（機能性物質など）からのアプローチ」ではひとつだけの食べ物や栄養素，物質が人にどのような働きをもっているか（どれくらいの働きをしているか）を考えることが多い．このような疑問に答えるには「食べ物からのアプローチ」のほうが適している．このように，多要因という現実は，「人からのアプローチ」の大切さを示してくれると同時に，「食べ物からのアプローチ」の役割も示してくれる．

COLUMN

関連の強さや確率のちがいを表す副詞に注意しよう

量・反応関係は定量的な概念であり，その関連の強さを表すために種々の副詞が用いられる．たとえば，英語では主に 10 種類以上の副詞がこの目的に使い分けられている（**図 2-8**）．いま自分が扱っている関連の強さはどの程度なのか，そこで使われている副詞に常に気をつけて読み，その関連を理解し用いることが大切である．たとえば，イヌリンという物質（キクイモを代表としてさまざまな植物に含まれる）が血糖値を下げるか否かについて人を用いて調べた実験を報告した論文の結論は「Inulin may help to control diabetes...」とあり，may が使われていた[6]．副詞では maybe となる．この文章を平易な日本語に訳してみよう．

absolutely	
definitely	
certainly	絶対確実，疑う余地がない
clearly	
surely	ほぼ確実，かなり確実
probably	
(very) likely	確実とも不確実とも言いかねる
presumably	
maybe	どちらかといえば懐疑的
perhaps	
possibly	

図 2-8 ● 関連の強さや確率のちがいを表す英語の副詞

右側の訳語を参考にして，辞書を見ながら左の英語を順序は変えないで，4 つのグループに分けてください．正解はひとつではありません．単語の使い方や状況などによって，ばらつきがあります．

6）まとめ

栄養学は，食品に含まれ人が摂取する栄養成分と人の生存ならびに健康との関連を扱う科学である．したがって，上記で述べたように，「食べ物からのアプローチ」と「人からのアプローチ」が存在し，両者とも正しく用いることが大切である．忘れてならないのは，どちらか一方を選ぶのではなく，両者を均等かつ適切に用いなければならない．

3. 栄養に関する情報リテラシー

1）情報リテラシーとは何か

辞書（広辞苑，第六版）では，リテラシー（literacy）は「読み書きの能力．識字．転じて，ある分野に関する知識，能力」，情報（information）は「判断を下したり，行動を起こしたりするために必要な，種々の媒体を介しての知識」と説明されている．つまり，情報リテラシーとは，「判断を下したり，行動を起こしたりするために必要な知識を読んだり書いたりできる能力」と理解できる．栄養に関する情報リテラシー，短くして，栄養情報リテラシーとは「栄養に関して何らかの判断を下したり，行動を起こしたりするために必要な知識を読んだり書いたりできる能力」と理解できる．

自明のこととして上記では触れられていないが，リテラシーとは「（正しい）読み書きの能力」であり，ここで扱う情報とは「正しい判断を下したり，正しい行動を起こしたりするために必要な，種々の媒体を介しての知識」である．すなわち，栄養情報リテラシーとは「栄養に関して正しい何らかの判断を下したり，正しい行動を起こしたりするために必要な知識を読んだり書いたりできる能力」である．

2）科学的根拠に基づく栄養学（EBN）

正しい情報，信頼に足る情報とは何かについて考える．その情報は正しいか，さらにその情報は信頼に足るものかを見極めるための最低条件は，その情報が「事実（fact）または根拠（evidence）」に基づくものであることであろう．

そこで，はじめに「事実（fact）または根拠（evidence）」とは何かについて簡単に触れておきたい．対立語として「思う」や「信じる」を上げると分かりやすい．「思う」や「信じる」では事実か否かは不問である．一方，「事実」は実際に存在するもの，実際に起こったことをさす．したがって，それが存在することやそれが起こったことを調べた調査や実験の結果が存在しなければならない．そのような調査や実験の結果が存在しない場合，または存在するかどうかが分からない場合は「思う」にとどまることになる．けれども，厳密にいえば未来はすべてが「思う」になるはずだが，過去や現在における事実から推測して，それが起こる確率がきわめて高いと考えられる場合には「事実」と認めてよいであろう.「次の満月はおよそ何日後にみられる」などである. ただし, 未来にそれが起こる確率が何%以上であれば「事実」として扱ってよいかの一定の基準はない. 医学や栄養学では95%を基準として用いることが多い.

ところで, 最近,「事実」よりも「根拠」のほうが好んで用いられる傾向が強くなっており, エビデンスと呼ばれる場合も多い. これは, 応用科学においては, 新しい考え方や仕組みを考えるために「事実」を「根拠」として使おうとするからではないかと考えられる. さらに, 根拠として使いうるものは研究結果に限定しようとする動きがある. 研究とは「よく調べ考えて真理をきわめること (広辞苑, 第六版)」である. これは, あまり調べもせず, しっかりと考えられてもいない情報でも世の中に向けて発信することが容易になり, そのような情報に頻繁に曝される世の中になってしまい, その結果,「真理をきわめたもの」と「そうでないもの」を区別する必要性が高まってきたためと考えられる.

研究の結果・成果が発表される「場」が学術雑誌であり, そこに掲載される情報 (文・表・図・写真などすべて) が「論文 (狭義には原著論文)」である. 辞書 (広辞苑, 第六版) では「研究の業績や結果を書き記した文」と説明されている. また, 研究は「よく調べ考えて真理をきわめること」と説明されている. 論文を使って展開される栄養学を「**科学的根拠に基づく栄養学** (evidence-based nutrition; EBN)」と呼ぶことがある. けれども, そもそも, 科学とは「観察や実験など経験的手続きによって実証された法則的・体系的知識 (広辞苑, 第六版)」であるから, 本来はすべての栄養学がEBNである. しかしながら, 現実的には, 本来は栄養学でないものが栄養学の顔をして世の中に流布していることもあり, そのために, 栄養学は科学だと再定義したものであると理解できる. なお, 狭義の (そして本来の) EBNは,「人からのアプローチ」の栄養学の必要性と重要性を強調するために提唱された用語であり, これは, 医療におけるEBM (evidence-based medicine) の関連用語として提唱されたという背景がある.

3) 文献検索サイトと大学図書館

有用な論文 (狭義には原著論文) に要領よくたどりつくための方法について述べる. もっとも簡単で実用的なのは, 科学論文を検索できるインターネットサイトを利用することだろう. 科学論文を検索できるインターネットサイトはたくさん存在する. それぞれに特徴があり, 長所と短所がある. 栄養学でもっとも使いやすいのはPubMedであろう.

PubMedは米国国立医学図書館 (U.S. National Library of Medicine) が提供している, 医学・生物学系の文献データベースである. 特徴は, 検索が簡単なこと, 収載論文数が膨大 (3,000万編以上) であること, 科学雑誌ごとにその科学性を評価し収載の可否を決めていること (注意 : 論文ごとではない), 収載されている論文のほとんどが原著論文であること, 多くの論文でその論文が掲載されている雑誌にリンクが張られていて抄録まで閲覧できることであろう. 英語以外の雑誌 (論文) も収載されているが, PubMedで使われている言語は英語である．ある程度の専門用語を知っていれば，たとえ英語が不得手でも自動翻訳ソフトなどを併用することによって，比較的に容易に信頼度の高い論文を探して読むことができる．

これら検索サイトの多くでそれぞれの論文のサイトにリンクが貼られている．そして，論文全文が無料で公開されているものと，一部（通常は抄録まで）だけ公開されているものにわかれる．後者は各大学の図書館が雑誌ごとに購読契約をして，その大学に所属する者が利用できるようになっている．また，自分が所属する大学が購読契約をしていない雑誌に掲載された論文でも，所属する大学の図書館に依頼すれば，その論文が掲載されている雑誌を購読している図書館に連絡してくれ，その論文のコピーを入手してくれる制度がある．通常は有料であるがそれほど高価ではない．これは大学生の大きな特権の一つである．ところで，日本語の論文を検索できるサイトも存在する．けれども，まず世界に触れてもらいたい．日本は世界の一部であり，逆ではないからである．世界に慣れてから，日本に特化して何かを調べたいときに日本語論文検索サイトを使うようにしたい．

4）論文の優劣

残念ながら，論文ならすべて「真理であり信頼できる」というわけではない．そこで，どのような論文を信頼すべきかについて簡単に述べる．特定の分野（たとえば栄養学）の研究にどの程度の影響力を有しているかを雑誌ごとに評価する仕組みがあり，その評価値がインパクトファクター（impact factor）である．これは学術雑誌に与えられる評価値であり，論文ごとに与えられるものではないため，それぞれの論文の評価基準にはならないが一応の参考にはなるだろう．高ければ高いほどよいというわけではないが，逆に，インパクトファクターがきわめて低い雑誌やインパクトファクターが与えられていない雑誌は，その科学分野への影響力はほとんどないと判断されるため，利用すべき情報源としては低い（少なくともあまり高くない）と考えてよいだろう．ただし，論文の優劣や利用可能性は読者自身が判断すべきものであって，このような評価値はあくまでも参考にすぎない．なお，インパクトファクターは研究者の人口が多い分野で高くなる傾向がある．そのため，研究分野間での比較には適さない．たとえば，癌を扱う学術雑誌のインパクトファクターは栄養を扱う学術雑誌のインパクトファクターよりも総じて高い．また，栄養学のなかでも臨床栄養を扱う学術雑誌のインパクトファクターは公衆栄養を扱う学術雑誌のインパクトファクターよりも総じて高い．

5）知的生産物の流れ

次に，どうすれば正しい情報を正しく伝えることができるかについて考える．そこで，科学における知的生産物の流れを示すと**図 2-9** のようになる．情報の発生源は原著論文であり，これが狭義の知的生産物である．原著論文の特徴は，同一内容の発表は絶対にひとつであり 1 回だけである点である．たとえ，異なる書物であっても，同じことを書いてはならない．最初に発表されたものだけが原著論文であり，それ以後のものはすべて，その複製とな

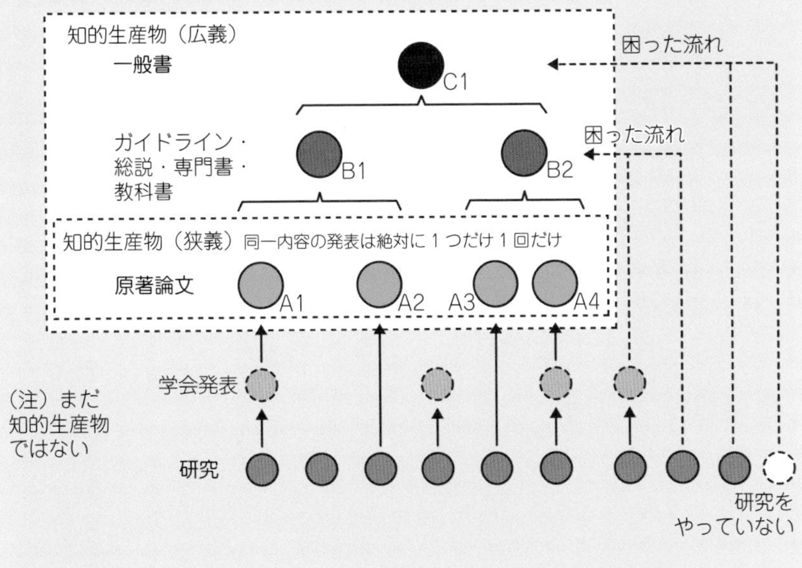

図 2-9 ●知的生産物における情報の流れ．研究から一般書まで

る．これを引用と呼ぶ．引用するときはどの原著論文から引用したかを明記しなければならない．図 2-9 では，原著論文（A1 と A2）が引用されて B1 がつくられている．この場合, B1 の該当の箇所にそれぞれ「A1 から引用」「A2 から引用」と書かれているはずである．そして，B1 と B2 が引用されて C1 がつくられている．この場合も同様である．B から見た A，C から見た B を出典と呼ぶ．このようにしておけば，（少しめんどうではあるが）C1 に書かれていることが「事実」なのか，それとも，著者自身が思ったり見たり考えたりしたことなのかを区別できる．ここでは A → B → C という例を示したが，C が直接に A を引用してもかまわない．C の読者にとってはこちらのほうが親切であろう．引用の流れにかかわらず，A の情報を一次情報，オリジナルなどと呼ぶ．それ以外はすべて二次情報と呼ばれる．それでは，B や C は二次情報だけで一次情報は含まないかといえば，それは違う．たとえば，B が A1 と A2 が引用して独特の考え方や理論をここではじめて提唱したとすれば，この考え方や理論については B が一次情報（オリジナル）となる．C についても同じである．以上より，大切なことが分かる．科学書としての最低条件は引用情報があることである．

6）情報バイアス

栄養学は応用科学である．したがって，栄養学の知見は栄養学者のなかに留め置くべきではなく，その知見を利用する者すべてに正しく伝えられなくてはならない．栄養はすべての人にとって不可欠のものであるからその利用者は「すべての人」である．すなわち，栄養学の知見はそのつくり手（研究者）からその伝え手を経て，その利用者（すべての人）に伝えられる．

健康栄養情報にかかわらず, 情報は伝えられていく間に少しずつ変化する．

これは伝言ゲームを思い出さずとも理解できるだろう．変化の仕方は大きく2通りにわかれる．一つは変化の方向が定まっていないものである．りんごがみかんやぶどうやさまざまな果物に無作為に（偶然に）変わる場合がこれに当たる．これを「揺れる」と呼ぶ．これに対して，一定方向に変わっていく場合がある．消しゴムでもはさみでも何でもいつのまにか食べ物のなまえに変わってしまう場合である．これを「ゆがむ（歪む）」と呼ぶ．バイアス（bias）とも呼ぶ．情報の場合は情報バイアスと呼ばれる．**情報バイアスの発生源と特徴は，「情報のつくり手」，「情報の伝え手」，「情報の使い手」の3者に分けて考えると考えやすい**．さらに，そこに「知識勾配」が存在することも忘れてはならない．そこで，続いて，これら4つについて考える．

❶ 情報のつくり手

応用科学は目的が異なる2つの科学を含んでいる．「**発見の科学**」と「**検証の科学**」である．「発見の科学」は，たとえば，「食品Aに含まれる物質Bには健康Cを支える力がある」ことを発見するために行う．「検証の科学」は，それが実際に人（ヒト集団）で観察され，現実社会で役に立つことを確かめるために行う．この2つは目的だけでなく，研究方法も発表方法も異なる．「発見の科学」は発見できたら論文になる．発見できなかったら発表に値しない．一方，「検証の科学」は科学的な手続きを経て検証されていれば，どのような結果が得られても発表に値する．この意味で，「発見の科学」はどちらかといえば結果依存的，「検証の科学」は方法依存的である．

問題は「発見の科学」の頭で「検証の科学」を行った場合に起こる．研究の質が少しずつ異なる「検証の科学」を10回行ったとする．そして，偶然に（または方法の質の低さのために），「その力が人（ヒト集団）で確認された」という結果が2回だけ得られたとする．すると，この研究者はこの2回だけを論文にするだろう．そうすると，公開されたすべての情報が「その力が人（ヒト集団）で確認された」となり，社会は「人に対してもその力がある」と解釈してしまうだろう．特定の結果が出た研究だけが選択的に発表されることによって生じる情報バイアスを**発表バイアス**（publication bias）と呼ぶ．「検証の科学」で結果依存的に論文発表を行う行為は発表バイアスの代表例である．

「検証の科学」を扱った論文や情報を正しく読むためには，「方法（研究方法）」に習熟しなければならない．「方法（研究方法）」についてここで説明する余裕はないが，方法依存的ということが情報リテラシーにおいてどれほど大切かを**図2-10**で理解しておくことは意味があるだろう．

❷ 情報の伝え手

情報を伝える人は目的があってその情報を伝える．目的は次の3つに大別できるだろう．1つめが公共目的．政府広報が一応これに当たる．2つめが営利目的．企業による宣伝がこれに当たる．3つめがそのほかである．バイアスがかかりそうなのは（その目的から考えれば当然だが）2つめだろう．ただし，政府広報などにはバイアスがかからないというわけではない．問題

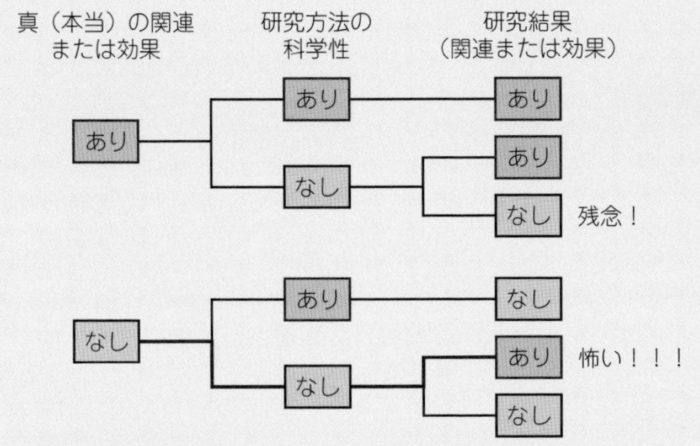

図 2-10 ● 本当（真）の関連または効果を明らかにするためには信頼できる研究方法が必要であることを示す模式図

として2つめをあげなければならないのは，世の中に出回っている健康栄養情報は2つめによるものが多いと思われるからである．そして，宣伝のためにバイアスがかかった情報が使われるのは，宣伝の目的に照らせば決して悪いことではない．

ここで問題が生じる．「物質Bが健康Cを支える力」を検証した研究が5つあったとする．対象者の年齢や健康状態，健康状態の測り方，そして偶然などによって，結果は少しずつわずかに異なる．では，宣伝目的の場合，情報の伝え手はこの5つの結果のどれを選んで伝えようとするだろうか？　おそらくは,「最良の結果を示した研究」だろう．これは俗にチャンピョン・データと呼ばれる．ここにも結果依存性のバイアスが存在することがわかる．ある集合のなかから特定の条件を満たす一部を選ぶことによって生じるバイアスを**選択バイアス**（selection bias）と呼ぶ．そして，この選択条件が付されないで研究結果だけが第三者に伝えられると問題が生じる．この情報を受け取った人は，この研究を最良の結果を示した研究とは考えずに唯一の研究であるか，または，代表的な研究（つまり平均的な結果を示した研究）であると誤解してしまうかもしれないからである．

❸ 情報の使い手

「ゆがめられた情報ばかりが流されていて，情報の受け手であり使い手である消費者は被害を受けている」と聞くことがある．しかし，消費者が自らゆがんだ情報を選んでいる場合もある．これは,「さまざまな情報がありどれを選んでもよいという条件のとき，人は自分が望んでいる情報を無意識に選びがちである」というバイアスで，**認知バイアス**（cognitive bias）と呼ばれる．選んでいる人は自分が望んでいる情報にそぐわない内容の情報が存在するのを知っていて，あえてそれを選ばないのではなく，そのような情報からは無意識に目をそらせてしまい，その存在に気づかないのである．「企業が流している情報は偏った情報ばかりである」と信じている人には，そのような情報ばかりが（実際以上に）目につくだろう．これも認知バイアスである．

❹ 知識勾配

「その」知識をもっとも豊富にもっているのは「その」情報のつくり手のはずである．伝え手がそれに続き，もっとも知識が乏しいのは情報の使い手である消費者だろう．これを知識勾配と呼ぶ．この原因は消費者の能力ではなく，「その」情報について学び，考え，扱うのに使える時間と労力の違いに起因すると考えられる．そのために，情報の伝え手が正しく伝えようとしても伝え手が期待するほどには使い手は理解してくれないという問題が生じる．その一方で，知識勾配を使えば，情報のつくり手と伝え手（特に後者）は情報操作をできることになり，このようなことが起こっているとすれば，これも見すごせない社会問題だろう．

7）情報倫理

情報リテラシーとは，科学的に正しいことを正しく読み書きできる能力だけをさすのではない．これに加えて，倫理的にも正しくなければならない．「倫理（ethics)」は「実際道徳の規範となる原理．道徳．（広辞苑，第六版）」と説明されている．したがって，あえて簡単にいえば，道徳的であること，または，道徳的でないことをしないこと，と理解できる．情報リテラシーにおいて特に注意すべき具体的な例として「著作権」がある．著作物を著した権利はその著者に帰属し，擁護されるべきである．同時にその成果は社会で広く活用されるべきである．そのためには，それを第三者に伝えなければならず，そこに「情報の複製」という行為が発生する．これは引用なのか，それとも情報の盗用なのか，その区別はどこにあるのかを上げることができる．もう一つの具体的な例として「プライバシー」がある．いくら真実を明らかにしたいからといって，個人のプライバシーを徒（いたず）らに犯してはならない．その一方で，栄養学や医学など人を扱う学問においては，人（の状態や行為）を観察する．何がプライバシーであり，どこまでなら情報として他人が扱ってよいのか，どういう場合は扱ってはならないのか，情報を扱う人は，その情報が「人」に属していた情報であることを忘れてはならない．

8）まとめ

以上で述べたことから分かるように，情報リテラシーとは，ある特定の人たちだけに求められるものではない．特に，栄養に関する情報リテラシーはすべての人に必要な情報リテラシーである．それぞれの立場の人がそれぞれに必要で適切な情報リテラシーをもち，栄養と健康に関する情報を正しくつくり，正しく伝え，正しく理解して正しく活用できる社会にしたいものである．

COLUMN

PubMed の使い方

図 2-11 に PubMed の簡単な使い方の一例を示す．特定の研究者が書いた論文を読みたいとする．もっとも簡単には，その研究者の研究領域でよく使われる単語（複数ある場合は OR で並べる）と研究者氏名を AND で並べて入力して，検索ボタンを押せばよい．覚えるべき文法はきわめて単純で，AND と OR と（　）と後述する“　”の 4 種類の使い方だけ知っておけばよい．

本稿の著者の氏名（佐々木 敏［ささき さとし］）は PubMed では“Sasaki S”と書く．複数の単語（Sasaki と S）を一つの単語として扱うときは“　”で囲むという規則に従っている．著者の専門分野は栄養学のなかでも「食べる」ことに関する研究分野であるため（他の研究も少しは行っているが），「食べる」ことや「食物などを消費すること」を示す英語（dietary，intake，consumption）を並べてみた．ちなみに，著者の専門分野は分野名としては，栄養疫学（nutritional epidemiology）と呼ばれることが多い．ところが，“nutritional epidemiology”と入力して検索しても著者の論文を抽出することはできない．分野名が論文のなかに書かれることはまれだからである．調べたい専門分野の論文でよく使われている単語を選ぶのは実際には容易ではない．その分野の論文を相当数読んでいなければ分からないからである．その分野の論文をあまり読んだことがないから検索したいのだとすれば，これは卵と鶏のどちらが先かの問題となり，いつまでも解決しない．調べたい専門分野の論文でよく使われている単語はその分野の専門家（先生や先輩）に尋ねるのが一番だろう．

図 2-12 が実際に上記の検索式で検索を行った結果である．基本的な書誌情報（雑誌名，発行年，巻，ページ，論題（タイトル：title），著者名）が表示される．論題（タイトル）をクリックすれば，その論文のページが開き，（ほとんどの場合）抄録（abstract）を読むことができる．要旨も抄録とほぼ同じ意味で使われる．抄録を読めばその論文の概要がわかる．

① インターネットで PubMed のサイトに入る．
http://pubmed.ncbi.nlm.nih.gov/

② 検索ボックスに次の検索式を入力して，検索ボタンを押す．
(dietary OR intake OR consumption) AND “Sasaki S”
- これは食品や栄養素の摂取に関する研究（摂取量や摂取頻度となにかの病気との関連を調べた研究も含む）を対象にして調べる場合の一例．
- Sasaki S のところに調べたい人の氏名をこのように入力する．
ただし，Sasaki Satoshi も Sasaki Satoru も同じになることに注意する．
- 検索式の作り方については，PubMed の使い方に関するサイトや書籍を参照すること．

③ 表示された論文候補の論題（タイトル）や抄録を読んで，その論文が検索したい人，本人によるものか，他人によるものかをひとつずつ判別する．

図 2-11 ● PubMed の使い方例：特定の研究者が執筆した論文を検索する方法

（練習問題）PubMed を使って，この教科書の著者からひとりを選び，その人が執筆した論文を検索してみよう．

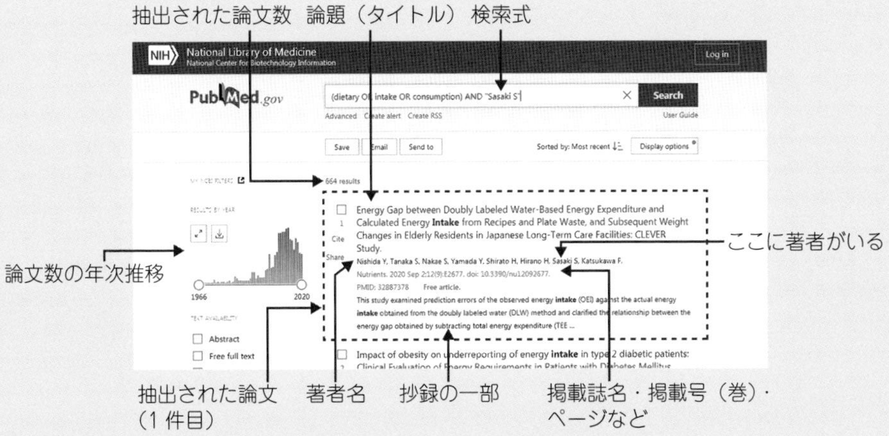

図 2-12 ● PubMed の検索画面の例（図 2-11 の検索結果）

Chapter

3

個人の多様性の理解と栄養管理の実践

学修到達ポイント

①人々の価値観や社会的背景の多様性を説明できる．

②適切な栄養管理のために，対象者に寄り添い，全人的な理解をすることの必要性を，事例を示して説明できる．

本章では，管理栄養士として求められる 10 の基本的な資質・能力の 3 つめとして，個人の多様性の理解と栄養管理の実践について学ぶ．「栄養・食を通して，人々の健康と幸福に貢献する」ためには，個人の身体状況，栄養状態，価値観，社会経済状況等を総合的・全人的に理解し，適切な栄養管理を実践できる資質・能力が必要である．

1. 人々の価値観や社会的背景の多様性

1）食生活の多様性を生み出す人間の食行動

食生活は，人間生活のうち食物に関わるすべてが該当するため，人によって，年代や時代によって，国や地域によってさまざまであり，かつ，社会の状況によって，日々の実践によって変化していくため，実に多様である．

こうした食生活の多様性[注]**を理解するうえで重要となるのは，食生活を構成している人間の食行動の特徴を理解すること**にある．人間の食行動に着目する理由は，食生活の多様性を生み出す背景に，食行動の複雑な仕組みがあることとともに，食行動は望ましい，望ましくない，いずれの方向にも変容する可能性があり，管理栄養士が行う適切な栄養管理が，望ましい方向へと食行動の変容を支援することをねらいに行われるからである．

多様性
人種，宗教，性別，年齢をはじめ，その人のもつ価値観なども含め，それぞれに違いがあるという性質．

食生活を構成している食行動として，「食べる行動」「食事をつくる行動」「食生活を営む力を育み，実践する行動」があげられる．図 3-1 は，それぞれの食行動のプロセスと関連性について概観した図である．

食べる行動のプロセスは，空腹感に伴う生体の内部環境の変化や生理的変化に，これまでの食体験が加わり，表出する食欲が，具体的な食物や食事への欲求となり，実際の食べる行為（食事）につながっていく．“おなかが空

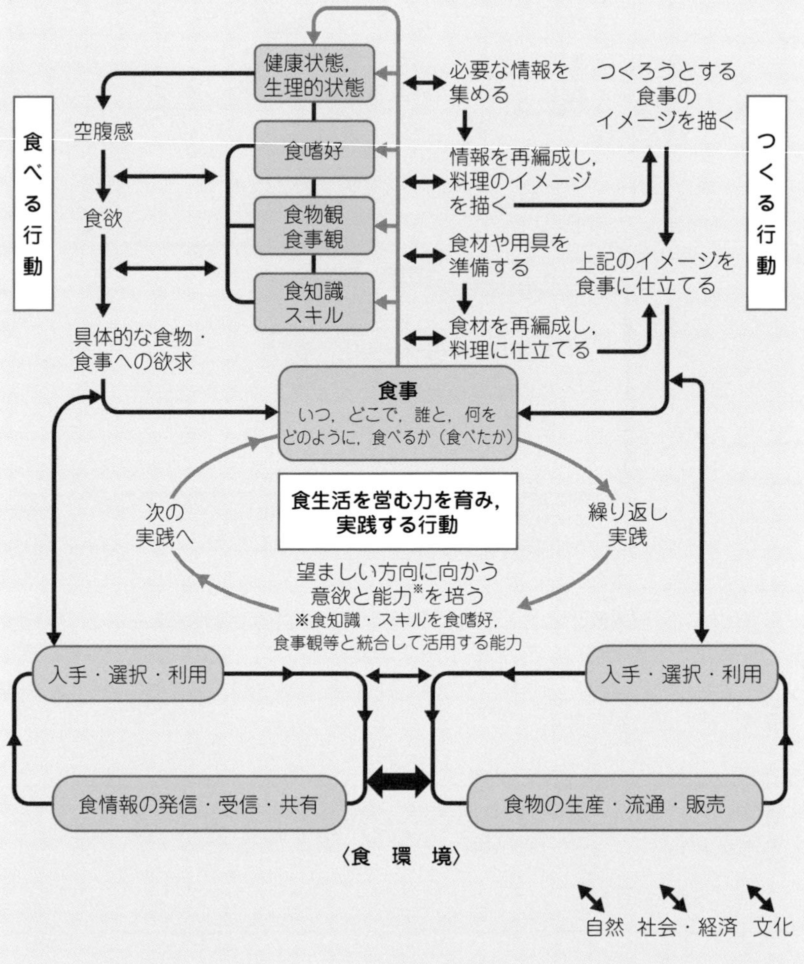

図 3-1 ●食生活を構成している食行動のプロセスと相互の関連

足立己幸「食生活論（第 1 版）」人間の食生活の成り立ち（p49 図，p52 図）および食生活と環境とのかかわり（p120 図）をもとに，食行動に着目し，全体を再構成し作成．

いた”“何かを食べたい”という欲求の対象は食物であり，これまで食べたことのある，あるいは食べてみたいと思ったことのある食物のなかから，使えるお金や時間，食べる場所や一緒に食べる人，そのときの心理状態，気温・湿度といった自然条件なども含め，さまざまな条件のもとで，意識的にあるいは無意識のうちに，選択が重ねられ，それらが食べる行動を生み出している．健康状態・生理的状態，食嗜好[注]，食物観・食事観[注]，食知識・スキルが，食べる行動を規定し，食べた結果が，それらに影響し，次の食べる行動を決定していくことになる．

食嗜好
食物の好みや食物への親しみ．

食物観・食事観
食物や食事のとらえ方，価値観．

そして，こうした食事への欲求を満たすために，人間は食事をつくり，食べている．

食事をつくる行動のプロセスには，大きく 2 つのプロセスがある．一つは，つくろうとする食事のイメージ（全体像）を描くこと，もう一つは，その食事像を具体的な食事に仕立てることである．食事のイメージを描くには，必要な情報を集め，それらの情報を再編成し，自身に合った料理，食事へと，望ましい食事像を描き出していくことになる．つくり手の健康状態，食嗜好，食物観・食事観，食知識・スキルによって，集められる情報の量や質は大きく異なり，さらにつくり手のその日の生活や心身の状況によっても，情報の再編成の仕方や描く料理のイメージは異なってくる．また，つくり手が，自身も含む家族など複数の食べ手の食事をつくる場合は，つくり手と食べ手，それぞれの食欲を満たすために，健康状態や食嗜好はじめさまざまな条件の違いを調整しながら，つくろうとする食事のイメージを描くことになる．このため，日頃からそれらの状況を十分に共有・理解しておく必要がある．こうして描き出された食事像をもとに，材料や用具を準備し，料理をつくり，食事に仕立てていく．このプロセスにもつくり手の食知識や調理技術のスキル，経済的・時間的・精神的ゆとりなどが関わってくる．手軽に調理済み食品を入手できる環境下では，自身に合った食事のイメージを描かずに，出来合いの料理をそのまま食事に仕立てることが繰り返されてしまうこともある．

食べる行動とつくる行動は，関連しあいながら，毎回の食事として，いつ，どこで，誰と，何をどのように，食べるか，日々異なる食事の状況を生み出している．

食生活を営む力を育み，実践する行動は，こうしたプロセスを経て，よりよい生理的状態や健康状態をつくり出し，望ましい食嗜好，食物観･食事観，食知識・スキルへと形成，向上させていくことで，自身や食べ手に合った食事に近づけていくための実践を繰り返していく．実践の結果に満足できれば，望ましい方向へと向かう意欲も生まれ，次の実践へとよりよい循環につながるが，日々の食事で健康状態が改善しないまま，食嗜好，食物観・食事観，食知識・スキルも望ましい方向へと形成されないまま，次の実践へと循環していく場合もある．

さらに，人間の食行動は，多様な食物が生産・流通・販売され，多様な情報が発信・受信・共有される食環境との関わりのなかで，食物や食情報を入手・選択・利用することで成り立っている．

このように人間の食行動をめぐっては，さまざまなプロセスや条件が関わり，日々の食事が繰り返されていくことで，個人の食生活の多様性が生み出されているのである．

“薬を飲む”こととは違う“食べる”ことの特徴は？

食べることには，よりよい生理的状態（健康状態）をつくり出すことへの要求と，おいしさといった心理面での満足感を得るための要求の２つの要求を，同時に満たすユニークさがある．薬を飲むことは前者の要求のみを満たすものといえる．

COLUMN

社会のなかで厚みを増す食品産業との関わり

外食や中食（市販の弁当や惣菜など調理済み食品）を担う食品産業によって，いつでもどこでも誰でも手軽に食物を入手し食べることのできる環境が整えられてきた．食材が最終的に消費者に至るまでの飲食費のフロー（2015 年）をみても，飲食料の最終消費額 83.8 兆円のうち，加工品や外食費が 83.1％を占め，これらに向かう消費の大きさが分かる．また就業人口（2018 年）をみても，農業･漁業が 218.2 万人に対し，食品産業が 852 万人と 4 倍近くを占めている．

食品産業の厚みが増したことで，手軽に多彩な調理済み食品を楽しめる時代だからこそ，個人の食行動において“食事をつくる行動”の視点から，自身の健康状態等に合った食事に整えるスキルを身に付ける実践が積み重ねされているかどうか，捉え直す必要がある．

2）個人の食生活の多様性を捉えるための広く深い視野

食生活は実に幅広く，さまざまな要因から構成されているため，それを捉える広く深い視野が求められる．

管理栄養士として，こうした幅広い食生活全体を捉え，その具体をイメージしてみるには，2014年に厚生労働省で取りまとめた『日本人の長寿を支える「健康な食事」のあり方に関する検討会報告書』のなかの「健康な食事」を構成している要因例が参考となる．報告書では,「健康な食事」のあり方に，人々の生活の営みやその環境，背景にある食文化までもが関わっていることから，「健康な食事」を構成しているさまざまな要因を視野に入れつつ，その捉え方について整理がなされている．

一人ひとりの食生活を捉えるための視野を広げ深めていくための手がかりとして，「健康な食事」を構成している要因例を参考にし，**食生活を構成している食行動（食べる行動・つくる行動・食生活を営む力を育み，実践する行動）に関する枠組み（図3-1）をもとに再整理**したのが，**図3-2**である．健康・QOL（生活の質）の維持・向上につながる視点として，さらに地域力の維持・向上につながる視点として，さまざまな要因例が関わり合っていることが分かる．

健康・QOL（生活の質）の維持・向上につながる視点として，生活・暮らし，健康がある．生活･暮らしには，無理なく続けられること，生きがい，人と人とのつながりなどが関わり，健康には，良好な発育・発達，生活習慣病の予防，加齢に伴う著しい機能低下の回避など，人の生涯を通じた視点が必要となる．一方，**地域力の維持・向上につながる視点**として，食料生産・流通，食文化があり，これらは食物へのアクセス，情報へのアクセスとともに，食行動に深く関わる食環境として位置付けられる．

食べる行動には，食欲を満たすおいしさや楽しみが関わっている．**つくる行動**には，食材としての安全性はもちろん，多様さ，旬，地域産物の利用の視点，調理としての目的や食べ手の状況に合った調理方法，手軽さと手間をかけることのバランスなどの視点が関わっている．食嗜好，食事観，食に関する知識・スキルは，これらが望ましい方向へと形成・向上していくなかで実践が繰り返されるよう，適切な食事の実践・継続に見合うものであるかが

「健康な食事」の捉え方

「健康な食事」を構成している要因が多様であり，時代によって変化するため，「健康な食事」を定義するのではなく，今後の社会や望ましいあり方を見据え，さまざまな要因を視野に入れ，「健康な食事」の“捉え方”として整理されている．

COLUMN

日本人の長寿を支える「健康な食事」とは

『日本人の長寿を支える「健康な食事」のあり方に関する検討会報告書』では，「健康な食事」の捉え方について，以下のように整理されている．

「健康な食事」とは，健康な心身の維持・増進に必要とされる栄養バランスを基本とする食生活が，無理なく持続している状態を意味する．「健康な食事」の実現のためには，日本の食文化の良さを引き継ぐとともに，おいしさや楽しみを伴っていることが大切である．おいしさや楽しみは，食材や調理の工夫，食嗜好や食事観の形成，食の場面の選択など，幅広い要素から構成される．「健康な食事」が広く社会に定着するために，信頼できる情報のもとで，国民が適切な食物に日常的にアクセスすることが可能な社会的･経済的･文化的な条件が整っていなければならない．

加えて，社会全体での「健康な食事」の実現にも言及した内容となっている．

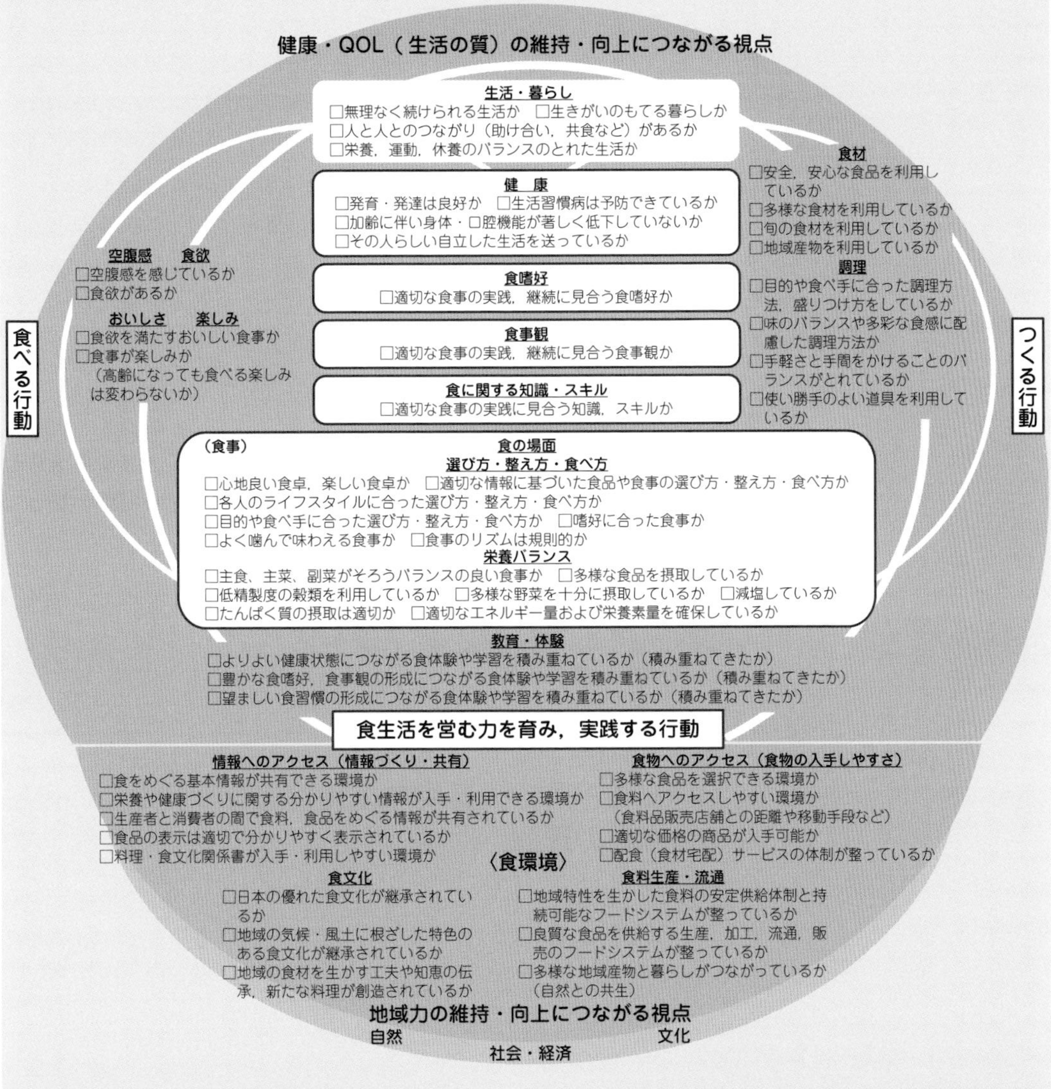

図 3-2 ●一人ひとりの食生活を捉えるための視点（例）～管理栄養士として，食生活を捉える視点を広げ深めていく

食生活の多様性を捉えるための手がかりとするため，図 3-1 の枠組みをもとに，厚生労働省「日本人の長寿を支える『健康な食事』のあり方に関する検討会報告書」の日本人の長寿を支える「健康な食事」を構成している要因例（p27）に加筆・修正を加え，再整理した．

重要となる．

食事には，栄養バランスとともに，食の場面での食品や食事の選び方・整え方・食べ方が関わり，各人のライフスタイル，目的や食べ手の状況，嗜好などに合っていることで，無理なく持続していることが基本となる．

食生活を営む力を育み，実践する行動としては，教育・体験として，よりよい健康状態へ，豊かな食嗜好や食事観の形成へ，望ましい食習慣の形成へとつながる食体験や学習を積み重ねているか，あるいは積み重ねてきたかが重要な視点となる．

さらに，地域特性を生かした食料の安定供給や良質な食品を供給する生産，加工，流通，販売のフードシステムの整備，日本の優れた食文化や地域の気候・風土に根ざした食文化の継承は，社会全体で取り組むものであり，そのために個人としてなにができるか，管理栄養士としてなにをすべきかを考えていくための視点となる．

食物へのアクセスとして，多様な食品が選択できる環境かということとともに，高齢者のみの世帯や独居の増加を踏まえ，食料品店との距離など食料へアクセスしやすい環境か，配食サービスが利用できる環境かということは重要な視点となる．また，情報へのアクセスとして，栄養や健康に関する分かりやすい情報が入手・利用できる環境か，生産者との情報の共有や分かりやすい食品表示など消費者として適切な情報が利用しやすい環境かについては，食環境づくりを整えていくための視点となる．

このように，**管理栄養士は，一人ひとりの食生活について，さまざまな視点のどこからでも，理解が深められるよう，意識的に広く深い視野を培っていく必要がある**．

2. 適切な栄養管理のための全人的理解

1）対象者に寄り添い，適切な栄養管理を行うための食生活の多様性の理解

管理栄養士が，対象者に寄り添い，適切な栄養管理を行うためには，その人の食生活の多様性について，どのような視点から理解を深めていくことになるのだろうか．以下の3つの事例は，ライフステージや身体状況とともに価値観や社会的背景が異なる事例について，図3-1の枠組みをもとに示したものである．

事例❶：児童の食生活と多様性の理解—現実と理想の食事のギャップが埋まらないままに食事が繰り返されている事例

小学6年生（11歳）の女児．両親と姉の4人暮らし．身体のだるさ，食欲不振などの不定愁訴を常に訴えている．担任から相談があり，栄養教諭が児童と面談することになった．

普段の家庭での食事の様子を確認すると，時間がなくて時々朝食を抜くことがあり，それで午前中に調子が出ないこともある．家族そろって食事をすることはほとんどなく，朝食はいつも一人，夕食に家族そろって食べるときは，食事中に家族がスマートフォンを操作していたり児童のことを叱ったりすることが多いため，児童は「一人で食べる時が一番楽しい」と答えた．また普段の食事については，「食卓の雰囲気は暗いし，食事の時間は待ち遠しくない」と答えた．

児童の家庭では，食材にこだわり，農薬や着色料などを使用したものは使っ

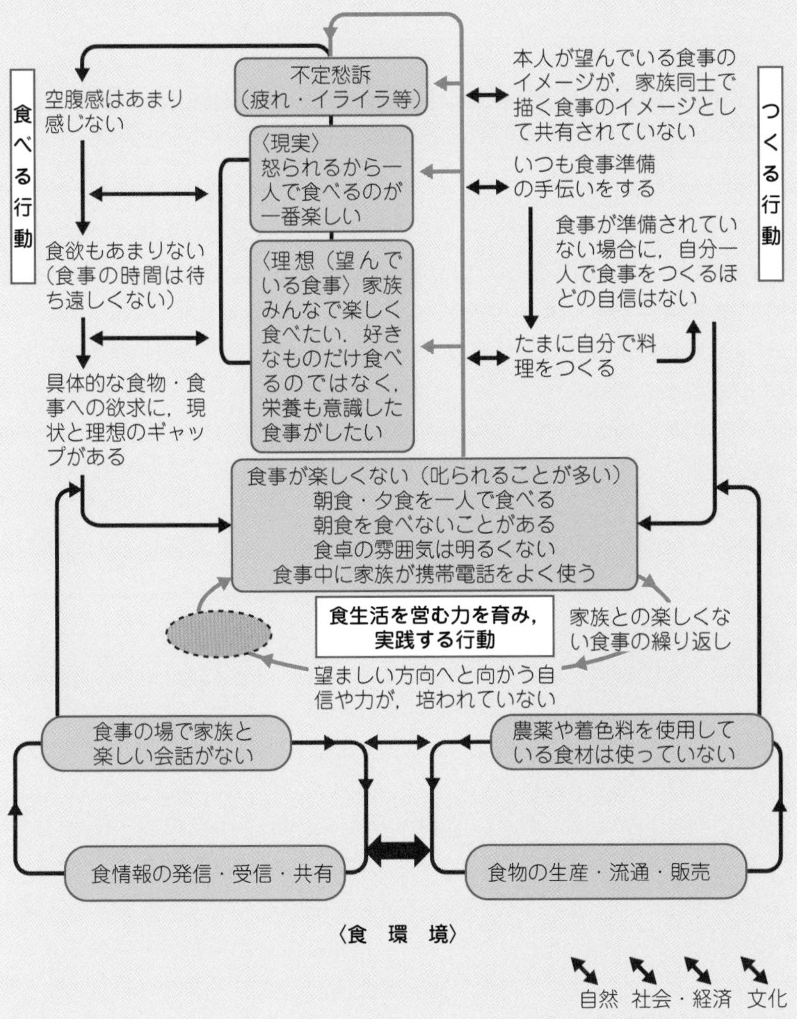

図 3-3 ● 小学校高学年児童の「食生活」を取り巻く多様な要因とその循環（例）（色字が実際の児童の様子）

図中の（楕円）は，現時点では望ましい方向へと向かわないまま，次の実践へと循環しており，管理栄養士の支援により，行動が変容していくことを示したもの．

ていない．児童は，食事準備の手伝いをよくしており，たまに自分で料理をつくることもあるが，もし食事が準備されていなかった場合に，自分ひとりだけで食事をつくるほどの自信はないとのこと．

栄養教諭が，児童に理想の食事について尋ねると，「本当は家族みんなで楽しく食べたい．いろいろその日あった出来事を話しながら食べると，食事がおいしくなる．それに，好きなものだけを食べるのではなく，栄養も意識した食事がしたい」と話した．

支援に向け，理解を深めていく視点として，児童が現在の食生活に不満を感じており，心身の健康への影響が懸念されること，児童に対し望ましい食事観をもっていることや食事の手伝いをしていることについてほめ，自信や意欲を培っていくこと，児童の理想とする食事の実現に向けて，理想と現実の食事とのギャップを保護者と共有し，話し合っていくことなどがあげられる（**図 3-3**）．

事例❷：地域在住高齢者の食生活の多様性の理解―家族と周囲の支えで自分らしい食生活を維持し実践している事例

74 歳男性，妻（70 歳）と二人暮らし．脳梗塞と腰部脊柱管狭窄症の既往があり，要支援レベル 1 である．杖を使用すれば自立歩行も可能．日々の食事づくりや買い物は主に妻が担当．介護保険の居宅療養管理指導[注]の一環として，管理栄養士が本人および妻に対し栄養指導を行った．

居宅療養管理指導
要支援や要介護と認定され，通院が困難な方を対象に，医師や看護師，管理栄養士等の専門職が訪問し，療養上の指導や栄養指導を行うこと．

面談に先立ち，男性の食物摂取状況を確認したところ，肉，魚，卵，牛乳などのたんぱく質源や，緑黄色野菜をほぼ毎日食べており，日々の食事で多様な食品から栄養素を摂取できていることが分かった．

普段の食事づくりは主に妻が担っており，男性の健康や嗜好を気遣いながら，日々の食事内容を工夫して整えている．日々の買い物も妻が担っているが，男性は自身が食べたい物は自分自身で選びたいという気持ちが強く，酒のつまみなど，リハビリテーションを兼ねて買いに出かけることも多い．また，友人との外食も楽しみにしており，なるべくバスなどを使っていろいろな場所に出かけるようにしている．また，近所との付き合いもよく，食物のやりとりもある．男性は，「不満もあるけれど，食べたい物が食べられているから，全体的に食事に満足している」と話していた．一方，面談のなかで，妻は時々食事づくりを面倒に感じることがあると話していた．

支援に向け，理解を深めていく視点として，男性が身体機能や健康にリスクを抱えながらも，ある程度満足した食生活を送ることができている背景に，自身の食事に対する前向きな思いと家族や周囲からの支援があること，妻の食事づくりの負担も考慮し，配食サービスや持ち帰りの弁当・惣菜を上手に利用しながら互いの健康や嗜好に合った食事に仕立てることへの工夫などがあげられる（**図 3-4**）．

事例❸：糖尿病患者の食生活の多様性の理解―病態と食嗜好・食事観の折り合いがつかないまま食事が繰り返されている事例

55 歳男性．50 歳頃に健診で高血糖を指摘され，その後の検査で糖尿病と診断された．まもなく，経口血糖降下薬が開始されるも，血糖コントロール不良の状態が続いた．仕事は自営業で独身，海外出張が 2 か月に 1 回程度ある．しばらくして，心血管の動脈硬化が進み心筋梗塞で入院，治療が功を奏し，退院にあたり栄養指導を行うことになった．

普段の食事の様子を確認すると，自分のために面倒なことはしたくない，食事は空腹を満たせばよい，薬を飲むために食べなくてはならないと考えている．食事は不規則で，朝はコンビニおにぎり，昼は好物の大盛ラーメン，夕食はコンビニ弁当かビールに居酒屋メニュー．不規則な生活時間と偏った食事を変える必要があるとは理解はしているが，仕事優先のライフスタイルが継続している．料理はつくれないので，外食か，購入したものをそのまま食べるかどちらかである．とくに海外出張時は，接待により暴飲暴食になり

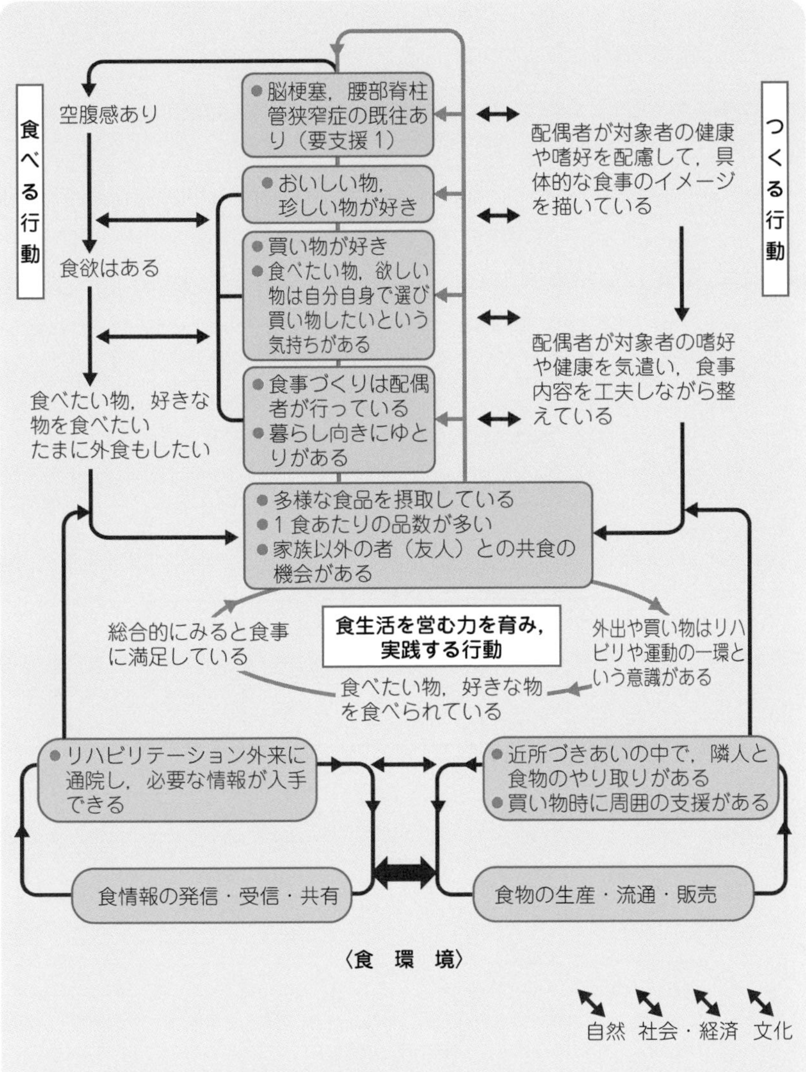

図 3-4 ●地域在住高齢者の「食生活」を取り巻く多様な要因とその循環（例）（色字が実際の高齢者の様子）

がちで，そのことに帰国後に憤りを感じ，反動でラーメンの大盛などを食べてしまうと話す．しかし，今回は心筋梗塞による入院で糖尿病を放置することの重大性に気づいたという．まずは栄養管理された宅配弁当を１日１回利用することを提案したところ，食事の改善につながるなら取り組みたいと話した．

支援に向け，理解を深めていく視点として，糖尿病や合併症の進展があっても仕事優先のライフスタイルを改善しようという気持ちになれず，葛藤を抱え続けていたこと，ようやく糖尿病を放置せず改善していこうという気持ちになったこと，その決意が継続するよう実践可能な内容を見出し，結果に満足することで少しずつ実践の意欲を培っていくことなどがあげられる（**図 3-5**）．

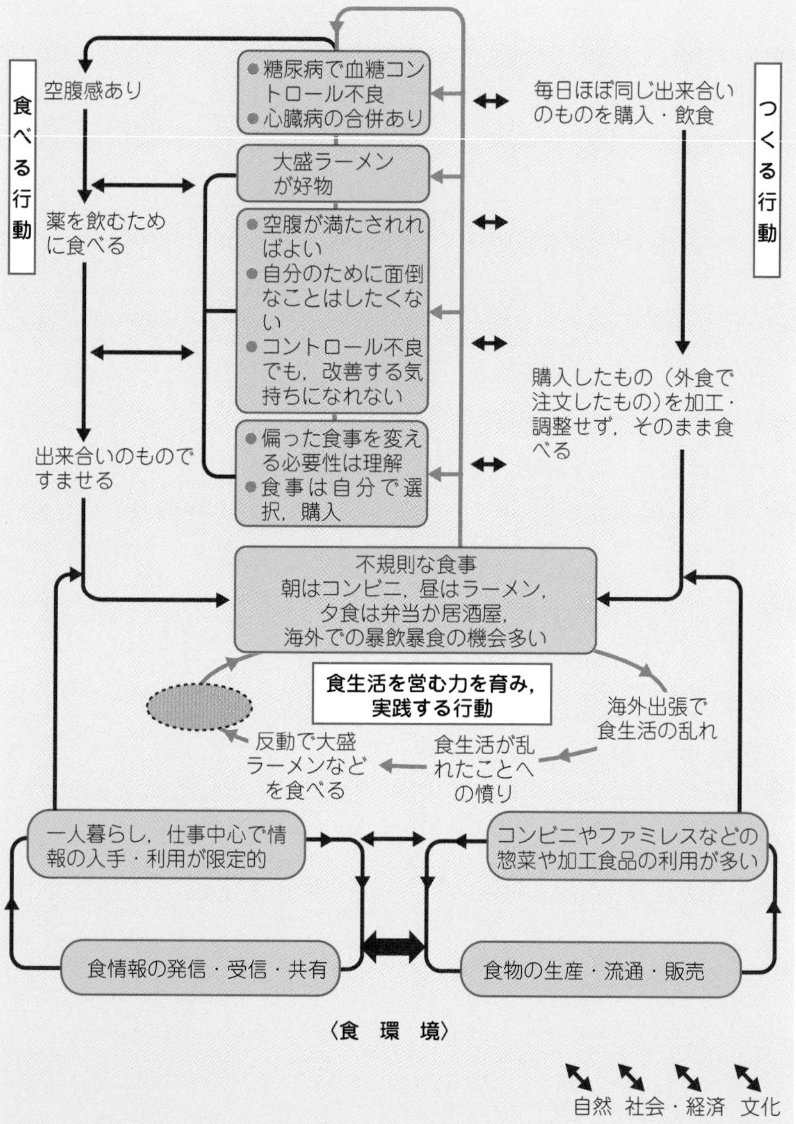

図 3-5 ●糖尿病患者の「食生活」を取り巻く多様な要因とその循環（例）（色字が実際の患者の様子）

図中の（楕円）は，現時点では望ましい方向へと向かわないまま，次の実践へと循環しており，管理栄養士の支援により，行動が変容していくことを示したもの．

2）適切な栄養管理を行うために管理栄養士に求められる食生活の多様性の理解

適切な栄養管理は，一人ひとりの食生活を構成している多様な要因を理解したうえで，日々の実践を支援していくことになる．前項に3つの事例を取り上げたように，繰り返される食事の実践が，個人の力だけでは望ましい方向へと向かうことのできない状況もあり，多数ある要因のつながりも，相互に矛盾したり補強し合ったり，さまざまである．

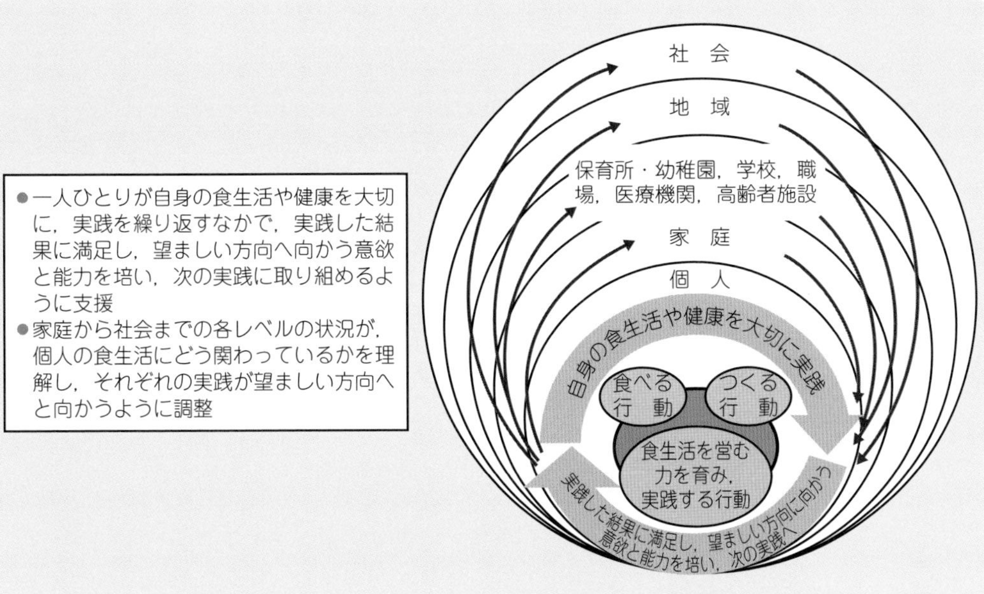

図 3-6 ●一人ひとりの実践を支援するための基本的視点

このため，**一人ひとりの食生活の実践の支援に当たっては，個人が自身の食生活や健康を大切に，実践を繰り返し，実践した結果に満足し，望ましい方向に向かう意欲と能力を培い，次の実践に取り組めるよう支援**していくことが求められる．また，個人の食生活をめぐり，**家庭から社会までの各レベルの状況がどう関わっているかを理解し，個人が望む方向とともに，それぞれのレベルでの実践が望ましい方向へと向かうように調整**[注]していくことも必要となる（**図 3-6**）．

管理栄養士自身，**一人の生活者として食生活を営むなかで，食べる行動，つくる行動，食生活を営む力を育み，実践する行動について，つぶさに観察，分析を繰り返す**ことが，多様性を理解する第一歩となる．そのさい，複数の要因がどう重なりあうとどのような食事になるのか，望ましい方向へと調整していくには，何に着目しどう調整すると期待する結果になるのか，あるいは期待する結果にならなかった時はなぜそうなったのか，日々の食事を通して思考・試行を繰り返していくことが，理解につながる．

個人の食生活は，家庭・保育所・学校・職場・医療機関・高齢者施設などライフステージに応じて属する場や機関，地域，さらに社会といったさまざまな関わりのなかで営まれており，そうした重層構造[注]を視野に入れ，それらが影響し合っていること，働きかけによってそのあり方が変わる可能性があることについて，理解することが求められる．

日々の生活を営む個人として，日々の社会生活を通してともに生きる仲間として，栄養学を学び専門的な立場で社会的実践を推し進める者として，さまざまな立場で，実践を繰り返していくことで，食生活の多様性の理解を深めていくことができる．

調整
矛盾や対立し合うものも含め個々の要因を考慮し，全体としてよりよくまとめていくこと．

重層構造
個人から社会に至るまで各レベルの営みが積み重なって全体が構成されていること．

Chapter

4 社会の構造の理解と調整能力

学修到達ポイント

①社会の構造（社会経済状況，社会格差，保健医療福祉制度，食環境など）を理解したうえで，栄養・食に関する課題の解決策を考えることができる．

②地域の関係者・関係組織のネットワークづくりとそのマネジメントの必要性を説明できる．

本章では，管理栄養士として求められる 10 の基本的な資質・能力の 4 つめとして，社会の構造の理解と調整能力について学ぶ．「栄養・食を通して，人々の健康と幸福に貢献する」ためには，社会経済状況や食環境の変化など社会の構造を理解し，栄養･食に関する課題解決に向けた方策を考え，地域の関係者･関係組織のネットワークづくりを担うことができる資質・能力が必要である．

1. 社会構造の理解と栄養対策

人の「栄養」とは，生体が物質を体外から摂取し，消化，吸収，さらに代謝することにより，生命を維持し，健全な生活活動を営むことをいう．人が物質を体外から摂取する行動は，食行動といい，食べる行動以外にも，食事をつくる，情報を交換する行動も含む．こうした人の食行動は，**図 4-1** に示すように，生物学的な要因，個人の要因，環境要因との相互作用として，食生活の営みのなかで行われる．また，食行動の結果，食物・栄養素摂取，栄養・健康状態につながる．本章で「栄養・食生活」という用語は，食行動，食生活，食物・栄養素摂取，栄養・健康状態を含めたものとする．

本章では，人の栄養・食生活に影響する要因のなかで，環境要因に焦点を当てて，社会の構造について学ぶ．環境要因には，物理的な食環境（以下，食物提供の環境），社会環境，経済環境，情報環境が含まれる．環境要因は，人の栄養・食生活に影響するが，影響の仕方や程度は，その人の状況によって異なることに留意する必要がある．たとえば，食品の価格という環境要因は，収入が少ない人にとっては大きく影響し，収入が多い人にとっては影響が少ない．

1）食物提供の環境

図 4-2 は，食物選択の行動，食物・栄養素摂取，栄養・健康状態の関連

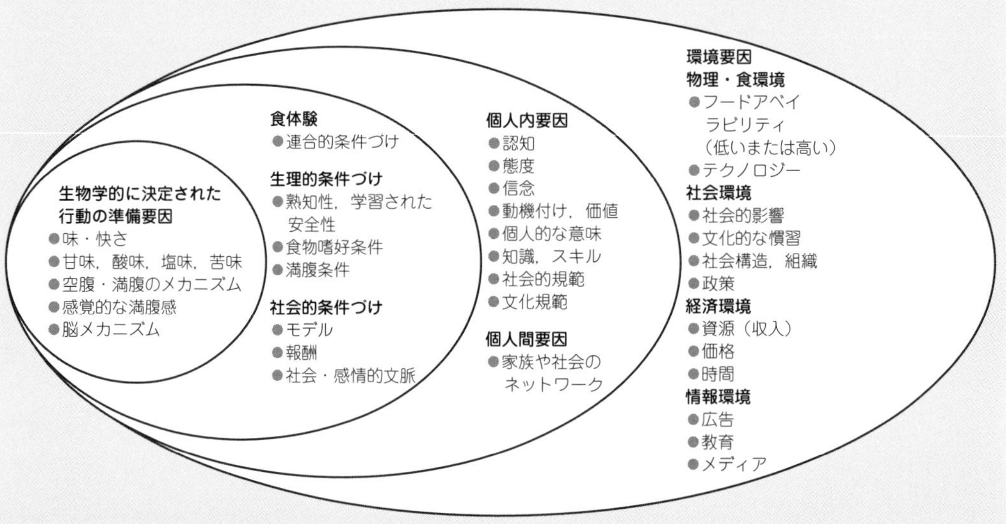

図 4-1 ●食物選択・食行動に影響する諸要因

（Contento IR 著，足立己幸，衛藤久美，佐藤都喜子監訳：これからの栄養教育論．p53，第一出版，2015.）

を示したモデルである．**食行動（ひいては食物・栄養素摂取，栄養・健康状態を含めた栄養・食生活）は食物提供の環境要因に影響される**ことを示している．**食物提供の環境には，食物の生産，輸出入，流通，食品の販売や飲食店や給食での提供（家庭外での食物提供）が含まれる．**食物が提供されている状況という意味で，フードアベイラビリティ，フードアクセシビリティ，フードアフォーダビリティと呼ばれる．フードアベイラビリティとは，各地域で，どのような食物がどのくらい生産され，流通され，販売されているか，すなわち入手可能な食物の範囲を示す．たとえば，スーパーでどのような食物がどのくらい販売されているかによって，人々が購入できるか否かが影響される．フードアクセシビリティとは，食物を販売する店や飲食店の場所（物理的近接性）等の面から入手しやすいかどうかである．地域の農産物直売所で野菜が多種類，量的にも多く販売されていたとしても，その設置場所が住民の居住地から遠い場合は，アベイラビリティはあるが，アクセシビリティは低いとされる．また，自家用車等の移動手段をもっていない人や，長距離の歩行が困難な高齢者にとってのアクセシビリティは低いことになる．

これらの食物提供の環境が栄養・食生活に影響するということが報告されている．

フードアベイラビリティ（販売されている食物の内容）は，栄養・食生活と関連する．その例として，超加工食品（ultra-processed foods）の増加が肥満の増加に関連していることが問題とされている．フードシステム[注]がグローバル化するなかで，最初は欧米の高所得国で，その後に中所得国で超加工食品の販売量が増加している．ブラジルやカナダでは，超加工食品からのエネルギー摂取量が多い世帯ほど，エネルギーや砂糖・脂肪が多く，栄養素や食物繊維が少なく，肥満者が多いことが明らかとなっている．日本におい

超加工食品（ultra-processed foods）とは？
高度に加工された食品である．嗜好にあうようにつくられ，安く，すぐに食べることができる食品で，エネルギー密度が高く，脂肪，砂糖，食塩が多く，一般的に肥満の要因となる食品である．その代表的なものは，冷凍食品，スナック菓子，ソフトドリンクである．

フードシステム
農林水産業から食品製造業，食品卸売業，食品小売業，外食産業を経て，最終の消費者の食生活に至る食料供給の一連の流れをシステムとして考える概念．

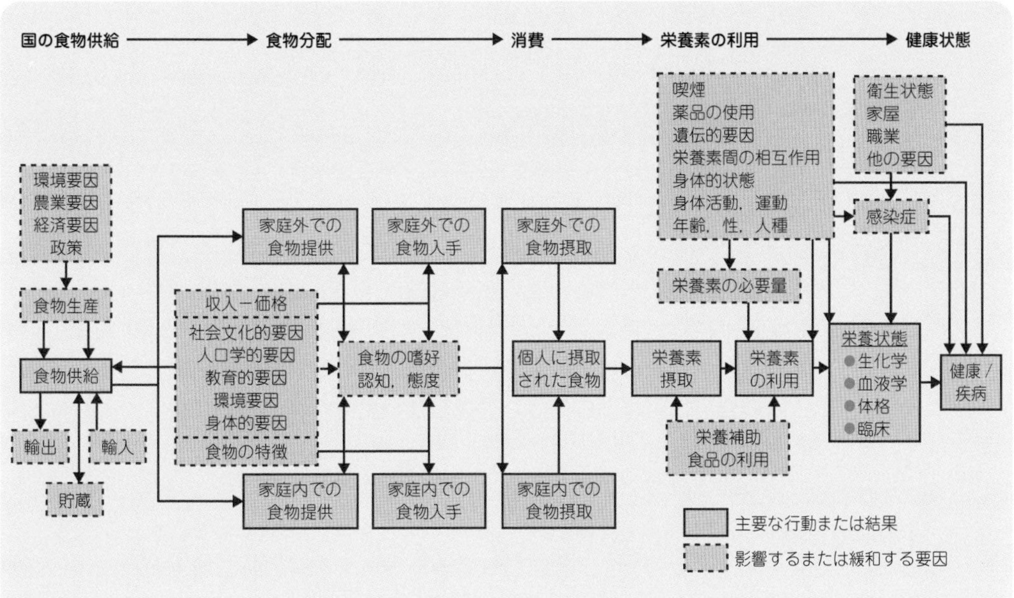

図 4-2 ● 食物選択，食物・栄養素摂取，栄養・健康状態のモデル

（Department of Health and Human Services, Public Health Services, and USDA, FCS：Nutrition Monitoring in the United States, DHHS Pub（PHS）. p89-1255, US Government Printing Office, 1989. Endres JB：Community Nutrition：Challenges and Opportunities. Prentice-Hall, 1999 を筆者訳）

ても超加工食品の摂取と肥満との関連が指摘されている．

また，海外ではフードアクセシビリティと栄養・食生活との関連について次のような報告がある．成人では，スーパーマーケットへアクセスしやすく，コンビニエンスストア，テイクアウェイ，アウトレットへのアクセスしにくい地域の住民は，より健康的な食事であり，肥満が少なかった．逆にファストフードへのアクセスがよい地域に住んでいる人はBMI（body mass index）が高かった．小児でも同様に，コンビニエンスストア，ファストフード店や高エネルギーの食品へのアクセスがよいことが肥満と関連していた．食物へのアクセシビリティについて，店への近接性だけでなく，小売店内のマーケティング方法と成人，および小児の肥満と関連することが示唆されている．日本でも近年，独居高齢者について，食物の販売店までの物理的距離，買い物の困難さが，食物摂取の多様性やQOLに影響することが示されている．また，職場や学校での給食の有無や提供される食物の内容も，人の栄養や健康に影響することが示されている．学校給食がない日はある日に比べて，小学生の児童の食品群や栄養素の摂取量が少なく，さらに世帯年収による食事の格差が大きいことが示されている．高齢者の配食サービス[注]の有無も，高齢者の食事に影響する．

配食サービス

食事を配達するサービス．食事づくりが困難な高齢者等に対しては，市町村，社会福祉協議会，民間事業者が実施している．

2）社会環境

社会環境には，世帯構成，人間関係，所属組織の慣習や文化，社会的な慣習や文化等が含まれる． 世帯構成は，栄養・食生活に影響する．独居の場合は自分の嗜好や体調に合わせた食事となるが，同居者がいる場合は，同居者の嗜好や体調にも合わせた食事になる．子どもや祖父母など世代が異なる人と同居している場合は，嗜好や体調の違いが大きいため，それを調整した食事となる．

人間関係では，他者との共食は，人の食事の量や質に，良い方向にも悪い方向にも影響しうる．成人において，仲間と一緒に食べることは，より多く食べること，高脂肪食の摂取につながる可能性がある．一方で，子どもにとって親との共食は，野菜の摂取が多い，肥満が少ない等の良い影響を与えている．また，独居高齢者にとって共食は食事の満足度に関連する．

所属組織の慣習や文化は，保育園，学校，職場，町内会等の地域の組織，サークル等，それぞれに所属する人が共有している規範や価値観である．それが人々の食事に影響する例として職場で昼食を一緒に買いに行って食べる行動パタン等がある．

社会的な慣習や文化は，地域や集団を構成する人によって形成され，伝承されてきた知識や価値観等である．日本においても，地域によって料理の種類や味付けは異なり，食塩摂取量からみても，東北・北関東の地域は，関西地域に比べて食塩摂取量が多い．また，お正月などの行事に食べる料理も地域によって異なることが知られている．

3）経済環境

経済環境には，食物の価格，世帯や個人の収入，時間等が含まれる．食物の価格は，人々の栄養・食生活に大きく影響する．一般的に，食物の価格が高いと，人々は購入しにくく，安価だと購入しやすい．したがって，栄養素密度[注]が高い食物（野菜，魚，卵など）の価格が高く，栄養素密度が低い食物（ソフトドリンク，ファストフード）の価格が安いことは，人々が健康的な食事をすることを妨げることになる．

栄養素密度
一定のエネルギーを摂取するごとにどれだけの栄養素を摂取できるかで食品の栄養価を評価する考え方．

さらに，世帯や個人の収入は，人々の栄養・食生活に大きく影響する．収入が多い人にとっては，野菜や魚が高価であっても購入できるが，低収入の人には購入しにくい．日本人の成人においても世帯収入が低い人は高い人より，野菜，果物，魚介類の摂取量が少ないことが示されている．また，小学生についても，世帯収入が低い世帯の子どもはそれ以外の世帯の子どもより，野菜，魚介類の摂取量が少なく，各種栄養素の摂取量が少ないこと，逆に炭水化物エネルギー比率が多いことが報告されている．

経済的な環境と強く関連する要因に，教育や職業があり，これらを総称して社会経済的要因という．**図 4-3** に健康の社会的決定要因の概念図を示す．**社会経済的要因が社会経済的地位を介して，栄養・食生活を含む生活習慣に影響し，健康状態に影響することを示している．**世帯の収入とともに，教育年数（学歴），職業も，食事に影響する．海外の報告では，教育年数が短い人は，長い人に比べて，食事の質が低い．学歴が収入に関連し必要な食物が入手できないこともあるが，栄養・食生活の知識や情報対応力などが異なることも考えられる．また，職業も収入に関連して必要な食物が入手できないこともあるが，職業による時間的な制約も食事に関連することが考えられる．たとえば，運輸業等で食事の時間を定時にとれないこと，夜間勤務で食事が

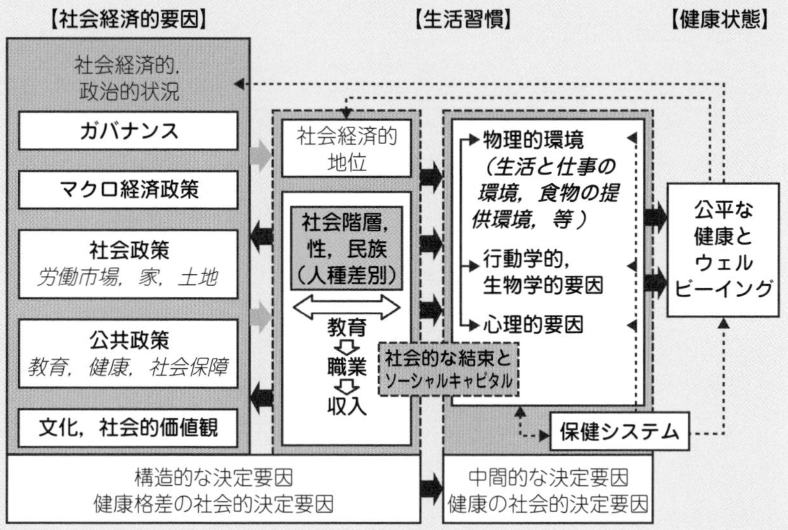

図 4-3 ● 健康の社会的決定要因の概念図

（WHO：A conceptual framework for action on the social determinants of health. 2010 を筆者訳）

夜中になることなどが考えられる．また，時間については，母親の仕事時間が長い場合，子どもの食物摂取に影響することが報告されており，長時間労働は，調理等に手間がかからない食事，中食や外食が多く，インスタントや冷凍食品等の利用につながる可能性がある．

4）情報環境

情報環境は，情報の受発信の場であり，家庭（家族），保育所，学校，職場などの帰属集団，保健・医療・福祉・社会教育機関，地区組織や民間非営利組織（NPO）[注]等の地域活動の場，マスメディア，インターネット等，多様である．不特定の人を対象としたテレビ，インターネット（ウェブサイト）による情報には，多くの人は1日に数時間は触れており，栄養や食事の主要な情報源となっている．そのなかで，食物の広告は影響力が大きいことから，海外では，子どもを対象とした食物の広告を規制する動きもある．特定の人を対象とした環境としては，帰属集団での情報の受発信の場がある．また，医療にかかっている人にとっては，外来･訪問栄養指導も重要な情報源となる．

民間非営利組織（NPO）
市民が主体となり自発的に社会貢献活動を行う，営利を目的としない組織や団体のこと．

2. 栄養対策のための地域のネットワークのマネジメント

1）栄養・食生活関連の関係者（主体）の活動を栄養改善のために調整する

図 4-4 に，栄養学的なウェルビーイング[注]に影響する諸要因と栄養教育の

ウェルビーイング
身体的，精神的，社会的に良好な状態にあることを意味する概念で，「幸福」と同義．

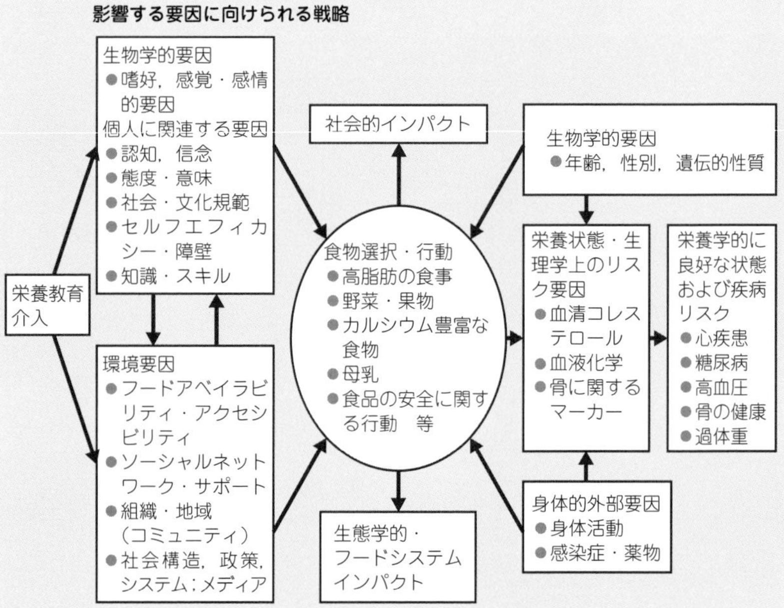

図 4-4 ● 栄養学的なウェルビーイングに影響する諸要因と栄養教育の役割

（Contento IR 著，足立己幸，衛藤久美，佐藤都喜子監訳：これからの栄養教育論．p71，第一出版，2015 より一部筆者改変）

役割について示す．留意してほしいのは，**広義の栄養教育の介入（以降，栄養対策とする）は，生物学的な要因，個人に関連する要因だけでなく，環境要因にも行うことである．**

前述のように，**食物提供の環境，社会環境，経済環境，情報環境は，人々の食行動を介して，または直接，栄養・食生活に影響する．**したがって，栄養対策としては，このような環境に働きかけることで，人々の栄養・食生活を改善することを考える．しかし，**これらの環境は，さまざまな関係者（主体）によって成り立っており，それぞれの関係者（主体）にはそれぞれの活動の目的や手段があるため，その目的等と栄養・食生活の対策の内容や方法が沿うように，調整することが必要である．**

食物提供の環境では生産者，流通関係者，スーパーやコンビニ等の販売者等が関わっており，売り上げや販売量を増やす目的がある．栄養面で普及したい食品や料理でも，売れないものは継続的に販売されないため，消費者ニーズに合った健康的な食品や料理の提供を推進すること，そうした商品の消費者ニーズを高める（購入したくなるような情報提供等を含めて）栄養対策を考え，関係者と調整しながら実施する．

社会環境では世帯，保育所，学校，職場，町内会等の地域の組織，サークル等が関わっており，それぞれの組織の目的がある．子どもたちの健康や栄養の課題があり，その栄養対策として栄養教育を学校で実施する場合は，学校全体の目標に沿った内容で（あるいは健康や栄養課題を学校の目標に入れてもらうよう働きかけることも含めて），学校の時間配分に沿った時間を学校と調整しながら実施する.

経済環境については，栄養対策の面から直接的に介入する例として，海外では甘味飲料や，脂肪が多い肉製品への関税をかけ，価格を上げる栄養政策も行われている．一方で，収入等の制約で必要な食物が買えない世帯の栄養・食生活を保障するための関係者として行政（国や自治体）や民間非営利組織（NPO）がある．フードバンクの事例で紹介するように，多様な組織が連携して必要な食物や食事を提供するよう調整している．また，学校給食の拡充をするよう自治体と調整することが考えられる．海外では，国として低収入世帯に食料品を購入できるチケットを配布するなどの取り組みも実施されている.

情報環境では，家庭（家族），保育所，学校，職場などの帰属集団，保健・医療・福祉・社会教育機関，地区組織や民間非営利組織（NPO）等の地域活動の場，マスメディア，インターネット等が関係しており，それぞれの目的がある．そのなかで，人々の健康に資する栄養・食生活の情報をどのように，どのくらい提供するかを調整し実施する.

管理栄養士は，関係者（主体）の活動目的を理解したうえで，人々の栄養・食生活を改善する方向で，地域にある個々の主体の活動をつなぎ，ネットワークをつくり，それをマネジメントすることが求められる.

2）栄養対策のための地域のネットワークのマネジメント事例

❶ 地域の健康課題の解決に向けた栄養・食生活関連のネットワークとマネジメント

図 4-5 に，新潟県の減塩対策の事例を示す．この地域の健康課題として，循環器疾患の死亡率が高く，そのリスクファクター（危険因子）としての高血圧者の割合が多いことが分かっていた．高血圧の要因となる生活習慣は，運動不足，栄養・食生活（食塩摂取が多い，カリウム摂取が少ない，肥満），喫煙，多量飲酒などがあげられる．そのなかで，この地域では食塩摂取量が多いことが特に課題であった．そこで，県と市町村の行政栄養士，地域にある大学が連携して，市町村の健診で尿中ナトリウムを測定し，食行動との関連を分析した結果，高食塩摂取につながる 10 の食行動が特定できた．そこで，県民健康栄養実態調査を用いて，その食行動をモニタリングする仕組みを作った.

栄養対策としては，高食塩摂取につながる食行動に，家庭での食事の行動と，外食行動の両方が含まれていたため，人々へのその食行動をターゲットとした行動変容や健康的な食事のニーズを高める栄養教育とともに，減塩の弁当や総菜の提供等の食環境の介入を実施した．栄養教育では，子どもから高齢者までのすべての対象層に，多様な関係者（主体）がアプローチするように組み立てた．たとえば，幼児と保護者に対しては保育所で食生活改善推進員が減塩の食育を実施し，小学校では給食の減塩や家庭への教材の配布，高校では栄養士会の管理栄養士による教育，成人では事業所給食や宅配弁当

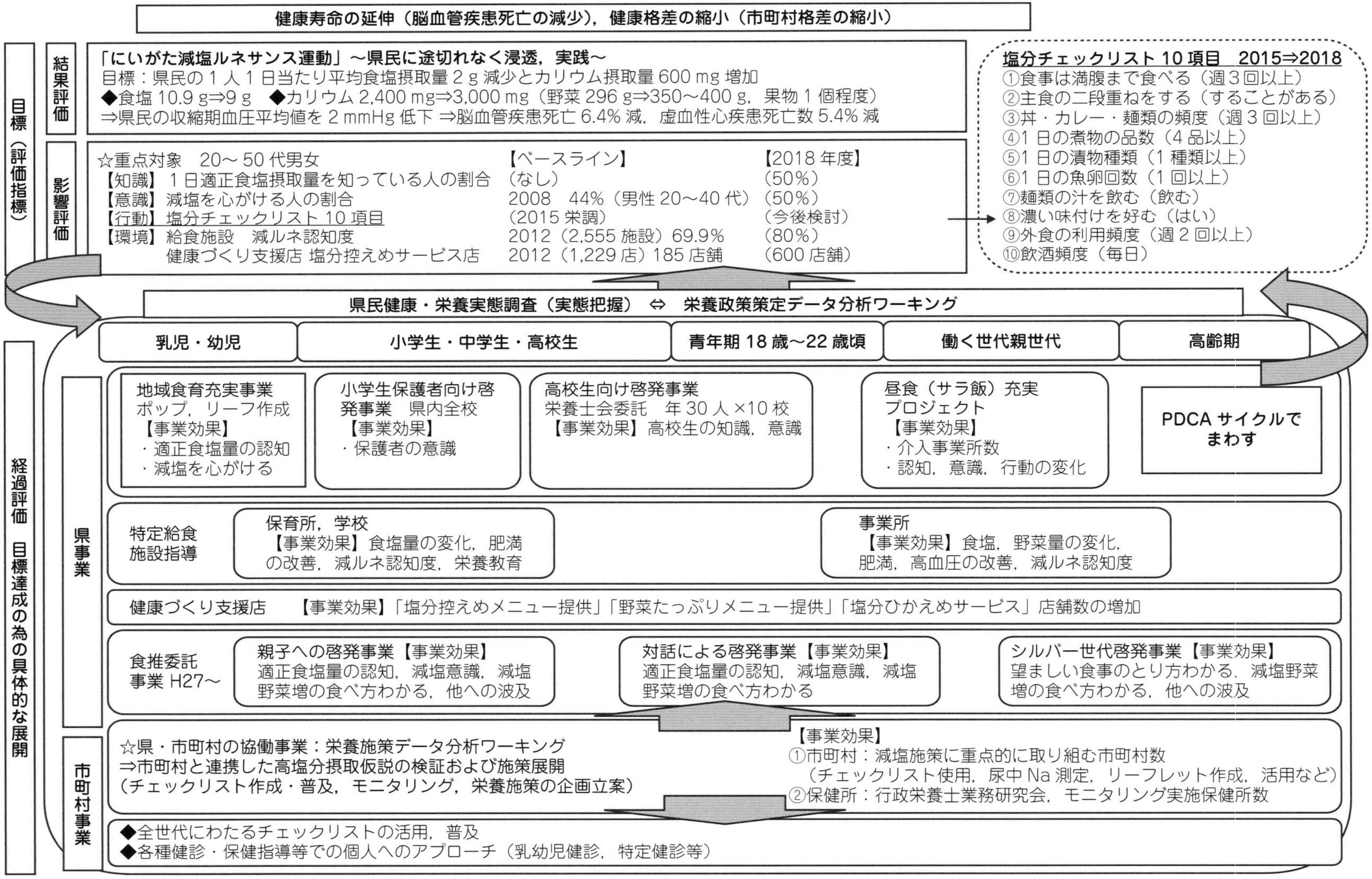

図 4-5 ● 地域の健康課題に対応した栄養・食生活のマネジメント

（小島美世，他：新潟県における成果の見える減塩対策－「にいがた減塩ルネサンス運動」10 年間の取組とその成果．栄養学雑誌，78（5）：232-242，2020.）

の減塩や，市町村の健診と事後指導での減塩教育，高齢者では食生活改善推進員が地域の茶の間での減塩教育などを実施した．食環境整備では，地域の食品企業が生産する食品の減塩，スーパー等が販売する弁当や総菜の減塩，飲食店で提供される料理の減塩等も実施した．その結果，いくつかの高食塩摂取につながる食行動の変容がみられたとともに，食塩摂取量の減少，血圧の低下がみられた．

本事例では，地域の管理栄養士は，さまざまなライフステージや健康状態の人々を対象とし，食物提供の環境，社会環境，経済環境，情報環境に関わる関係者（主体）のネットワークをつくり，地域の健康課題の解決のためにマネジメントしている．

❷ 地域包括ケアの推進に向けた栄養・食生活関連のネットワークとマネジメント

図 4-6 に，地域住民（高齢者）の自立した生活に向けた，地域包括ケアにおける栄養・食生活支援体制の例を示す．地域住民（高齢者）は，居住地に住んでいる場合，地域の老人クラブ，自治会，健康づくりボランティア，食生活改善推進員等のさまざまな活動と関わりながら生活している．以下，図 4-6 に示された内容から引用して紹介する．

a.「病院・施設から地域・在宅へ」の方針のもと，市町村が住民主体の取り組み等を積極的に活用しながら，柔軟かつ効率的なサービスを提供できるよう，都道府県を含めた支援体制が必要である．

b. 健康寿命の延伸を図るうえで，高齢者の虚弱（フレイル）[注]は重要な健康課題であるため，高齢者の通いの場やサロンを活用した栄養教育や共食，見守りや配食など多様な生活支援サービスの充実・強化をする．

c. 地域で高齢者が安心して健康に暮らせるためには，多職種が互いに連携してサービス，ケア，支援等を実施する．そのさいには，地域ケア会議[注]に管理栄養士が参加し，多角的なアセスメントを行う必要がある．

d. 高齢者が疾病などにより，医療が必要になった場合には病院に入院し，介護が必要になった場合には介護施設に入所することがある．病院や介護施設から，在宅に戻った場合には，重症化予防や要介護状態の重症化防止のため，個人特性に応じた適切な介入，支援がより重要になるため，地域の診療所と都道府県栄養士会の栄養ケア・ステーション[注]が連携し，管理栄養士が外来・訪問栄養指導を行う．また，保健所や市町村の管理栄養士は，医療と介護施設間の栄養管理情報連携，配食事業者による栄養管理を支援する．

本事例では，地域の管理栄養士は，地域住民である高齢者の食物提供の環境，社会環境，経済環境，情報環境に関わる関係者（主体）のネットワークをつくり，その高齢者の栄養・食生活，QOL（生活の質）を改善するようマネジメントしている．

❸ 社会経済的要因による栄養格差の縮小に向けた栄養・食生活関連のネットワークとマネジメント

図 4-7 にフードバンクの活動の全体像を示す．現在の日本では，フード

虚弱（フレイル）
加齢により心身が老い衰えた状態．体重減少や筋力低下などの身体的な変化，気力の低下などの精神的な変化や社会的な変化が含まれる．

地域ケア会議
地域ケア会議は，高齢者個人に対する支援を多職種で検討する会議．それにより個別課題解決から地域包括ケアシステムづくりまでをめざす．

栄養ケア・ステーション
日本栄養士会の認定により設置される，地域において個人や組織を対象に栄養ケア・指導を実施する拠点．

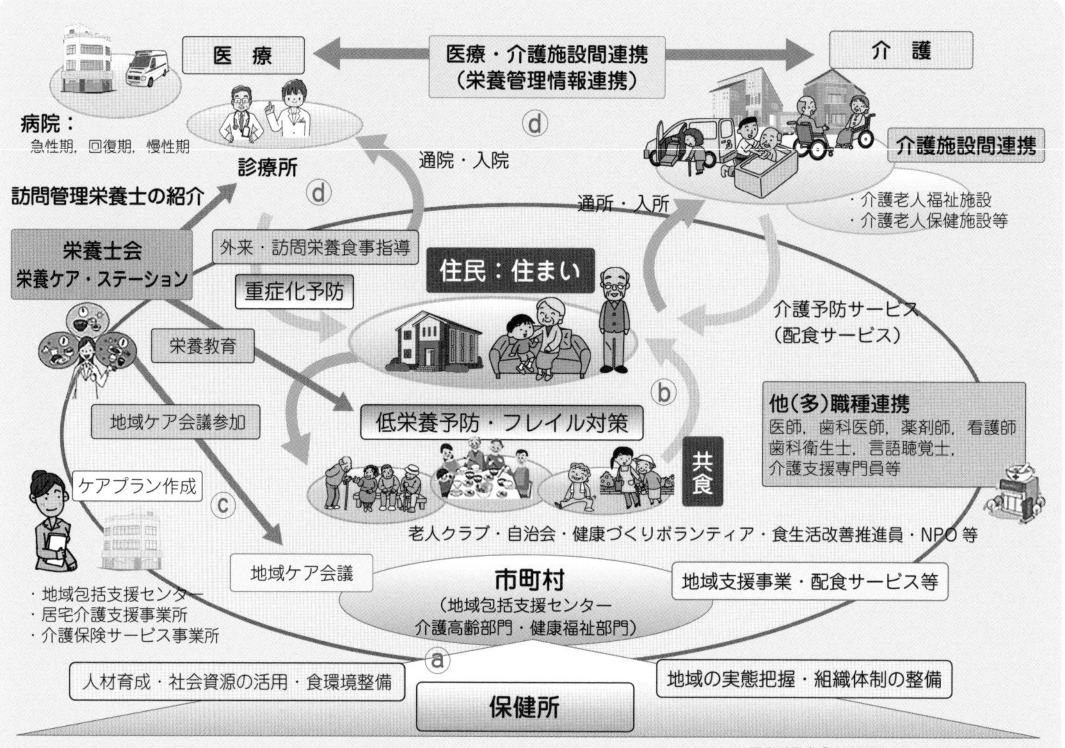

厚生労働省「地域包括ケアシステムの姿」改変

図 4-6 ● 地域包括ケアの推進における栄養・食生活支援体制：地域住民（高齢者）の自立した生活に向けた取り組み

（諸岡　歩：地域をつなぐための行政管理栄養士の役割．臨床栄養，133：964-968，2018.）

> **食品ロスの問題**
> 食品ロスとは，本来食べられるのに捨てられてしまう食品をいう．食品の製造，卸売，小売，外食事業者から出るロスと，家庭から出るロスがある．食品ロスの削減により，食料生産や廃棄にかかる CO_2 排出量の削減による気候変動の抑制，エネルギーや労働力等のむだが少なくなり，持続可能な生産・消費形態を形成するうえで重要である．

システムのなかで食品が多く廃棄されており，食品ロスの問題が顕在化している．一方で，貧困問題として経済的な理由で必要な食物を十分に入手できない世帯がある．こうした社会的な課題を改善すること，すなわち食品ロスの削減と貧困問題への対応の両方をめざしている．フードバンクは，民間非営利組織（NPO）により設置されたものが多い．

フードバンクの活動は，安全に食べられるのに包装の破損や過剰在庫，印字ミスなどの理由で，流通に出すことができない食品を企業（生産，流通，販売を含む）から寄贈を受け，また農家や一般市民からも提供を受ける．一方，食料支援が必要な生活困窮世帯の情報を行政，社会福祉協議会，民間支援団体，福祉施設，学校，医療機関等から得て，必要な個人や施設に提供する．これらの活動により，食物を提供する側の社会貢献によるモチベーションの向上や食品廃棄コストの削減効果が得られ，食物を提供される側は健康的な食事を確保すること，食費の削減による食費以外の生活費の捻出ができる効果が期待できる．さらに，食物を提供することを通して，孤立しがちな世帯に対してつながりをつくることができる．特に学校が休みで学校給食が提供されない日に食事や栄養の格差が大きくなることから，夏休みや災害や感染症の拡大により学校が休校になったときにも重要な役割を果たす．

本事例では，民間団体が中心になり，食物提供の環境，社会環境，経済環

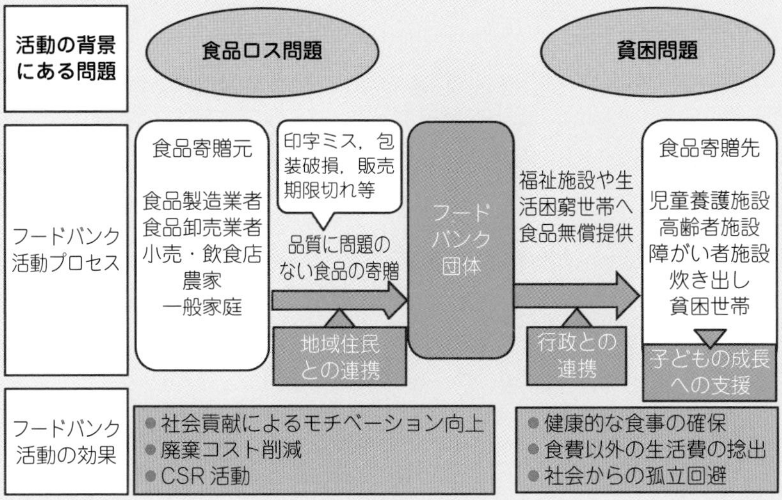

図 4-7 ●フードバンクの活動の全体像

（一般社団法人全国フードバンク推進協議会 HP より，https://www.fb-kyougikai.net/foodbank）

境，情報環境に関わる関係者（主体）のネットワークをつくり，企業等の食品ロスを削減しつつ必要な人に食物が提供できる仕組みづくりのマネジメントをしている．

以上，管理栄養士には，地域において，人々の栄養・食生活に関わる食物提供の環境，社会環境，経済環境，情報環境を把握し，関係者を調整し，食を通して人々の健康と幸福に貢献するようマネジメントすることが求められている．

COLUMN

健康の社会的決定要因と栄養・食生活

健康の社会的決定要因とは，人々の健康は，個人の要因，生活習慣だけでなく，その背景にある社会的な要因で決定されているとする考え方．健康状態の格差が，生活習慣（栄養・食生活を含む）や他行動学的，生物学的，心理的要因に対する，収入や教育年数，職業などの格差により生じており，この背景には社会経済的，政治的状況があるとされる．

したがって，健康格差を縮小させるためには，健康格差が生じる中間因子としての栄養・食生活の格差を縮小させる対策が必要である．近年日本においても栄養・食生活の格差が経済的要因によって生じており，低収入世帯で野菜，果物，魚介類の摂取量が少ないことが報告されている．栄養・食生活からの対策としては，生活困窮世帯への食料支援等のハイリスクな人々へのアプローチと，学校給食等のすべての人の食事を保障するアプローチの両方がある．

Chapter
5
栄養・食の選択と決定を支援するコミュニケーション能力

学修到達ポイント

①コミュニケーションは双方向に行われるものであることの特徴を説明できる.
②対象者の栄養・食に関する主体的な意思決定を尊重したコミュニケーションに必要な要素を説明できる.
③適切なコミュニケーションにおける管理栄養士の態度を説明できる.

本章では，管理栄養士として求められる 10 の基本的な資質・能力の 5 つめとして，栄養・食の選択と決定を支援するコミュニケーション能力について学ぶ.「栄養・食を通して，人々の健康と幸福に貢献する」ためには，人々の生活背景や価値観を尊重し，豊かな人間性を持って，よりよい食生活の意思決定を支援できるコミュニケーション能力が必要である.

1. 対象者の主体性を尊重したコミュニケーション

1）管理栄養士業務におけるコミュニケーションの役割

管理栄養士は,「栄養・食を通して，人々の健康と幸福に貢献する」専門職である．管理栄養士になるためには，多岐にわたる栄養・食に関する知識やスキル[注]を学ぶ．国家試験では，これらの習得の程度を測る．しかし，知識やスキルの習得だけでは，専門職として社会に貢献できるといえない．なぜならば，身に付けた知識やスキルを社会の人々に伝えなければ，食生活の向上，そして，健康と幸福に貢献したといえないからである（**図 5-1**）．そこで，管理栄養士にはコミュニケーション能力が求められる．

知識とスキル
知識とスキルは異なる．知識は運転免許の取得でたとえると，筆記試験で測るもの，スキルは実技試験で測るものである.「運転する」といったような実践がともなう学習には，知識とスキルの両方の獲得が必要である.

管理栄養士のすべての業務にコミュニケーションが関係する．自分は給食業務にあたっているから，コミュニケーション能力は必要ないと考えるかもしれない．しかし,実際は給食を介して,喫食者とコミュニケーションを行っている．管理栄養士が伝えたいメッセージを給食が運び，喫食状況として，喫食者からのメッセージが戻ってくる．たとえば，給食の残菜には，喫食者からのさまざまなメッセージが含まれていると考えてよいだろう.ほかにも，地域の不特定多数の人々に栄養や食の情報を提供し，直接対象者とやりとりは行っていない場合でも，ちらしや WEB サイトを介して，メッセージを伝

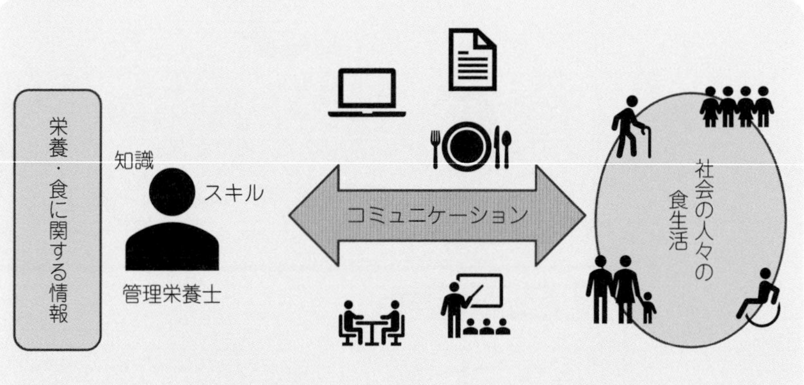

図 5-1 ●管理栄養士におけるコミュニケーションの役割

えており，コミュニケーションを行っていることになる．

2）コミュニケーションとは

コミュニケーション
カタカナで書く際，コミニュケーションと間違われることがあるが，communication であることから，コミュニケーションが正しい．

コミュニケーション[注]（communication）とは何か．広辞苑によると，「社会生活を営む人間の間に行われる知覚・感情・思考の伝達．言語・文字その他・聴覚に訴える各種のものを媒介する」と定義されている．Communication の言葉は，ラテン語の communis である「共有」からきており，英語の common（共通の，一般的）や community（地域，一般社会）と語源は同じである．これらの言葉に通じるキーワードは「共有」である．コミュニケーションを「伝達」と説明することもあるが，「伝達」では一方的な伝達ととらえることもでき，相手と共有する意味は必ずしも含まれない．このように，コミュニケーションに代わる適切な言葉が日本語には見当たらないことから，英語をそのままカタカナにして，コミュニケーションの言葉を用いている．

コミュニケーションの特徴を広辞苑の定義をもとに考えると，1 点目として，人間の間で行われることがあげられる．ペットなど動物とのコミュニケーションも存在するが，管理栄養士のコミュニケーションの対象は人である．送り手と受け手の双方向で，メッセージのやりとりを行う点が重要である．受け手からのメッセージを受け取ることで，送り手が伝えた内容が理解されたかなどが分かる．2 点目は，コミュニケーションの内容が知覚，感情，思考であるという点である．コミュニケーションでは，伝える内容のことを「メッセージ」という．それは，コミュニケーションで伝える内容には，単なる情報ではなく，送り手の伝えたいなどの意思が含まれるからである．3 点目は，メッセージはシンボルと呼ばれるものを介して，伝えられる点である．シンボルには，言葉や文字だけでなく，表情や行動なども含まれる．そして，メッセージを乗せたシンボルは，チャネルと呼ばれる伝達手段で，受け手に届けられる．

コミュニケーションは双方向に行われることから，管理栄養士は送り手にもなるし，受け手にもなる（**図 5-2**）．送り手は，シンボルである文字や言葉，

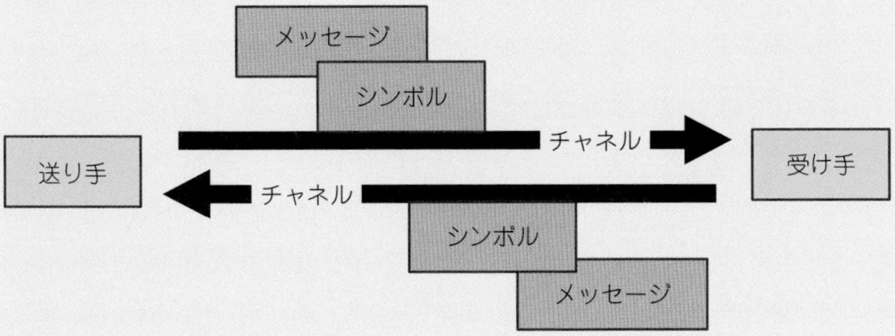

図 5-2 ● コミュニケーションのイメージとその用語

表情などに，伝えたい内容をメッセージとして乗せ，受け手に届ける．伝達手段（チャネル）には，給食やパンフレット，あるいは対面で直接伝えるなど，さまざまな方法がある．対象者の特徴や状況に応じて，選択する．

3）対象者の主体性を尊重したコミュニケーション

管理栄養士は栄養・食の専門家であり，コミュニケーションの対象者は，栄養・食の支援を必要とする人たちである．専門家と支援を必要とする人とのコミュニケーションと考えると，管理栄養士のほうが立場が上にあるように思われがちである．しかし，そうではない．なぜならば，われわれがめざしているゴールは，「人々の健康と幸福」であり，そのゴールにはその人の価値観が反映されているため，ゴールは本人でなければ分からないからである．管理栄養士は栄養・食の専門家であって，対象者がどういう人生を送りたいのか，そのなかで食生活はどう位置づけられているのかについては，素人である．対象者自身が一番よく知っている．したがって，対象者の価値観や考え方を無視して，画一的な助言を行っても受け入れてもらえない．管理**栄養士が行うコミュニケーションでは，対象者の主体性を尊重し，互いに協**

COLUMN

ナッジに対する批判

行動経済学から提唱されている「ナッジ（nudge）」は，無関心層の行動変容に有効であるとされ，近年，健康行動の変容方法として注目されている．ナッジは，「ひじで軽くつつく」と訳されるように，本人が気づかないまま，行動変容をしている状態にすることを意味する．すなわち，無理やり行わせているわけでもなければ，本人が自分の意思で選択したわけでもない．このように，対象者の主体性に配慮していない点が倫理的な問題があると批判されている．ナッジを提唱した Thaler は，ナッジによって導く行動は，対象者にとって，よい行動でなくてはならず，もし，悪い行動に導くのであれば，それはナッジではなく，スラッジ（sludge）であるといっている．

そこで，ナッジを用いた取り組みでは，それを選ばない選択肢も同時に提示することが原則とされている．たとえば，これまで定食に「100 円で野菜の小鉢をつけられます」としていたところを，野菜の小鉢をとる人を増やすため，最初から野菜の小鉢をつけ「小鉢なしだと 100 円引きします」に変更する取り組みは，ナッジのデフォルトを応用したものである．「小鉢なしだと 100 円引きします」の一言がナッジを選択しない余地を残しており，倫理的問題を回避するための方法である．

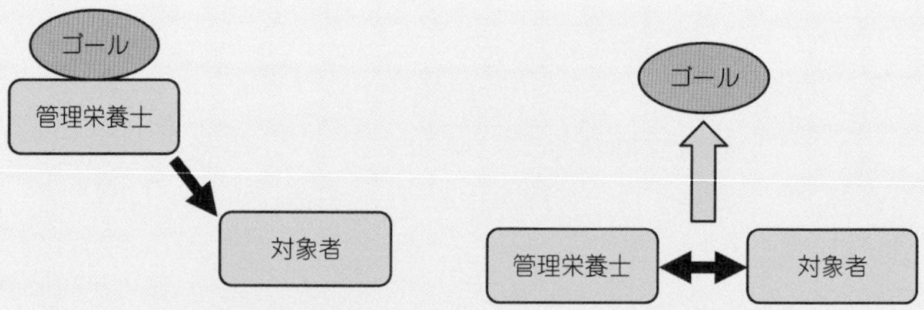

図 5-3 ● 管理栄養士主体（左），対象者主体のコミュニケーション（右）
右が対象者の主体性を尊重したコミュニケーションである．

力しあって，今後どうするかを決めていく必要がある（**図 5-3**）．

4）共同意思決定（シェアード・ディシジョン・メイキング）

医療の現場での意思決定では，シェアード・ディシジョン・メイキング（shared decision making; SDM）が採用されている．シェアード・ディシジョン・メイキングは，日本語で共有意思決定や協働的意思決定とも呼ばれる．これは，**対象者の主体性を尊重したコミュニケーションであり，手術などの治療法を決める際，医師と患者の両方が話し合って決めていくプロセス**を意味する．

パターナリズム（paternalism）
強い立場にある者が弱い立場にある者にとってよいと考え，相手の考えなどを聞かずに決定し，実施すること．

医療の現場では，長い間，十分な説明すら行われずに，権威ある立場[注]の医師が患者の治療法を決めていた．しかし，100%治るという治療法は存在せず，加えて治療の副作用や金銭的な負担など総合的に考えると，どの治療法がよいかは，実際，医師は決められない．そこで，インフォームド・コンセント（informed consent）がとられるようになった．インフォームド・コンセントとは，情報提供（inform）による同意（consent）であり，医師が治療法について十分説明を行い，患者がそれに同意する（または，しない）というプロセスのことを意味する．しかし，インフォームド・コンセントだ

COLUMN

リスクコミュニケーション

リスクコミュニケーションとは，リスクに関する情報をさまざまな立場の人と共有し，意思疎通を図り，合意形成に至るプロセスである．リスクを「危険」と訳されることがあるが，実際は「危険の可能性」をさす．すなわち，リスクコミュニケーションでは，不確実なことを決定するために，リスクに関する情報をやりとりする．まさに，シェアード・ディシジョン・メイキングである．

栄養・食において，リスクコミュニケーションは食の安全分野でよく用いられているが，不確実性のなかの意思決定は，管理栄養士のコミュニケーションすべてに関係する．たとえば，栄養カウンセリングで行動目標を決定する場面で，「野菜を 1 日 350 g 以上食べる」行動は，健康の維持増進につながる可能性は高いものの，もしかしたら目の前の対象者は，現在のままの 1 日 100 g でも元気に一生を終えるかもしれない．その人の人生は 1 度きりなので，誰もそれは分からない．したがって，野菜摂取に関するエビデンスだけでなく，対象者の生活背景や価値観を考慮し，話し合って，行動目標を決定する必要がある．

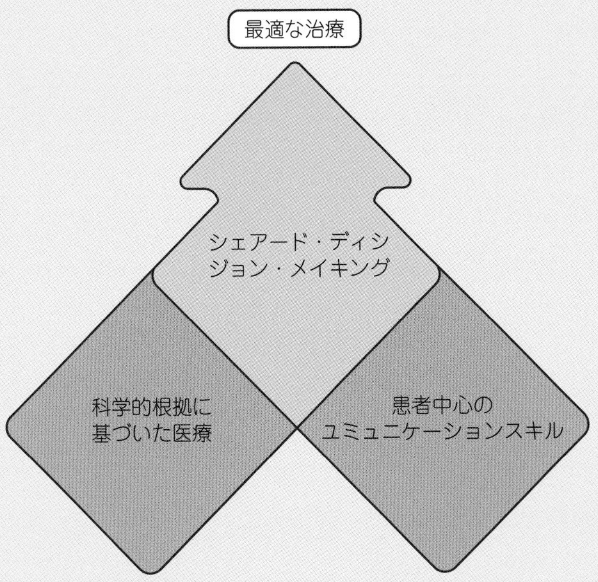

図 5-4 ● 最適な治療に必要なシェアード・ディシジョン・メイキング

(JAMA, 312：1295-1296, 2014, Figure を筆者訳)

けでは，医師が提示する治療法に同意するか（または，しないか）といった医師主導のコミュニケーションになる．そこで，シェアード・ディシジョン・メイキングの考え方が出てきた．シェアード・ディシジョン・メイキングにおいても，インフォームド・コンセントは，必要である．医師によるインフォームド・コンセントと患者の主体的な参加があって，シェアード・ディシジョン・メイキングが成り立つ．

シェアード・ディシジョン・メイキングは，科学的根拠に基づいた医療（evidence based medicine; EBM）による診療ガイドラインが作成され，広まっていくにつれて，重要視されるようになった．診療ガイドラインには，現段階でもっともエビデンスが高いとされている治療法が記されていることから，医師にとっても患者にとっても，診療ガイドラインが絶対的なものとして受け止められる．しかし，診療ガイドラインの内容は統計学的に得られた結果であり，100％確実なものと保証されてはいない．加えて，診療ガイ

COLUMN

コンプライアンスとアドヒアランス

コンプライアンス（compliance）は，法令や命令に従うことを意味し，たとえば，患者が指示されたとおり服薬することは，コンプライアンスがよいと表現する．コンプライアンスには，単に従うという意味が強く，インフォームド・コンセントやシェアード・ディシジョン・メイキングの考え方が普及するにつれ，コンプライアンスは，アドヒアランス（adherence）の言葉に代わっていった．アドヒアランスには，患者の主体性が含まれる．シェアード・ディシジョン・メイキングで決定したことに対し，主体的に行動をとることがアドヒアランスは良好という．

ドラインには，患者個人の考え方は反映されていない．**最適な治療には，科学的根拠，患者の価値観両方が必要である**．Hoffmann は，患者中心のコミュニケーションと科学的根拠に基づいた医療によるシェアード・ディシジョン・メイキングが最適な治療に必要だと提唱している（**図 5-4**）．

管理栄養士のコミュニケーションでも，シェアード・ディシジョン・メイキングの考え方が適用できる．管理栄養士の日常業務では，食事摂取基準が診療ガイドラインになる．食事摂取基準には，対象者の性・年齢・身体活動量によって，必要なエネルギーや栄養素量が示されているが，その内容を伝えるだけのコミュニケーションであれば管理栄養士は必要ない．食事摂取基準をはじめとする栄養・食の情報と対象者の価値観を融合させ，意思決定を行う．**管理栄養士は栄養・食の専門家として，意思決定の支援に立ち会う**．

COLUMN

肉体労働，頭脳労働，感情労働

高齢化にともない，働く人口が減り，頭脳労働はAI（artificial intelligence，人工知能），肉体労働はロボットに代替されるようになり，ある職業は消滅すると予測されている．管理栄養士の業務に関しても，給食業務ではロボット化，献立作成ではAI化が進んでいくであろう．しかし，感情労働を行う職種は，存続するといわれている．感情労働とは，相手の感情に働きかける労働のことで，たとえば栄養カウンセリングで，どうしたらよいか分からなく不安だった対象者が，カウンセリングを受け不安が和らいだというのは，感情労働にあたる．感情労働が必須となる管理栄養士のコミュニケーション業務は，今後さらに重要になるといえる．

2. 対象者との適切なコミュニケーション

1）適切なコミュニケーションと管理栄養士の態度

適切なコミュニケーションをとるには，傾聴や要約などの技法の活用が推奨されるが，その根底にある態度なしに技法の練習だけを行っても，適切なコミュニケーションはとれない．それは，コミュニケーションでは，その人の考えや気持ちなどの態度も一緒に伝わるからである．

対象者を主体としたコミュニケーションの原点は，心理学者 Rogers が提唱したクライエント[注]中心療法にある．Rogers は，それまで行われてきたカウンセラー中心の指示的カウンセリングを批判し，クライエント中心の考え方を提案した．Rogers は，カウンセラーはすべてを知っているわけではない．**クライエント自身が成長する力[注]をもっていて，それを発揮するための援助をするのがカウンセラーの役割**だとした．ここには，クライエントに対する信頼，特にクライエントには，自己実現に向かおうとする力に対する信頼がある．人々の健康と幸福に貢献する管理栄養士の業務にも，この態度は必要である．

クライエント中心療法におけるカウンセラーの態度（以下，クライエント

クライエント（client）
カウンセリングを求めに来た人，クライアント，来談者とも呼ばれる．

エンパワメント（empowerment）
Rogers のいう，クライエントの成長する力を引き出すことは，エンパワメントと呼ばれる．この考え方は，コミュニティ・オーガニゼーションを活用したヘルスプロモーションでも用いられる．

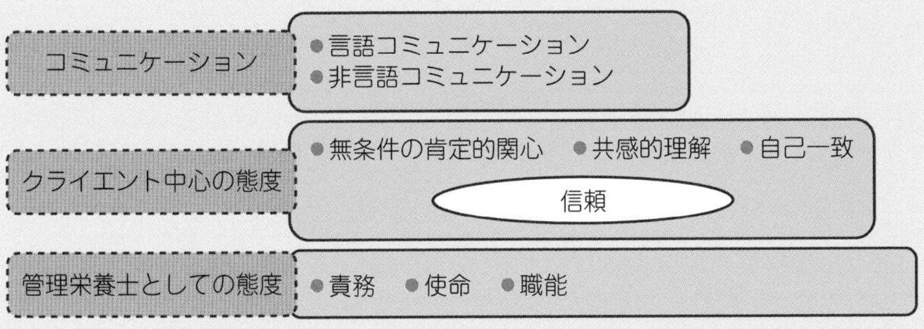

図 5-5 ●適切なコミュニケーションにおける管理栄養士の態度

中心の態度）には，**無条件の肯定的関心，共感的理解，自己一致の３つ**がある．

「無条件の肯定的関心」とは，対象者がどういう状況であっても，**肯定し，受容する**ということである．たとえば，いったことをやれば受け入れ，やらなかったら受け入れないといったように，条件によって対象者に対する態度を変えてはいけないということである．

「共感的理解」は，言葉のとおり，対象者に**共感・理解すること**である．共感（empathy）は同情（sympathy）と区別され，管理栄養士には共感的態度が求められる．同情は，「私だったら，つらいだろう．そのような状況にいるのは，かわいそう」と思うことであり，基準が自分にある．同情してコミュニケーションをとると，「助けてあげなければいけない」という上から目線での支援になる．一方で共感は，対象者の感情をともに理解することであり，「今，つらいと感じている」と，対象者の視点で現状をとらえる．

「自己一致」は，congruence と英語で表現されるほか，genuineness（純粋または，正真正銘）の言葉が用いられる．これは，カウンセラーの立場になる者の**コミュニケーションでの表現と自身の気持ちや考えが一致している**ということである．顔は笑顔で「大丈夫ですよ」といっても，心で「絶対無理だろう」と思っていたら，それは相手に伝わる．それは気持ちが非言語コミュニケーションとして伝わるからである．カウンセラーがありのままでい

COLUMN

管理栄養士の基本的コンピテンシー

コンピテンシー（competency）とは，「職務で一貫して高い業績を出す人の行動特性・行動様式」のことをさす．職業によって必要とされるコンピテンシーは異なり，それらを明らかにすることで，人材育成や評価が可能となる．日本における管理栄養士のコンピテンシーの研究において，養成施設の卒業年次生 6,895 人を対象とした調査がある．その結果によると，基本的コンピテンシーとして尋ねた項目（「管理栄養士という職業に就くことを誇りに思う」「自分は管理栄養士という職業に向いている」「食を通して人々の健康や幸せに寄与したい」「管理栄養士としての専門的な知識と技術を向上させたい」計４項目）の合計得点が高い者のほうが，他のコンピテンシーの得点も高く，管理栄養士として就職する者が多かった．横断的研究といった限界はあるものの，管理栄養士の職業を誇りに思うなど使命感や責任感は，管理栄養士としてのベースとなる態度であるといえる（栄養学雑誌，70（2）：110-119，2012）．

打ち言葉
メールやSNS（social networking service）などのテキストのやりとりで使われる言葉．文字で表す点では書き言葉であるが，1回のやりとりは短く，話し言葉に近い．

表 5-1 ●言語コミュニケーションと非言語コミュニケーション

コミュニケーションの種類	例
言語コミュニケーション	音声　話し言葉
	非音声　書き言葉（文字），手話
非言語コミュニケーション	音声　声の高さ・質，話す速さ，イントネーション
	非音声　外見，表情，身振り，姿勢，視線，距離 フォントの種類，文字の色や大きさ，イラスト

非言語コミュニケーションの音声を，準言語コミュニケーションと呼ぶこともある．

るということでもある．

管理栄養士が行うコミュニケーションでは，クライエント中心の態度に加え，管理栄養士としての態度が必要である．管理栄養士の職業を誇りに思い，栄養・食について，社会の人々の役に立ちたいという態度がプロフェッショナルとしての役割を全うさせる．日本栄養士会は，管理栄養士・栄養士の職業倫理として，専門職としての使命と責務の自覚，そして職能の発揮を明示している（参照：プロフェッショナリズムの章）．

適切なコミュニケーションにおける管理栄養士の態度（**図 5-5**）は，個別の栄養カウンセリングだけでなく，コミュニケーションを必要とする対人サービスの場，すべての場に適用される．

2）言語コミュニケーションと非言語コミュニケーション

なぜ，コミュニケーションにその人の態度が現れるか．それは，コミュニケーションには，文字や言葉などの言語コミュニケーションだけでなく，非言語コミュニケーションが含まれるからである．さらに，それぞれが，音声と非音声に分けられる（**表 5-1**）．**態度は，非言語コミュニケーションに現れやすい**．

言語コミュニケーションには，4つの要素がある（**図 5-6**，**表 5-2**）．まず，「正確さ」である．管理栄養士は**対象者に必要な最新でかつ正しい情報を入手しなければ**ならない．伝える内容そのものが対象者に適していないあるいは間違っていては，いくら丁寧に伝えたとしても意味がない．管理栄養士の職業倫理にもあるとおり，管理栄養士は生涯にわたって専門的知識とスキルの水準を維持向上しなければならない．次に，「分かりやすさ」があげられる．栄養・食に関する情報には多くの専門用語が使われている．**専門的な内容を分かりやすく言い換えるスキルが管理栄養士には必要である**．たとえば，「1日のたんぱく質の目標量は13 gから20 g」という情報は正しいが，一般の人々がすぐに理解できる内容ではない．日々の食事でどのようにしたら目標量がとれるか，対象者の生活背景や嗜好を考慮し，食品や料理に置き換えて伝える必要がある．3つ目が「ふさわしさ」である．**対象者の気持ちやその場の状況にあった言葉を用いていることである**．最後が，「敬意と親しさ」である．**対象者との関係性で敬意と親しさのバランスをとる**．日本では，特に尊敬語，謙譲語，丁寧語[注]といった敬語を使いこなすスキルが求められる．しかし，敬語が行き過ぎると，対象者は距離を感じ，適切なコミュニケーショ

尊敬語，謙譲語，丁寧語
尊敬語は相手に対し尊敬の気持ちを表す言葉で，「～おっしゃる」「～いらっしゃる」，「お名前」「ご両親」など「お」や「ご」の接頭語をつけた言葉．謙譲語は自分を低め，相手に敬意を示す言葉で，「～参ります」「～拝見しました」，「弊社」や「拙宅」などの「弊」や「拙」の接頭語をつけた言葉．丁寧語は「～です」「～ます」や「～ございます」などの言葉．

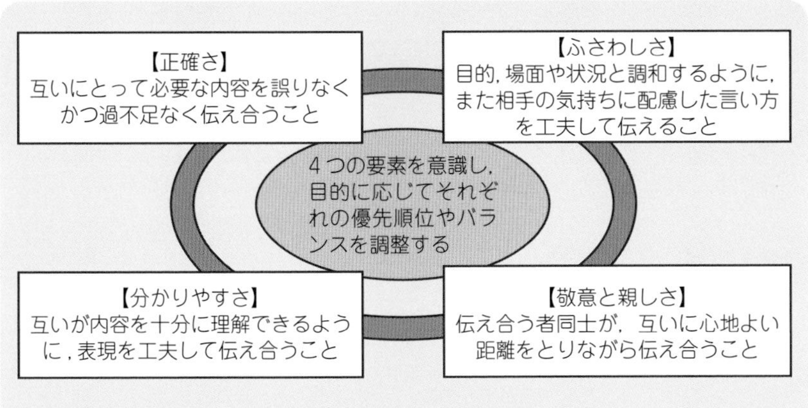

図 5-6 ● 言語コミュニケーションの 4 つの要素

（文化庁：分かり合うための言語コミュニケーション（報告）．2018 より一部改変）

表 5-2 ● 言語コミュニケーションの 4 つの要素と各観点の例

要素	観点例
正確さ	● 意図したことを誤りなく伝える言葉を用いているか ● ルールにのっとって言葉を使っているか ● 誤解を避けるよう努めているか ● 情報に誤りがないか ● 情報は目的に対して必要かつ十分か
分かりやすさ	● 相手が理解できる言葉を互いに使っているか ● 情報が整理されているか ● 構成が考えられているか ● 互いの知識や理解力を知ろうとしているか ● 聞いたり読んだりしやすい情報になっているか
ふさわしさ	● 互いの気持ちに配慮した伝え方を考えているか ● 目的に調和した，感じのよい伝え合いになっているか ● 場面や状況に合った言葉や言葉遣いになっているか ● 相手や内容，目的に合った手段・媒体を使っているか ● 互いの言葉や言葉遣いに対して寛容であるか
敬意と親しさ	● 伝え合う相手との関係を考えているか ● 敬意をうまく伝えあっているか ● 親しさをうまく伝え合っているか ● 互いに遠ざかり過ぎたり近づき過ぎたりしていないか ● 用いる言葉が相手との関係や距離に影響することを意識しているか

（文化庁：分かり合うための言語コミュニケーション（報告）．2018 より一部改変）

ンが取れなくなるため，バランスが必要である．これら 4 つの共通点は，「対象者に合わせる」という点である．対象者を理解しなければ，これらの要素を活用できない．

非言語コミュニケーションの音声は，言語コミュニケーションの話し言葉，すなわち「声」に関わる内容である．よって，そのほかの非言語コミュニケーションと分けて，準言語コミュニケーションと呼ぶこともある．声の大きさ，高さ（トーン），強さ，抑揚（イントネーション），滑舌，速さ，言葉と言葉の間（ポーズ）など，多岐にわたる．ラジオなど，顔や身振り手振りなしに人の声だけで話し手の様子が目に浮かぶのは，これらの情報でも多くのメッセージが届けられているからである．音声は，管理栄養士が実際に栄養教育やカウンセリングを行う場合だけでなく，動画など映像媒体でも関係する．

表 5-3 ●学習形態や教材と非言語コミュニケーションの種類

学習形態や教材（チャネル）	音声／非音声	具体例
人が話すコミュニケーション 例：講演，カウンセリング，動画	音声	声の大きさ，高さ（トーン），強さ，抑揚（イントネーション），滑舌，速さ，言葉と言葉の間（ポーズ）
	非音声	外見，表情，身振り，姿勢，視線，対象者との距離
文字を用いたコミュニケーション 例:ポスター，パンフレット，リーフレット，WEBサイト	非音声	文字のフォント，大きさ，色，行間，イラストの有無

非言語コミュニケーションの非音声は，用いる学習形態や教材（すなわち，チャネル（伝達手段））によって異なる（**表 5-3**）．人が直接コミュニケーションに関わる場合，受け手の視界に送り手が入ることから，外見，表情，身振り，姿勢，視線，対象者との距離などの項目があげられる．パンフレットやポスター，スライドなど文字を用いたコミュニケーションでは，文字のフォント，大きさ，色，行間，イラストの有無などが関わってくる．

非言語コミュニケーションにおいても，対象者を理解し，対象者に適した内容を選択する．たとえば，高齢者を対象としたコミュニケーションでは，大きな声で，はっきりと，ゆっくり話すことに心がけたり，印刷媒体を用いる場合，大きな文字で，イラストを活用し，分かりやすく示したりする工夫が必要である．

3. 適切なコミュニケーションのための対象者の理解

1）対象者を理解する必要性

管理栄養士のめざすところが，「人々の健康と幸福に貢献」することであることから，**「対象者を理解する」ことをしなければ，ゴールは達成できない**．人生の主役は本人であり，管理栄養士はあくまでも支援者である．栄養・食

COLUMN

生きた教材「給食」

管理栄養士が関わることができる非言語コミュニケーションとして，給食の活用があげられる．学校給食では，給食は「生きた教材」と呼ばれるが，これは学校給食以外でも，同じことがいえる．たとえば，入院患者が，入院中の病院給食を体験することで，自分の適量やバランスを知ることができる．事業所給食でも，近年，健康な食事のメニューを提供する事業所が増え，働く世代の健康の維持増進に活用されている．

チャネル（伝達手段）となる給食は，幅広いメッセージを伝えることができる．適正エネルギーや栄養量といった健康·栄養面に関する情報，味つけ，提供温度，盛りつけなど，おいしく食べてもらいたいというメッセージ，食材の切り方や調理法で食べやすさを配慮した点，季節の食材や行事など，言語コミュニケーションだけでは伝えることができないメッセージを給食が伝えてくれる．

の専門家として，何を必要とされているのかを，常に考え関わらなければならない．

栄養管理のマネジメントサイクル（PDCA サイクル）では，対象者の理解として，最初に行うアセスメントがあるが，対象者の理解は，計画（plan）で行われるアセスメントだけではない．マネジメントサイクルを実施している間，すなわち対象者とコミュニケーションをとっている間，常に行う必要がある．

対象者の理解は，対象者が発する言葉（言語コミュニケーション）からだけでなく，表情や行動など（非言語コミュニケーション）の観察からも，メッセージを受け取ることができる．地域や組織を対象とした場合では，栄養カウンセリングのように，一対一でのコミュニケーションでないため，個々の対象者の理解はむずかしいが，マネジメントサイクルの途中で，中間評価を行う，地域や組織の代表者に意見を聞く，観察するなどのプロセス評価[注]を行うことで，対象者の理解を図ることができる．

プロセス評価におけるモニタリング

マネジメントサイクルのなかのモニタリングは，対象者を理解するプロセス評価法である．プロセス評価の結果は，PDCA サイクルでいう改善・見直し（act）に活用される．

2）多様な食の価値観の受容

いま，われわれが日々送っている食生活には，遺伝的要因に加え，生まれ育った家庭環境，社会環境などさまざまな要因が関わっている．よって，一人ひとり異なり，どれがよい，悪いとはいえない．しかし，管理栄養士も一人の人間であることから，自分の食生活を基準として考えがちである．育った地域が異なる人，年齢の離れている人など，自分とは異なる環境で育った人の食生活を聞いてみると，食生活そして，その人の食に対する価値観が多様であることに驚くであろう．管理栄養士は，多様な人の栄養・食の支援を行うことから，同時に多様な食の価値観を否定することなく，受け入れなければならない．そのために，さまざまな体験を通して，豊かな人間性を養う努力が必要である．

COLUMN

自分自身の感情のコントロール

対人業務においては，誠実な対応を行っていても，相手から批判されたり，無視されたりすることがある．そのようなときに，怒りや悲しみといったネガティブな感情に巻き込まれないようにすることが大切である．対象者に直接，ネガティブな感情を出すことは，プロとしてやってはいけないことであるが，一人で抱え込むと，自身の健康を害する可能性も出てくる．常日頃から，業務の経過は同僚と共有し，困ったことがあれば相談に乗ってもらう体制をつくっておくことが必要である．また，どうしても冷静な対応が取れない場合は，担当を変更してもらうなどして，距離を置くことも一つの方法である．

Chapter

6

栄養・食の質と安全の管理

学修到達ポイント

①安全で質の高い栄養・食事管理とは何かを理解し，必要なスキルを説明できる．

②栄養・食に関するリスクについて説明できる．

③緊急時（災害や事故時）の栄養・食事管理の要点を説明できる．

本章では，管理栄養士として求められる10の基本的な資質・能力の6つめとして，栄養・食の質と安全の管理について学ぶ．「栄養・食を通して，人々の健康と幸福に貢献する」ためには，科学的視点と専門的知識および技術をもって，個人や集団の健康状態や特性をふまえた，良質で安全な栄養・食事管理を行う資質・能力が必要である．

1. 安全で質の高い栄養・食事管理

1）栄養管理と栄養・食事管理

管理栄養士が行う栄養管理とは，対象となる個人や集団や組織の栄養に関わる課題解決のためのマネジメントサイクルに沿った活動の実践である．この栄養管理活動のプロセスは，**図 6-1**のとおりである．スクリーニングとアセスメント（栄養評価）を行い，栄養状態を判定し，課題を明確にし，その課題解決の取り組み（栄養介入）の目標を設定，解決のために栄養介入計画を立案，実施する．実施している期間には改善の状況をモニタリングし，最終的に栄養評価し，栄養管理のマネジメントサイクルが一巡する．栄養評価の結果によっては，次のサイクルへと移っていく．このように栄養管理は，QOLの向上をめざし，PDCAサイクルによって段階的に栄養状態や食生活の改善に取り組む支援活動である．

栄養管理プロセスにおける栄養介入の方法には，栄養補給，栄養教育，他職種との連携がある．栄養補給は，経口栄養法，経管栄養法などがあるが，その中心は経口栄養法であり，食事提供を通じ，適切なエネルギーや栄養素を摂取できるようにするものである．施設で提供する給食は，これにあたり，施設利用者が，継続的に給食を摂取することで，栄養状態の改善につなげていく．

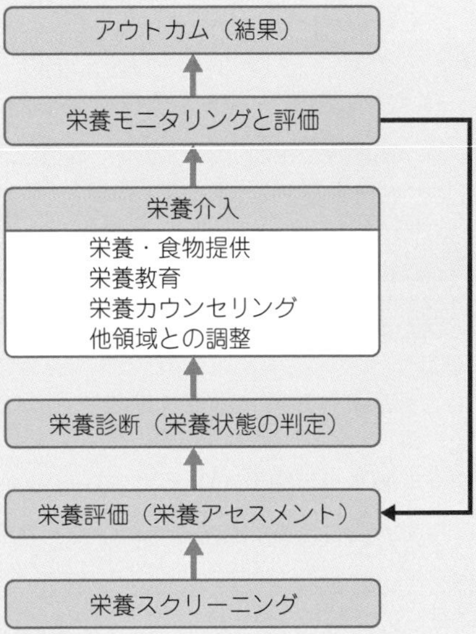

図 6-1 ●栄養管理プロセス

栄養・食事管理は，栄養管理プロセスのなかの栄養補給にあたる．対象者の栄養状態の改善につながるような食事を計画し，実際の食事として提供，それを対象者に摂取してもらうことで，はじめて栄養補給は成り立つ．この部分が栄養・食事管理である．すなわち，**適切な食事が提供できるよう，食事の品質を管理する**ことである．

2）食事の質

食事の品質とは，その食事の品物としての特徴のことである．食事の品質は，エネルギーや栄養素の含有量，食事としての量（重量や容量），色，形，味，温度，硬さなどの形状などで示すことができる．この品質を示すものの一つが献立である．献立は，材料をそろえ，調理し，できたものを食器に盛り付けて，食事として完成する．これを利用者が全部食べることで，栄養補給は成立する．

人には食べ物の好き嫌いなどの嗜好があり，どんなに栄養的に整った食事でも，嗜好に合わなかったり，量的に多かったりする場合には，すべてを摂取しない可能性がある．調理を適切に行うことができず，上手につくれなかったことにより，おいしく食べることができない場合もある．かんだり，飲み込んだりするのに適さない硬さにできあがってしまうと，食べにくく，食べ残してしまうかもしれない．すなわち，対象者に適した計画をし，かつ計画した通りの食事につくり上げ，対象者に受け入れられ，しっかりと食べてもらえることが，栄養管理の目標の達成に大きく影響する．

食事の品質の評価は，対象者の満足度が一つの指標となる．満足度を高めるために，単に嗜好だけに配慮した食事であれば，一般の外食や中食の利用でもよいかもしれない．管理栄養士が関わる食事においては栄養的な質の確

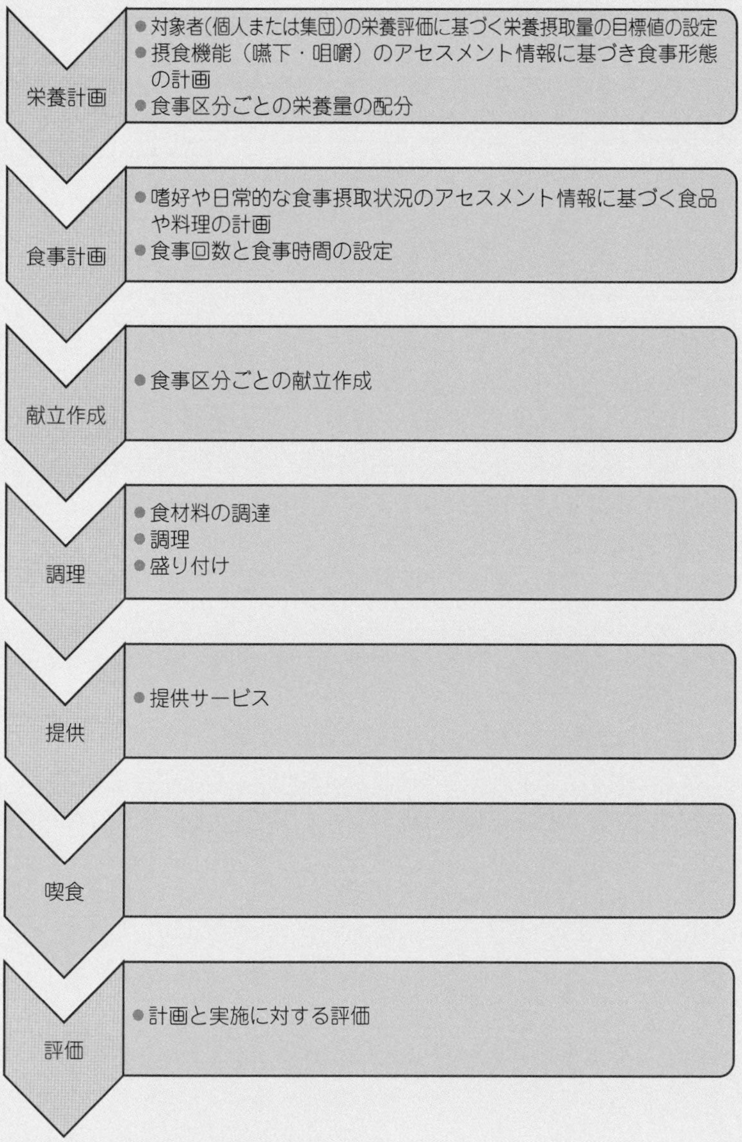

図 6-2 ●栄養・食事管理のプロセス

保あっての満足度である．食事を計画する際には，食事摂取状況のアセスメント結果を踏まえ，食事摂取基準を活用し，望ましいエネルギーや栄養素摂取につながるような質が求められる．

食事の計画段階の品質（設計品質），できあがった食事の品質（製造品質），そしてその一致度（適合品質），すべての質が高くなるようなマネジメントサイクルを回すことが栄養・食事管理である．

3）栄養・食事管理のプロセス

栄養・食事管理のプロセスを**図 6-2** に示す．利用者のアセスメントの結果に基づき，適切なエネルギーおよび栄養素を含む食事の計画を立てることからはじめる．①給与栄養目標量の設定，②給与栄養目標量に沿った献立作成，③食材料の調達，④調理，⑤食器への盛り付け，⑥提供，⑦対象者の喫食後の評価である．提供した食事がどれだけ摂取されたかを把握し，食べ残しがある場合には，その理由を明らかにし，①～⑥までのどの段階に課題があるかを明らかにし，改善につなげていく．このように**栄養・食事管理のPDCAサイクルを循環させることにより，品質の向上につなげる**．

4）安全な食事

私たちは，生命の維持および健康状態の維持・向上のために必要な栄養素を，食物を介して取り込んでいる．外部から取り込む食物は，まず安全でなければならない．すなわち，摂取した食物によって健康障害が起こらないようにしなければならない．食物を介した**健康障害のリスク**には次の物がある．

・細菌やウイルス等の微生物による危害……食中毒
・毒性のある物質（自然毒，化学物質など）による危害……食中毒
・異物による危害……生産・加工，調理プロセスで混入した異物摂取による事故
・食物アレルギーによる危害……食物によって引き起こされるアレルギー事故

食物アレルギーで注意すべき食品

アレルギー症状を引き起こすことが明らかになった食品のうち，発症数や重篤度から表示する必要性が高い食品について，特定原材料として食品表示基準において（食品生成法第19条第一項の規定に基づく表示の基準に関する内閣府令）表示が義務付けられている．特定原材料は，えび，かに，くるみ，小麦，そば，卵，乳，落花生（ピーナッツ）の8品目である．また，特定原材料に準ずるものとして表示が推奨されている（任意表示）食品は，アーモンド，あわび，いか，いくら，オレンジ，カシューナッツ，キウイフルーツ，牛肉，ごま，さけ，さば，ゼラチン，大豆，鶏肉，バナナ，豚肉，まつたけ，もも，やまいも，りんごの20品目である．

これらのリスクは，食品選択の段階，調理段階で防ぐことが重要となる．**管理栄養士には食品を鑑別する技能が求められる**．食品の劣化や腐敗などを外観やにおいから識別できないとならない．また，知識として，細菌やウイルスの特徴を知り，食中毒を防ぐための調理方法を知りかつそれを実践できなければならない．アレルゲンとなる食品を確認し，特に加工品等にその食品が使用されているかどうか調べ，確認しなければならない．また，調理業務を行う調理師，調理員などの他職種に，調理工程時に衛生的な食品の取り扱いや調理を徹底するために，**調理工程中のリスク（危害分析）を明らかにし，衛生上の重要管理点を示し，安全な調理が実践できるようにしていくことも重要な業務**となる．また，安全な調理ができるような，施設や設備を整え，その使い方のルールを決めて，事故を未然に防ぐ環境をつくることも必要である．

また，取り扱う食品に関して，生産・加工・流通のプロセスの中で，どのような安全管理が実施されているかを知り，確認できるような知識や技能も必要である．

現在の日本では，多くの食品が輸入されている．生鮮食品の輸入，加工食品としての輸入も多く，日本の食品衛生のルールと異なる外国での生産物を，安全に輸入できる仕組みについても理解しておく必要がある．食品添加物や農薬の使用についても日本と諸外国ではルールが異なる．日本国内だけでの活動でなく，アスリートのように海外で活動する人を食の面から支援する場合には，その国における衛生管理のルールを理解して臨む必要がある．管理栄養士には，食品の安全性に対して常に新しい知識を有する努力が求められる．

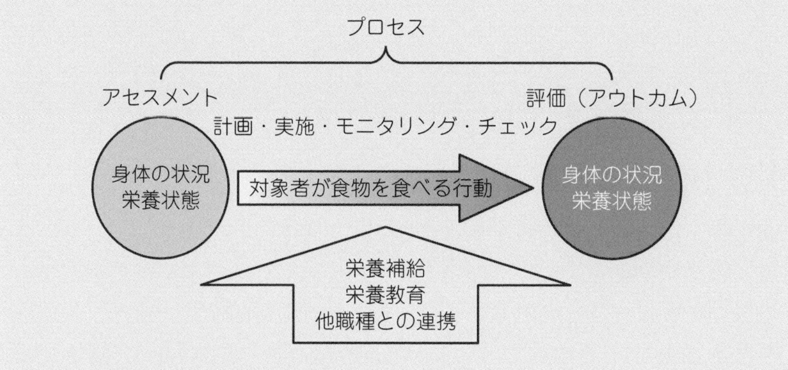

図 6-3 ●栄養管理業務の評価の対象

5）喫食面からの安全な食事

喫食時に安全に食べるためには，咀嚼や嚥下機能に応じた**食事の形状**が重要となる．食べ物の塊は，口腔内で咀嚼し，細かく砕かれながら，唾液と混ざり，塊となり，飲み込みやすい状態になる．飲み込むときに，のどに詰まることで窒息したり，誤って気管に入る誤嚥によって，誤嚥性肺炎につながることもある．

咀嚼機能に応じて，料理を細かく食べやすい大きさに調理する，軟らかく加熱調理する，ムース状やゼリー状に固めたり，ペースト状にしたりと，**適切な形状の食事を計画し，調理するためには，食品の物性や調理科学に関する知識に基づき，調理する技術を有することも必要**である．

6）安全で質の高い栄養・食事管理のために管理栄養士に求められるスキル

栄養管理の評価の対象は，対象者の栄養評価の結果が，より望ましい状況に変化することである．その評価の指標は，アセスメントで取り上げた項目が，栄養介入によって変化したかをみることになる．よい状態が保たれていたり，より良好な状態に変化したことをもって，適切な栄養管理が実施されたと評価できる（**図 6-3**）．

どのような栄養介入が，よい結果につながるかを明らかにしていくことが，**管理栄養士業務の質的向上**にとって，重要となる．

・食品の栄養学的特徴を含め，その品質の特徴や調理特性に関する知識
・適切なエネルギーおよび栄養素を含みつつ嗜好に配慮した献立の作成力
・献立を食事に変換するための調理に関する技能
・調理に必要な加熱機器や調理器具に関する知識とそれを利用する実践力
・必要な栄養素を栄養素レベル，食品レベルそして食事レベルと系統的に結びつける力

が必要である．

2. 栄養・食に関するリスク

1）栄養・食と健康との関わり

高血圧，脂質異常症，糖尿病，慢性腎臓病などの生活習慣病は，その原因の一つに食事がある．長い期間の食生活がこれらの疾病の発症につながっている．たとえば，食塩摂取量と高血圧との関係が知られているが，塩味の濃い料理や加工品に食べなれ，濃い味の好みが形成されていると，薄味で減塩をしていくことが難しい．それゆえ味覚が発達し，嗜好が形成される小児期から薄味嗜好を形成しておくことは重要である．肉料理に偏り魚料理をあまりとらないような食生活であると，脂質の過剰摂取や飽和脂肪酸の過剰摂取につながりやすい．また，野菜等の摂取不足は，カリウムやビタミンC，食物繊維などの摂取量が少ないことにつながる．食物繊維は生活習慣病の発症予防に寄与するため積極的な摂取が重要とされている．過剰摂取を回避したほうがよい栄養素と不足を回避したほうがよい栄養素があり，そのために，**多様な食品の摂取や選択する食品の変化性を保ちながら食生活を営むことが重要となる．長い期間の習慣の結果として病気を発症することを考えて，日々の食生活を送ることが重要**である．

超高齢社会の日本においては，高齢者の栄養・食のリスクについての対応も大きな課題である．加齢にともなうさまざまな機能の低下，社会的・経済的な問題も含め，対応が必要である．高齢者の場合は，過栄養のみならず，低栄養のリスクもある．フレイルやサルコペニアを予防するためにも，適切なエネルギー量の摂取とたんぱく質摂取が重要となる．運動機能の低下による不活動で，エネルギー消費量が低下すると，食欲も低下しやすい．食事にも介護が必要な状態，義歯の不具合，認知機能の低下，独居による孤独感，経済的な不安など，低栄養になりやすい多様な課題がある．歩行が困難になると，買い物に行くことができなくなる．歩いて移動できる範囲に食料品店がない地域に暮らしている場合には，車の利用ができないと食料の入手が困難になり，フードデザート問題が生じる．社会全体で高齢者の栄養・食に関するリスクを減らす取り組みも必要である．

フードデザート

フードデザート（food desert）は食の砂漠ともいわれ，食料品店へのアクセスの低下や，貧困や社会的孤立によって，生鮮食品の入手が困難な地域を意味する．日本においても，住宅地にある商店街が減り，郊外にある大型スーパーなどが増え，買い物が容易にできなくなる状況が生じている．高齢者や低所得者などが自動車の運転ができない，自動車を所有していないことで，買い物が困難な状況に陥ると，生鮮食料品などが購入できず，健康被害が出ることにつながる．高齢化の進んだ過疎地などで認められる．

2）感染症の広がりによる健康危機

2020年は新型コロナウイルス感染症の世界的な流行により，生命が脅かされる状態に陥った．いわゆるパンデミック状態である．ヒト-ヒト感染による広がりのため，人の移動が制限されたことに加え，飲食の場で感染が広がることから，共食を避けたり，会話をしての楽しい食事に規制がかかっている．しかしこうした状況でも，日々の食事摂取は継続し，免疫力が高まるよう健康を維持していく必要がある．食物を介した食中毒やこれまでの感染症の予防とは異なる対策が必要であり，手指の消毒やマスクの着用といった個人的な対策だけでなく，飲食店の営業時間の短縮など，社会的な距離を拡

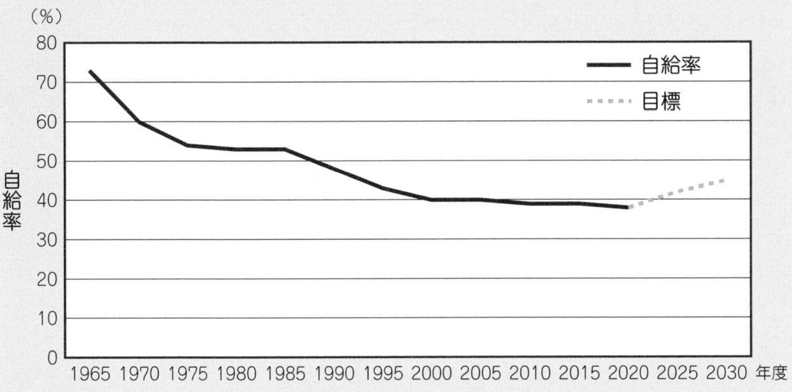

図 6-4 ● エネルギーベース食料自給率の推移

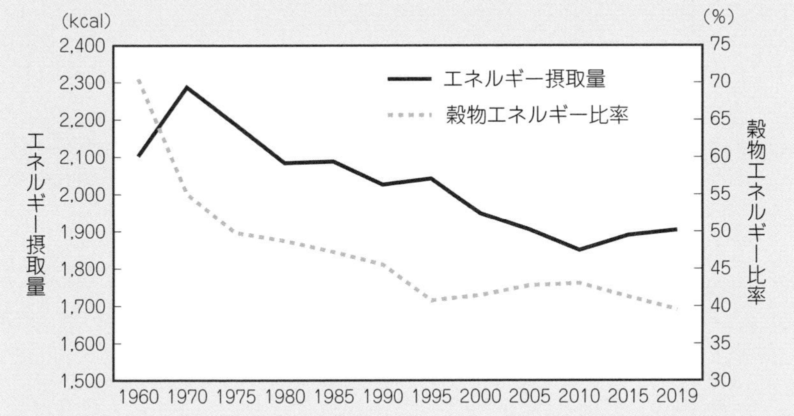

図 6-5 ● エネルギー摂取量と穀物エネルギー比率の推移

大するなどの対策とともに，食料の生産・流通を安全に維持していく対策も含め，健康危機を乗り越えていかなくてはならない．

3）食料の確保

日本国内の食料供給に対する食料の国内生産の割合を示す**食料自給率**は，現在，エネルギーベースで 47%，輸入した飼料により国内で生産したものを含めないと 38%である．これは先進国のなかで最低の水準である．日本の食料の供給は，海外からの輸入に頼るところが大きいことが分かる．日本人の食生活の変化により，**自給率の高い米の消費量が減少し，海外に飼料や原料を依存している畜産物や油脂類の消費量が増え，食料自給率は長期的に低下傾向で推移している**（**図 6-4，6-5**）．食料安全保障[注]の観点から食料の安定供給を確保するには，食料自給率を維持・向上させることが重要であるとともに，安定的な輸入の確保も重要となる．

日本は超高齢社会になり，人口が減少しているが，世界的には人口は増加

食料安全保障
すべての国民が将来にわたって良質な食料を合理的な価格で入手できるようにすること．国としての責務の1つとされる．

している．したがって世界的な食料需要は高まっている．また，気候変動による生産量の減少，不測の事態による輸入の停止など，食料供給に影響する要因はさまざま存在する．

食料の安定供給には，国内の農業生産の増大，安定的な輸入，備蓄の活用を適切に組み合わせていくことが基本的な考え方である．

貧困，気象変動や災害，紛争など，世界が抱える課題の解決に向けての取り組みを行わなければ，安定的な食料の確保は困難な状況である．

4）自然環境

フードシステム

生産・流通・消費までの一連の領域や産業の相互関係を体系（システム）として捉える概念．すなわち，農水産業からはじまり，食品製造業，食品卸売業，食品小売業，外食産業，最終消費の食生活までが相互に関連しながら全体をシステムとして捉える考え方．

食料生産には限りある資源が使われている．生産，加工，流通，消費のフードシステム[注]の各段階で，地球温暖化の原因となる二酸化炭素（CO_2）などの温室効果ガスが排出される．国連で2015年に採択された**持続可能な開発目標（SDGs）では，「責任ある生産と消費」という目標を達成する取り組みとして，食品ロス削減があげられている**．日本の食品ロスは，2017年度において，家庭284万トン，外食やスーパーなどの事業系が328万トンと推計されている．食品ロスを減らすことは，フードシステムで排出される温室効果ガスが減ることにつながる．気候変動による食料生産が受ける影響を減らすためにも，自然環境を守ることは重要である．

5）フードシステムと食の外部化・簡便化

食費支出に占める調理食品への支出額は，約11％である．**家庭内で行われていた調理や食事を家庭外に依存する割合が増え，食の簡便化，食の外部化が進んでいる**．特に1990年代から2000年にかけて調理済み食品である「中食」に対する支出が増加している．中食は，持ち帰ってすぐに食べられる調理済み食品であり，日持ちがしない惣菜類，弁当などである．この背景には，女性の就労率の増加，単身世帯の増加，高齢化，ライフスタイルの多様化などがあげられている．

食料の生産，流通，加工，消費というフードシステムの一連の流れにおいて，安全・安心が確実に保たれているかを確認することが難しくなっている．**安価な原料と低賃金の労働力の利用により，生産・加工そのものがアジアの国々にアウトソーシングされている**．

「食料・農業・農村基本法」において次のように規定している．

「食料は，人間の生命の維持に欠くことができないものであり，かつ，健康で充実した生活の基礎として重要なものであるにかんがみ，将来にわたって，

COLUMN

食料自給力の向上とは

国内の農林水産業が有する食料の潜在生産能力は，食料自給力であらわされる．これは，農産物として，農地・農業用水等の農業資源，農業技術，農業就業者で構成され，水産物は，潜在的生産量，漁業就業者から構成される．この食料自給力の維持向上には，農地の確保，労働力の確保，農業技術による単収向上や省力化が必要である．

表 6-1 ● 避難所における食提供の評価・計画のための栄養の参照量

目的	エネルギー・栄養素	1 歳以上，1 人 1 日あたり
エネルギー摂取の過不足の回避	エネルギー	1,800 ～ 2,200 kcal
栄養素の摂取不足の回避	たんぱく質	55 g 以上
	ビタミン B_1	0.9 mg 以上
	ビタミン B_2	1.0 mg 以上
	ビタミン C	80 mg 以上

良質な食料が合理的な価格で安定的に供給されなければならない」．国内の食料生産の維持と増大が図られることが必要である．

また，調理は，食物を安全かつ消化しやすい形にするための加工のプロセスであり，そのための調理技術が家庭のなかで継承されなくなってきている．調理は，食べ物を洗う，食べられない部分（廃棄部）を取り除く，食べやすい大きさ，調理しやすい大きさに切る，味付けをする，炒める，煮る，焼くなどの加熱をするなどのプロセスを通じ，食べる人の体調や好みに応じて食べ物を調整する行動である．この調理行動がまったくできなくても，食生活は営める社会環境が整っている．生活のなかで調理をする機会が減ることで，食べる直前の食べ物の状態しか知らない，分からないという状況も起こっている．食物を安全に，安心して食べられるには，多くのプロセスが複雑に絡み合っている．一人ひとりが，安全に食べる最低限の「調理」技術を身に着けておく必要がある．

3. 緊急時の栄養・食事管理

1）自然災害時の栄養・食事管理

近年，日本においては，地震や津波，豪雨による水害等，大規模な自然災害が各地で頻発している．**自然災害時においても，被災したなかで必要な栄養を確保または食料供給ができるよう，備えておく必要がある．**ライフライン[注]が停止している災害発生直後は，必要なエネルギー摂取量の確保が優先されるため，炭水化物中心の補給となるような食べ物（おにぎりやパン類，カップ麺など）に偏りやすい．避難が長期化すると，栄養素摂取にも偏りが出やすくなり，体重増加やメタボリックシンドロームの増加も報告されている．避難所における食事提供の栄養の参照量（**表 6-1**）に基づき，主菜，副菜などの炊き出しや弁当の提供などの取り組みも行われる．災害時に利用できる備蓄食品での献立を事前に決めておくなどの準備もある．

災害の発生を想定し，まずは，各家庭で食料を備蓄しておくことが必要である．

次に，自治体においても，避難所において良好な生活環境が確保できるように取り組んでいる．災害を想定した対応のガイドラインやマニュアルなど

ライフライン
水道，電気，ガスなど日常生活を維持していくために必要な公共公益設備，電話，インターネット等の通信設備，各種物品の輸送や人の移動に用いる鉄道などの物流機関などをさす．

を備えておくことが大切である．

また，避難所には地域の多様なライフステージ，健康状態の方々が集まってくる．そのため，栄養・食生活の支援に際して配慮すべき事項を有する人々（要配慮者）への対応は重要となる．咀嚼機能低下者，疾病上の食事制限者，食物アレルギー患者，乳児，妊婦や授乳婦，高齢者等，さまざまな配慮に備えた準備が必要である．たとえば，高齢者や乳幼児に対応した軟らかい料理，アレルギー対応食品，特別用途食品である乳児用粉ミルクや液体ミルクなどである．

2）事故や災害発生時の給食施設での栄養・食事管理

給食施設で事故が発生したり，災害の発生により，給食の提供が停止してしまうと，給食利用者に食事の提供ができなくなる．なかでも，高齢者施設など，施設が生活の場となっている3食の食事を提供する施設においては，食事提供が停止になると，施設利用者の栄養補給ができなくなる．

給食施設において発生する事故としては，食中毒や火災がある．いずれの事故も，被害を最小限に食い止めることが優先される．特に食中毒は，多数の人に被害がでるため，ただちに給食提供を停止し，保健所に連絡するなど，適切な対応が求められる．

事故発生時にも食事提供が継続できるように，事故発生に備えた事前の準備が必要である．災害時を想定した食料や水，食器具などを2～3日分備蓄し，ライフラインが復旧するまで自力で食事提供ができるように備えておく必要がある．また，平時より他施設と連携協力をし，自施設で食事提供ができなくなった場合を想定し，他施設から食事提供を受けられるように協定を結ぶなどをしておく．

Chapter

7

連携と協働

学修到達ポイント

①幅広い分野，業種における管理栄養士の役割を説明できる．

②連携・協働するために，他職種の役割と専門性を説明できる．

③連携・協働には協調性とリーダーシップの双方が必要であることを説明できる．

本章では，管理栄養士として求められる10の基本的な資質・能力の7つめとして，連携と協働について学ぶ．「栄養・食を通して，人々の健康と幸福に貢献する」ためには，栄養管理を必要とする人々に関わる関係者の役割を理解し，協調性をもって連携・協働することで，よりよい食生活の実現に貢献する資質・能力が必要である．

1. 管理栄養士の役割と関係職種との連携・協働

管理栄養士・栄養士は，胎児・乳幼児期から高齢期まで，あらゆる年齢の人々の栄養状態の改善と維持はもとより，傷病者や被災者への栄養管理など，「誰一人取り残さない栄養政策の推進」に深く関与している．

管理栄養士は他の医療職と異なり，**栄養と食の専門職として，保健・医療・福祉・教育など多様な職域で幅広く活躍の場がある**ことが特徴であり，強みである．それは，栄養と食に関する専門性が，ライフコース[注]や健康状態を限定することなく，すべての国民に必要とされるためである（**図 7-1**）．

共通することは，**食事の重要性に焦点をあて，“人”と接する**ことであり，管理栄養士が活動している場は，①病院，診療所などの医療施設や介護保険施設，介護医療院，②学校，③児童，高齢者，障がい児（者）の福祉施設，④保健所や市町村などの地域保健，⑤事業所などの産業保健，⑥管理栄養士の教育養成施設や研究施設，⑦自衛隊や矯正施設など多種多様である．

また，専門性を発揮し，対象者の自己実現に応えるためには，保健・医療・福祉関係者，教育関係者，農林漁業者，食品関連事業者，ボランティア等，さまざまな関係者と連携・協働[注]することがきわめて重要である．専門職として，スキルをもって人々のよりよい食生活の実現に貢献するために，管理栄養士に求められる役割と資質・能力を概説する．

ライフコース
個人が人生の間にたどる道筋のこと．個人がたどる多様な人生のあり方を捉える概念．

連携
同じ目的をもつ人たちがつながり，協力し合って物事を行うこと．“つながる”と“行う”がポイント．

協働
同じ目的の達成のために，人々が協力し合って働くこと．“目的達成”と“働く”がポイント．

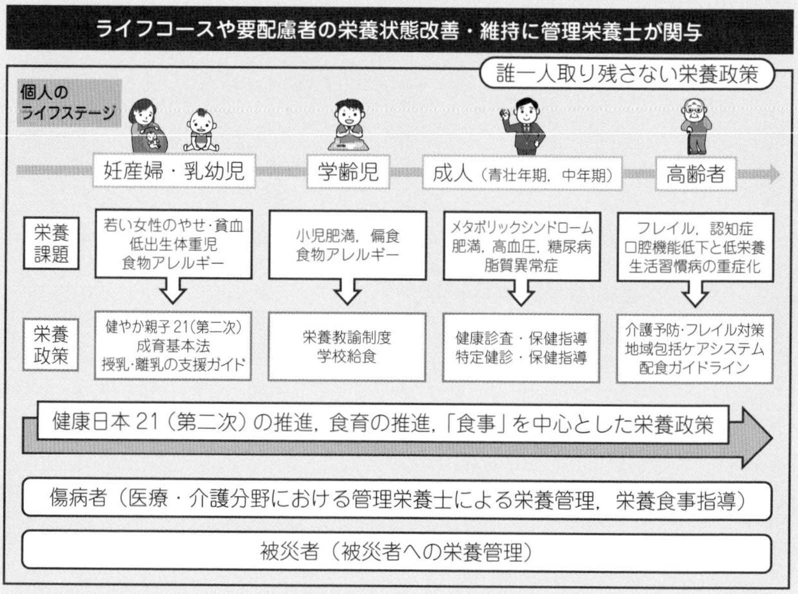

図 7-1 ● 誰一人取り残さない栄養政策の推進

（参考：日本の栄養政策．厚生労働省健康局健康課栄養指導室）

1）ライフコースや要配慮者の栄養状態改善・維持に管理栄養士が関与

❶ 妊娠期から乳幼児期

妊娠・出産・育児はそのすべての期間において，母子ともに肉体的・精神的に大きな変化がみられる時期であり，低体重（やせ）の若い女性や低出生体重児[注]の割合の増加等を踏まえ，妊産婦の安全な妊娠・出産と産後の健康の回復に加えて，子どもの生涯にわたる健康づくりの基盤の確保は重要である．**乳幼児期は心身機能や食行動の発達が著しい時期**であることを踏まえ，「授乳・離乳の支援ガイド[注]」の普及を進めるなど，栄養指導の充実を図るとともに，「健やか親子 21（第二次）[注]」の趣旨を踏まえ，疾病や障害，経済状態などの個人や家庭環境の違い，多様性を認識した栄養指導を含む母子保健サービスの展開を推進する．また，乳幼児健診のデータ（身体発育状況）は栄養状態を反映する重要な指標であるため，集団の状況を経年的に評価し，肥満や栄養不良などの課題を明らかにするとともに，個人支援が必要な子どもを特定する．

さらに，就学前の子どもが，発育・発達段階に応じて健全な食生活を実践し，健康な生活を基本とした望ましい食習慣を定着させるとともに，豊かな食体験を積み重ねていくことができるよう，保育所，幼稚園および認定こども園等において，家庭や地域と連携しつつ，さまざまな食育を推進する．

低出生体重児
出生時の体重が 2,500 g 未満の新生児のこと．

授乳・離乳の支援ガイド
妊産婦や子どもに関わる保健医療従事者が基本的事項を共有し，一環した支援を進めるための手引き（2019 年 3 月改定）．

健やか親子 21（第二次）
「すべての子どもが健やかに育つ社会」の実現をめざし，関連機関·団体が一体となって推進する母子保健の国民運動計画．

特定健康診査・特定保健指導
40 歳から 74 歳までの方を対象に，メタボリックシンドロームに着目した健診と保健師，管理栄養士等による生活習慣改善指導．

❷ 学齢期

児童・生徒が「食」や「栄養」に関する正しい知識や望ましい食習慣を身に付け，適切な栄養の摂取による健康の保持増進をめざして，食に関する指導や学校給食の充実がはかられている．

また，やせや肥満が心身の健康に及ぼす影響等，健康状態の改善に必要な知識を普及するとともに，食物アレルギー等，食に関する健康課題を有する児童・生徒に対しての個別の相談指導を行うなど，**望ましい食習慣の形成**に向けた取り組みを推進する．

❸ 成人（青壮年期，中年期）

20 歳代から 30 歳代の若い世代は，他の世代と比べて朝食欠食の割合が高く，栄養バランスに配慮した食生活を送っている人が少ないなど，健康や栄養に関する実践状況に課題がみられる．高校や大学，企業とも連携し，**若い世代が食に関する知識を深め，食生活の改善に取り組んでいける**よう，マスメディアやインターネット，SNS（ソーシャルネットワークサービス）等を通じて効果的な情報発信を行う．

また，**生活習慣病の発症予防と重症化予防の徹底**（非感染性疾患（NCDs）の予防）に向け，特定健康診査・特定保健指導[注]においては，対象者自らが生活習慣の課題に気付き，自己の行動変容につながるよう，一人ひとりの健康状態に応じた具体的な栄養指導を行う．

さらに，食品関連事業者や飲食店，企業においても，健全な食生活を実践できるよう，「健康な食事（スマートミール）・食環境認証制度[注]」や食品の栄養表示のさらなる普及啓発に取り組む．

❹ 高齢期

健康寿命[注]の延伸に向け，高齢者においては生活習慣病が依然課題の一つであるが，その一方で特に重大な問題となっているのが，咀嚼能力や消化・吸収率，運動量の低下に伴う食事摂取量の低下による低栄養，およびそれに起因したフレイル[注]やサルコペニア[注]といった**高齢による衰弱状態**である．

高齢期への対応としては，地域包括ケアシステムのもと，地域や高齢者施設における栄養ケア・マネジメントを基本とした栄養管理や，個々の高齢者の特性に応じた生活の質（QOL）の向上がはかられるよう健康管理支援を進めている．また，増大する在宅療養者に対する食事支援や訪問栄養食事指導に加え，**高齢者の孤食の防止と社会参加を促進**するため，地域の通いの場での健康支援型配食サービス[注]の普及など，地域における栄養ケアサービスの需要増大に対応している．

❺ 傷病者

疾病等の罹患者への対応として，医療機関では管理栄養士を中心に栄養管理体制が整備され，患者個々の健康・栄養状態に応じた入院時食事療養やチームでの栄養管理のほか，入院・外来・在宅患者等に対する栄養食事指導等が

健康な食事（スマートミール）・食環境認証制度
外食・中食・事業所給食で，主食，主菜，副菜の揃う食事を継続的に，健康的な空間で提供している店舗や事業所を認証する制度．

健康寿命
健康上の問題で日常生活が制限されることなく生活できる期間のこと．

フレイル
加齢により体力や気力の余力が減り，心や体，社会的な機能が低下した状態のこと．長時間放っておくと要介護状態になる危険性が高まる．

サルコペニア
加齢により筋肉量が減少し，筋力の低下や身体機能が低下した状態．

地域包括ケアシステム
高齢者が可能な限り住み慣れた地域で自分らしい生活を営むことができるよう，医療，介護，介護予防，住まいおよび自立した日常生活の支援が包括的に確保される体制．地域特性に応じて，医療介護サービス保障を強化し，「自助」「互助」「共助」「公助」で支え合う一体的な仕組みづくりが行われている．

健康支援型配食サービス
適切な栄養管理に基づく配食サービスを地域の共食の場に活用し，地域高齢者の低栄養・フレイル予防を推進．

診療報酬
保険診療の際に医療行為等の対価として計算される報酬.

介護報酬
介護保険が適用される介護サービスにおいて，そのサービスを提供した事業所・施設に対価として支払われる報酬.

公的医療保険の対象となっている．また，診療報酬[注]はもとより，介護報酬[注]という形で制度的に評価・保障され，**管理栄養士による栄養管理を評価することで，患者や要介護者等の状態に合わせた適切な栄養管理が可能**となっている．さらに，病院から在宅医療におけるシームレスな栄養管理として，栄養管理情報の提供や摂食嚥下機能に応じた食事提供の継続，医療機関での外来栄養食事指導の充実，在宅患者訪問栄養食事指導における多職種連携が進められている．

❻ 被災者

近年，地震や津波，水害などの大規模災害が国内各地で頻発し，被災地における避難所などの食事制限や避難所格差，摂取できる栄養素の偏りが課題として顕在化している．このような大規模災害時においても，**被災者の早期自立と健康の維持増進に向けた栄養・食生活支援活動**が求められている．災害対策基本法[注]や災害救助法[注]，自治体ごとの防災計画に基づく平常時からの備えに加え，発災時は被災地外自治体栄養士や災害時健康危機管理支援チーム（DHEAT），日本栄養士会災害支援チーム（JDA-DAT）などの医療支援チーム（**表 7-1**），自治体保健師等の保健活動チームと連携することにより，被災地における円滑かつ的確な栄養・食生活支援活動が可能となる（**図 7-2**）．

災害対策基本法
日本国民の生命・身体・財産を災害から保護することにより，社会秩序の維持と公共の福祉の確保に資することを目的とする法律.

災害救助法
災害が起きたときに応急救助を行い，被害者を保護し社会の秩序を守り維持することを目的とする法律.

2）医療機関で働く管理栄養士「医療チームの一員として疾病の早期治癒に貢献」

❶ 医療機関での役割

病院や診療所など医療機関で働く管理栄養士の役割は，**臨床栄養管理と給食経営管理**である．多様化・高度化する患者一人ひとりの病状に合わせた栄養管理として，病状に適応した食事提供，入院・外来患者，家族を対象とした個別栄養食事指導や患者教室などの開催により，疾病の早期治癒を図ると同時に，入院生活のなかでも食事が楽しみとなるよう，旬の食材の使用や行事食などを工夫し，病院給食の充実を担う．

近年では，患者の状況に的確に対応した医療提供に向け，栄養サポートチーム（nutrition support team; NST）などの医療チームを構成する病院が増えている．チーム医療では，医師・看護師・薬剤師・理学療法士など**多種多様な専門職が連携・補完し，治療の目的と患者情報を共有し，業務を分担するとともに，互いに連携・補完**することにより，外科手術後の患者や，低栄養の患者などに対し，合併症や副作用の危険性を踏まえた栄養療法の提案，医師らに治療に効果的な食品情報を提供するなど高度な栄養管理を行っている（**表 7-2**）．

このような**効果的な栄養食事指導は，治療効果を高めて入院期間が短縮され，医療費削減の実現や患者負担の軽減が期待**される．また，病状が安定した回復期患者[注]に対しては，リハビリテーションも加味した栄養管理を行い，患者の早期社会復帰をめざす「回復期リハビリテーション」が積極的に取り

回復期患者
回復期とは，患者の容態が危機状態（急性期）から脱し，身体機能の回復を図る時期．合併症等を予防しつつ，リハビリテーションを実施する.

表 7-1 ● 災害時の栄養・食生活支援活動において連携が望まれる医療支援チーム（主なもの）

チーム名	略称	主な活動内容
災害時健康危機管理支援チーム（Disaster Health Emergency Assistance Team）	DHEAT	1 チームは公衆衛生の医師と保健師，事務担当者，薬剤師，管理栄養士ら 5 人程度で構成．水や食料，感染症，生活支援，廃棄物などの分野で，「公衆衛生」の観点から被災地のニーズをつかみ，自治体や保健所に助言する．DMAT や DPAT との調整役も担う．厚生労働省が養成
日本栄養士会災害支援チーム（The Japan Dietetic Association-Disaster Assistance Team）	JDA-DAT	「災害発生地域において栄養に関する支援活動ができる専門的トレーニングを受けた栄養支援チーム」と定義．災害支援管理栄養士等 2 ～ 3 名と被災地管理栄養士等 1 名で構成され，国内外で大規模災害が発生した地域において，避難所，施設，自宅，仮設住宅等で被災者に対する栄養に関する支援活動ができる専門的なトレーニングを受けた栄養支援チーム
災害派遣医療チーム（Disaster Medical Assistance Team）	DMAT	医師，看護師，業務調整員（医師・看護師以外の医療職および事務職員（救急救命士・薬剤師・診療工学技士・臨床検査技師・理学療法士・作業療法士・放射線技師・社会福祉士・コメディカル・事務員等）で構成され，大規模災害や多傷病者が発生した事故などの現場に，急性期（おおむね 48 時間以内）に活動
日本医師会災害医療チーム（Japan Medical Association Team）	JMAT	日本医師会が被災地以外の都道府県医師会ごとにチーム編成し，被災地医師会からの要請に基づいて派遣．災害発生から 72 時間以降撤退する DMAT と交替するように被災地に派遣され，地域の医療体制が回復するまでの間，医療支援を続ける ①避難所・救護所等の被災者への医療，健康管理 ②避難所等の公衆衛生対策：感染症対策，避難者の健康状態，食生活の把握と改善 ③在宅患者の医療，健康管理
災害派遣精神医療チーム（Disaster Psychiatric Assistance Team）	DPAT	被災地域の精神保健福祉ニーズの把握，他の保健医療体制との連携，各種関係機関等とのマネジメント，専門性の高い精神科医療の提供と精神保健活動の支援．精神科医師，看護師，事務調整員，ニーズにより児童精神科医師，薬剤師，保健師，精神保健福祉士や臨床心理技術者等を含めて構成．都道府県等で組織される

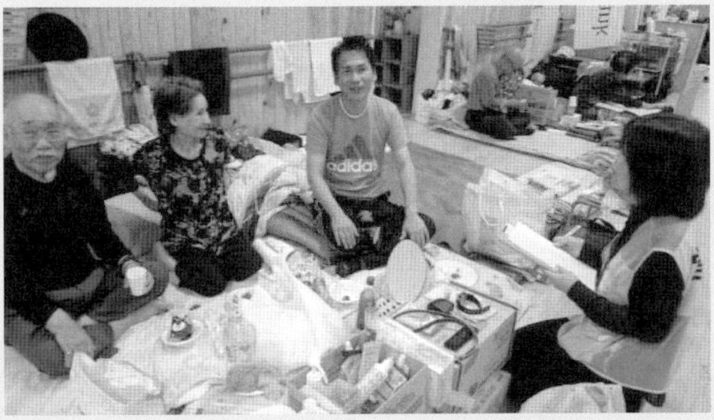

図 7-2 ● 災害時における栄養・食生活支援活動（避難所における個別栄養相談）

組まれている．そのため管理栄養士は，**常に進歩する医療の知識や技術を学び続け，結果が出せる最良の指導を積み重ねる**必要がある．

また，通院患者が中心となる診療所においても，重症化予防や治療効果の持続のため，病院から診療所（病診連携[注]），介護施設や在宅療養までシームレスな栄養管理情報の連携促進が重要である．（☞地域の実践レポート①）

病診連携
病院と診療所がそれぞれの役割，機能を分担し，互いに連携しながら，より効率的，効果的な医療を提供すること．

表 7-2 ● NST における主な関係職種の役割

医　師	病状に合った栄養補給の方法などの決定を行う
歯科医師	咀嚼および摂食･嚥下機能の評価，および必要な歯科治療を行い，摂食･咀嚼等の口腔機能訓練について指導管理を行う
看護師	カテーテルの管理，栄養・食事のチェック，身体測定，NST 診療録の管理を行う．特に，①患者の身体状況を確認し，正確な情報をチームにアドバイスすること，②患者に栄養状態の実状を把握してもらい，協力してもらうことが重要である
薬剤師	輸液製剤の無菌的な調製，薬学的見地より栄養状態，処方内容を検討する．特に輸液製剤・経腸栄養剤と薬剤との相互作用や，消毒剤と消毒方法の検討を行う
管理栄養士	NST において管理栄養士は患者の食事摂取量や摂取状況など情報をもとに食事量や食事形態の調整を行う．管理栄養士は栄養に関する専門的な知識を持つ者として NST の中心となる
歯科衛生士	口腔衛生状態を観察・評価し，医療器具や薬剤を使用した専門的口腔清掃や，口からおいしく安全に食べられるよう「摂食機能訓練」を行う
臨床検査技師	血液，尿，便などの体液成分を分析して，患者の栄養状態や消化吸収機能を評価し，チームにアドバイスを行う
言語聴覚士	嚥下（飲み込み）機能を評価し，嚥下訓練，食事形態（普通食･刻み食･とろみ食など）の提言，口腔清掃などのケアを行う
作業療法士	「食べる」という動作について，「姿勢の調節→箸などで食物を口に運ぶ→咀嚼・嚥下」が一連の動きとなるよう治療・指導・援助を行う．患者や家族と家事動作の訓練をすることもある
理学療法士	病態に応じて食事や嚥下に適した姿勢になっているか，全身的な視点から評価し，アドバイスや治療を行う
臨床工学士	医療機器の専門職．生命維持管理装置（人工呼吸器，人工心肺装置，人工腎臓装置など）の医療機器の操作，および保守点検を行う

さらに，高齢化や疾病構造の変化，高度先進医療の普及による国民医療費の増大を受け，フードサービスマネジメント（給食経営管理能力）も必要である．

❷ 関係職種との連携・協働

管理栄養士の役割は，NST の普及とともに大きく変わった．厨房から病

COLUMN

管理栄養士が NST の一員として他職種から期待される役割

患者の食べることへの欲求を引き出すために，医師や看護師，薬剤師，リハビリテーションスタッフらとの情報交換や意見交換など連携が重要である．患者のベッドサイドにおいては，身体計測を含む栄養アセスメントを行い，嗜好調査や食事指導など病棟担当管理栄養士，いわゆる臨床管理栄養士としての役割が求められる．患者との関わりのなかで，食を通して知り得る患者の嗜好や生活状況，あるいは経済的状況など管理栄養士が知り得る情報も多く，栄養管理の専門家として中心的役割を担い，職種間の連携や調整的役割が望まれる．

また，食は単なるエネルギー補給ではなく，治療の一環として，患者あるいは家族自らが，栄養療法を継続していくことが必要である．患者の病態を理解し，患者や家族の負担や不安の要因を引き出し，専門的知識や技術を用いたアドバイスと，実践方法を指導してほしい．

棟へと活動の場は広がり，チーム医療においては，医師や看護師と対等な関係で専門的役割を担うとともに，身体状況や栄養状態，生活環境に応じた具体的な栄養管理が求められている．とりわけ，栄養サポートチーム（NST）は，職種の壁を超えたチーム医療の代表といえる．栄養管理という同じ土俵の上に立ち，共通する目標に向かって，医師，看護師，薬剤師，管理栄養士のほか，歯科医師や歯科衛生士，臨床検査技師，医療事務員，資材事務員，リハビリテーション部スタッフなどが参加して，各職種の専門性を発揮することが，チーム全体の質の向上につながる．**チーム医療の具体的な効果として，病気の早期発見，治癒促進，重症化予防など医療の質の向上，医療の効率化による医療従事者の負担軽減，医療の標準化による医療安全の向上**などが期待される．

3）学校で働く管理栄養士「成長期に必要な食事と栄養に関する知識を提供」

❶ 学校での役割

学校で働く管理栄養士は，小・中学校（特別支援学校を含む）や学校給食

☞ **地域の実践レポート①**

「栄養管理連携パスの構築～医療から介護までシームレスな栄養管理をめざして」

住民が住み慣れた地域で安心して過ごせるよう，病院・介護施設を中心に，食形態や栄養管理情報を伝達する「栄養管理ファイル」と「食形態基準図表」を作成し，運用しました．結果，療養者本人や家族の安心確保，移動先施設の受け入れ体制の早期整備，ショートステイや配食サービス利用時の適切な情報提供等につながりました．作業量も多く，苦労もそれなりにありましたが，管内病院・施設栄養士の積極的な姿勢により，やりがいも大きい事業でした．地域包括ケアシステムにおいて，管理栄養士の関わりも前進しており，食生活の面から住民の健康を支える役割がさらに求められています．保健・医療・介護各領域の管理栄養士による相互連携や多職種連携の強化，地域ネットワークの構築などが望まれます．

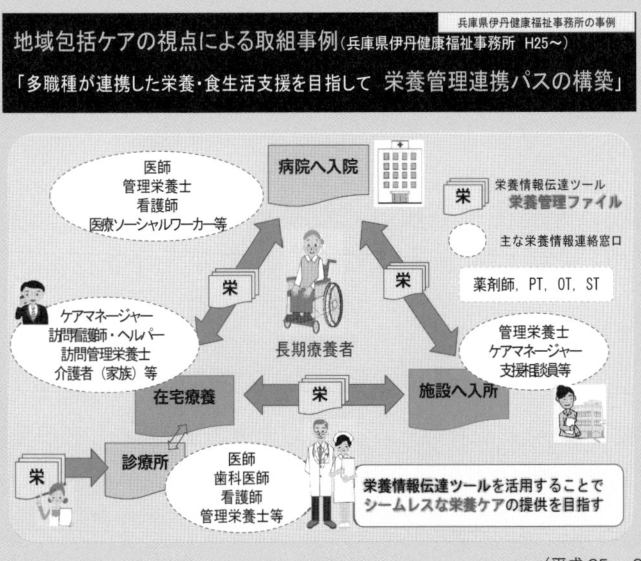

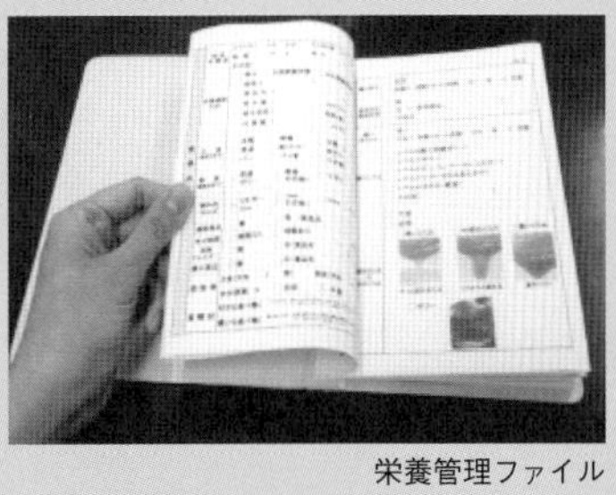
栄養管理ファイル

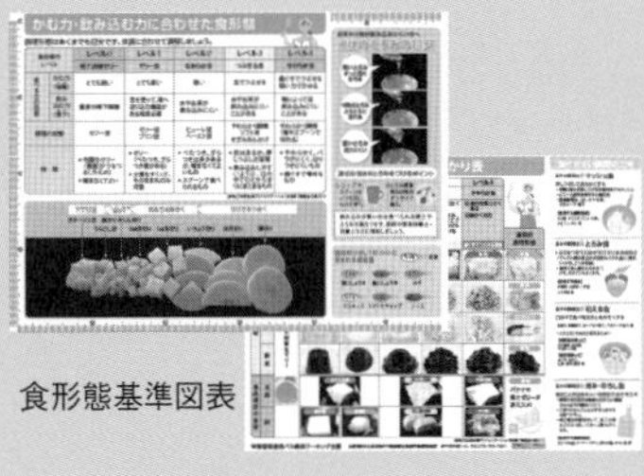
食形態基準図表

（平成 25 ～ 28 年，兵庫県阪神北県民局伊丹健康福祉事務所）

センターおよび夜間定時制高校などに勤務し，「学校給食の目標」の趣旨を踏まえ，**児童・生徒の成長に必要な栄養計算を施した給食の献立作成や，食材の選定や購入，調理場の衛生管理など，栄養・給食管理**を担当する．

2005 年 4 月にスタートした栄養教諭[注]制度により，**学校には，学校給食管理を職務とする学校栄養職員と，学校給食管理に加えて，食育基本法を踏まえた学校における食育の計画，食に関する指導を行う栄養教諭の二体制**となっている．学校栄養職員は管理栄養士または栄養士の資格があればなることができるのに対し，栄養教諭は管理栄養士または栄養士の資格に加え「栄養教諭免許」が必要である．

栄養教諭
児童・生徒に望ましい食習慣を身に付けさせることを目的に，栄養に関する専門性と教育に関する資質をあわせもつ教育職員．

学校栄養職員はほぼすべての小学校に配置され，給食指導，食べ方指導を行う．栄養教諭は，学習指導要領[注]に示された食育の推進を踏まえ，学校の食に関する指導にかかる全体計画の策定，教職員間や家庭との連携・調整等において中核的な役割を担っている．

学習指導要領
文部科学省が告示する初等教育および中等教育における教育課程の基準．

また，やせや肥満が心身の健康に及ぼす影響等，健康状態の改善に必要な知識を普及するとともに，食物アレルギーなど食に関する健康課題を有する児童・生徒に対して個別相談指導を行うなど，望ましい食習慣の形成に向けた取り組みを推進する．

食育基本法
「食育」とは生きるうえでの基本であり，知育・徳育・体育の基礎となる．さまざまな経験を通じて食に関する知識と食を選択する力を習得し，健全な食生活の実現をめざす．とくに子ども達に対する食育は，心身の成長および人格の形成に影響を及ぼし，生涯にわたって健全な心と身体を培い，豊かな人間性を育む基礎となる．

❷ 関係職種との連携・協働

学校教育活動全体で組織的に食育の推進に取り組むためには，学校長・教頭等管理職，保健主事，養護教諭のほか，学級担任の教諭，学校医，学校歯科医，学校薬剤師等の専門家らが，互いの役割を明らかにし，連携して食育の目標や具体的な取り組みについての共通理解をもつことが必要である．

各学校では，食に関する指導の時間が十分に確保されるよう，栄養教諭を中心に教職員連携・協働により，学校の食に関する指導にかかる全体計画の作成や，校長や他の教職員への研修の充実，全教職員が食に関する指導体制を充実するための教材作成等の取り組みを促進する．

また，**保護者の理解と協力のもとに，地域の生産者団体等とも連携**し，学校教育をはじめとするさまざまな機会を活用して，児童・生徒に対する農林漁業体験や食品の調理に関する体験等の取り組みを推進し，その成果を広く周知普及する．

4）福祉施設（児童福祉施設）で働く管理栄養士「子どもの発育・発達を栄養面からサポート」

❶ 児童福祉施設での役割

乳児院[注]，児童養護施設[注]や保育所など児童福祉施設で働く管理栄養士は，**子どもたちの健康な心と体を育むため，一人ひとりの子どもの年齢や発育・発達に基づく食事計画や食育計画を作成し，安全な食事提供と栄養管理**を行っている．とりわけ，体調不良，食物アレルギー，障がいのある子どもなど，一人ひとりの子どもの発育の個人差，心身の状態等に応じた献立を考え，調理する必要がある．

乳児院
1 歳未満の乳児を入院させて養育し，あわせて退院した者について相談その他の援助を行う児童福祉施設．

児童養護施設
孤児や虐待児童など，環境上養護を要する児童を入所させて養護し，あわせて退所した者に対する相談その他の自立のための援助を行う施設．

また，子どもたちが生活と遊びのなかで，意欲をもって食に関わる体験を積み重ね，食べることを楽しみ，健康な生活の基本としての「食を営む力」の育成に向けた基礎を培うため，食事のマナーを教えたり，行事食や郷土料理などの食文化に触れさせたり，調理と栄養の知識を伝えることも重要である．

❷ 関係職種との連携・協働

乳児院，児童養護施設では，入所している子ども達の養育を支え合うためにも，児童指導員や臨床心理士，保育士，看護師，保健師など他職種のスタッフとの連携が非常に重要である．

保育所，幼稚園および認定こども園[注]等においては，施設長や保育士・幼稚園教諭・保育教諭，調理員等と連携し，食育計画の立案や効果検証を行うとともに，嘱託医，かかりつけ医等の指示や協力のもとに，子どもの心身の状態に応じた適切な食事対応が求められる．

認定こども園
幼稚園および保育所等における小学校就学前の子どもに対する保育および教育ならびに保護者に対する子育て支援の総合的な提供を行う施設．

また，子どもが自らの感覚や体験を通して，自然の恵みとしての食材や食の循環・環境への意識，調理する人への感謝の気持ちが育つように，子どもと調理員等との関わりや，調理室など食に関わる保育環境への配慮も必要である．

さらに，保護者や地域の多様な関係者との連携および協働のもとで，食に関する取り組みや食育が進められるよう，関係機関等との日常的な連携を図り，必要な協力が得られるよう努める．（☞地域の実践レポート②）

5）福祉施設（高齢者・障がい者施設）で働く管理栄養士「個々の身体機能に応じた適切な食事提供」

❶ 高齢者・障がい者施設での役割

介護老人保健施設，特別養護老人ホーム，障がい者（児）施設等の福祉施設で働く管理栄養士は，施設入所あるいは地域で生活する高齢者・障がい者（児）が，**その人らしい日常生活を営めるよう栄養管理を行い，身体の機能に合わせた適切な食事を提供**する．

高齢者においては摂食能力，障がい者では重症度などに個人差が大きく，栄養ケア・マネジメントサイクルに基づく個人対応のみならず，多職種と協働して利用者の生活の質（QOL[注]）を満たしていくことが強く求められる．

QOL：quality of life
「人生の質」「生活の質」などと訳されることが多く，生きるうえでの満足度をあらわす指標のひとつ．

栄養管理では，栄養ケア計画の作成を含む栄養ケア・マネジメントを行うなど，ケア・マネジメントの一翼を担う資質が求められ，より専門性が高まっている．また，個人差の大きい障がい者（児）においても，障害者自立支援法において同様の栄養ケア・マネジメントが必要となっている．

栄養ケア・マネジメントの目的は，スクリーニング・アセスメント・モニタリングを通して，一人ひとりの利用者をよりよい栄養状態に導くことであり，おいしく楽しく安全な食事提供が求められる．具体的には，個々の利用者の栄養状態を適切に評価し，低栄養状態などのリスクの有無，課題を踏まえた栄養ケア計画を作成するとともに，本人や家族の同意を得たうえで，計画に基づいた食事提供を行う．食事時には，利用者の喫食場所を訪れるミールラウンド[注]を行い，食事の様子を観察することで，食べ残しがないか，水分がとれているかなどを確認し，栄養状態の評価，摂食嚥下機能の評価などを個別に行うとともに，問題があれば他職種と協力して改善に導く．

☞地域の実践レポート②

「園から家庭，地域へつなぐ食育推進～行政栄養士が食育推進のキーパーソンとなり，保健，教育，農業商業関係者，住民との連携強化と協働が実現」

子ども達が心身ともに健やかに育つことをめざして，管理栄養士養成校とも連携し，肥満児出現率の伸びが大きい就学前園児に対する食育実践を家庭，地域に広く普及しました．

平成 15 年はモデル幼稚園 3 園を選定し，実効性のある「食育プログラム」の開発に着手，平成 16 年は幼児の食生活調査から実態を把握し，より発育発達に応じた食育プログラムに改編しました．平成 17 年は「食育推進ガイドブック」を作成し，園を中心に広く普及するとともに，園での食育実践を支援する食育サポーターを養成しました．平成 18 ～ 20 年は，管内すべての認可保育所･幼稚園 165 園において，食育プログラムが自主的かつ継続的に行われることをめざし，教諭・保育士等を対象とした人材育成研修会を開催し，食育実践技術の向上を図るとともに，園への食育サポーターの派遣，媒体貸出等の支援を行いました．

3 か年の食育参加者数は延べ 16,000 名となり，家庭での実践記録からも，園児は自分の体や食に関心をもった，保護者は食育への関心が高まった等，家庭を巻き込んだより効果的な食育実践が進みました．また，園においては“食育計画の作成”や“食育の強化学習”が進展し，就学時の肥満児出現率の減少など生活習慣病予防にもつながりました．これら一連の事業を通じて，多くの人を巻き込み，一緒に目標に向かって進めていくというスケールの大きさに行政栄養士の魅力とやりがいを強く感じました．

幼児からの食育プログラムの開発と普及（H15～）

◆食育プログラム（全5回）
園児（体験学習）、保護者（食べ物通信）

◆普及プログラム「食べ物がウンチになるまで～野菜の働き～」
野菜嫌いの子が多い、毎日排便している子が少ない

◆幼児はもちろん職員自らが実践することで食育に関する意識が高まり、園における食育計画の策定が進んだ。

◆幼児が家庭において伝え、実践することで、継続的な食育実践となり、肥満児出現率が減少した。
（東播磨地域3市2町、165園、60,000名参加）

	活動内容	活動ポイント	媒体
導入	野菜の断面図クイズ	野菜の外と中が違うように自分たちの体の外と中も違うことを知る	野菜のおなか
展開	消化・吸収・排泄の流れを知る 食物繊維を知る いいウンチを出す方法を考える	食べた物が消化され、排泄される流れを知る 野菜やきのこを触り、食物繊維を体験する トイレを我慢したり、野菜を食べないといいウンチが出ないことを知る	エプロンシアター ペープサート実物食品（レンコン、セロリ、エリンギ、昆布）
まとめ	食物繊維が含まれている食品を知る	食物繊維は、野菜やきのこ、果物に多く含まれていることを知る	ペープサート

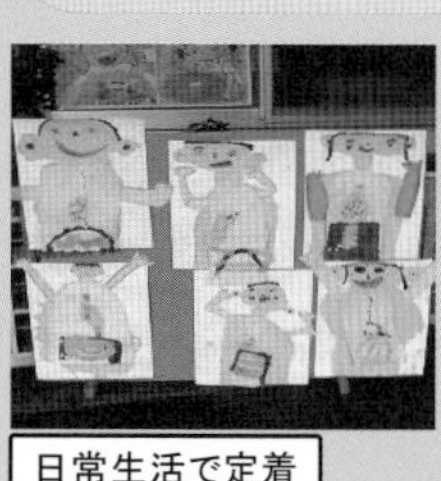

日常生活で定着

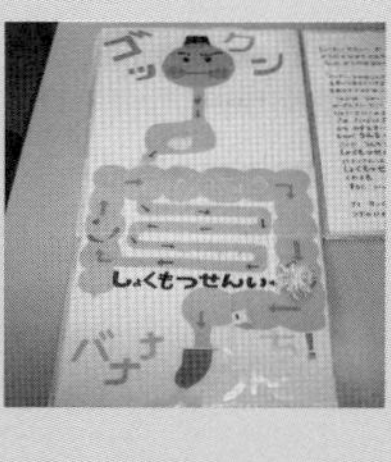

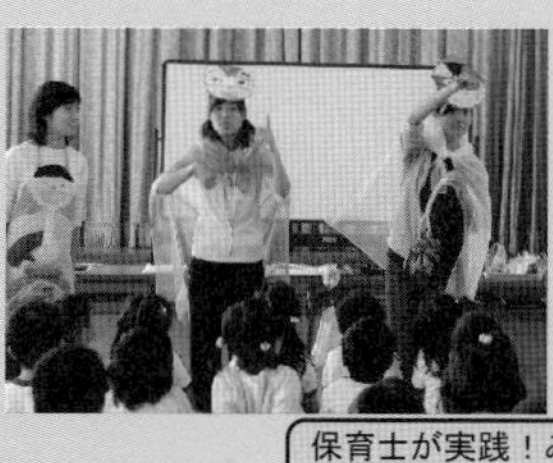

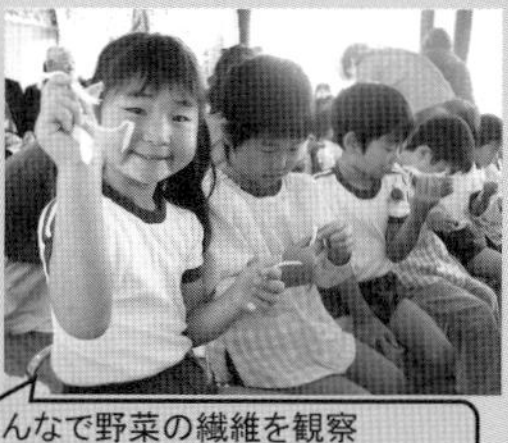

保育士が実践！みんなで野菜の繊維を観察
「食物繊維はいいウンチを出すのに必要ですよ～」

（平成 15 ～ 20 年，兵庫県東播磨県民局加古川・明石健康福祉事務所）

表 7-3 ●2018 年度介護報酬改定の主なもの

再入所時栄養連携加算	施設の管理栄養士が当該入所者が入院していた医療機関を訪問したうえ，医療機関の管理栄養士と連携し，再入所後の栄養管理に関して調整した場合の評価
低栄養リスク改善加算	低栄養状態を改善する計画を作成し，定期的に食事の観察を行い，当該入所者ごとの栄養状態，嗜好等を踏まえた栄養・食事調整等を実施した場合の評価
栄養スクリーニング加算	介護職員等でも実施可能な栄養スクリーニングを定期的に行い，介護支援専門員に文書で提供した場合の評価

ミールラウンド
食事の観察のことで，食事の仕方や姿勢，量，飲み込みの反応，口の動き，咀嚼の具合，食塊形成の程度などを確認する．

さらに，食が細くなりがちな高齢者のために，季節ごとの行事食やイベントなどを催して，食べる意欲を引き出す工夫も必要である．

なお，地域包括ケアシステムの推進を図るため，2018 年度介護報酬改定では，再入所時栄養連携加算，低栄養リスク改善加算，栄養スクリーニング加算が新設された（**表 7-3**）．

❷ 関係職種との連携・協働

医師，歯科医師，看護師，介護支援専門員，生活相談員，介護職員，リハビリテーション職員らと連携し，家族とともにチームで高齢者・障がい者（児）の健康を支える．

栄養ケア・マネジメントにおいては，介護職員や看護師などと情報を共有するため，カンファレンスや会議などを行う．また，利用者の身体状況を診療録から確認するとともに，身体状況や食事摂取状況については看護師の協力をえてアセスメントし，栄養ケア計画を作成する．なお，栄養ケア計画は介護支援専門員に提供し，プランを実施しながらモニタリングし，評価を行う．

6）行政で働く管理栄養士「乳幼児から高齢者まで地域住民の健康づくり」

❶ 行政（地域保健分野）での役割

国，都道府県や市町村などの本庁や保健所，市町村保健センターなどに勤務する管理栄養士は，地域保健法や健康増進法，高齢者医療確保法，母子保健法，食育基本法などさまざまな法律に基づき，自治体ごとの健康増進計画や食育推進計画などを策定し，**全世代の地域住民の栄養・食生活の改善や，食環境整備**[注]**など公衆栄養を推進**する役割を担っている．

都道府県と市町村の役割は，都道府県が専門的で広域的な業務を担当し，市町村が住民に対する直接的な保健サービス（対人保健サービス）を担当している．行政栄養士の役割は，厚生労働省「地域における行政栄養士による健康づくりおよび栄養・食生活の改善について（2013 年 3 月）」により示されており，配置人数が限られるなかで，「健康日本 21（第二次）[注]」を推進するための方針として，おのおのが担うべき業務の基本的な考え方と具体的な内容が示されている．具体的には，効果的な施策推進の方法として，人口動態や死亡状況などの既存資料を適切に用いて，**地域において優先される健**

食環境整備
健康づくりを支援するための栄養・食生活に関する環境づくりのこと．食物へのアクセスと情報へのアクセス，両者の統合がある．

健康日本 21（第二次）
国民の健康の増進の総合的な推進を図るための基本的な方針，推進期間は平成 25 年度から令和 4 年度までの 10 年間．

表 7-4 ●行政栄養士業務指針の概要

都道府県	保健所設置市及び特別区	市町村
（1）組織体制の整備		
（2）健康・栄養課題の明確化と PDCA サイクルに基づく施策の推進		
（3）生活習慣病の発症予防と重症化予防の徹底のための施策の推進		
（4）社会生活を自立的に営むために必要な機能の維持および向上のための施策の推進		
市町村の状況の差に関する情報の収集・整理，還元する仕組みづくり	①次世代の健康 ②高齢者の健康	①次世代の健康 ②高齢者の健康
（5）食を通じた社会環境の整備の促進		
①特定給食施設における栄養管理状況の把握および評価に基づく指導・支援 ②飲食店によるヘルシーメニューの提供等の促進 ③地域の栄養ケア等の拠点の整備 ④保健，医療，福祉および介護領域における管理栄養士・栄養士の育成 ⑤健康増進に資する食に関する多領域の施策の推進 ⑥健康危機管理への対応	①特定給食施設における栄養管理状況の把握および評価に基づく指導・支援 ②飲食店によるヘルシーメニューの提供等の促進 ③保健，医療，福祉および介護領域における管理栄養士・栄養士の育成 ④食育推進のネットワーク構築 ⑤健康危機管理への対応	①保健，医療，福祉および介護領域における管理栄養士・栄養士の育成 ②食育推進のネットワーク構築 ③健康危機管理への対応

（地域における行政栄養士による健康づくり及び栄養・食生活の改善について．https://www.mhlw.go.jp/bunya/kenkou/chiiki-gyousei.html）

PDCA サイクルに基づく施策推進
明確化された健康・栄養課題の解決に向け，計画を策定し，その計画において施策の成果が評価できるよう，目標を設定すること．目標設定にあたってはできる限り数値目標とし，設定した主要目標に対して，PDCA サイクル〔plan（計画）・do（実行）・check（評価）・act（見直し・改善）〕に基づき，施策を推進すること．

康・栄養課題とその背景にある食意識，食習慣，食行動を明確化し，PDCA サイクルに基づき成果の見える栄養施策の推進などが求められている（**表 7-4**）．

❷ 関係職種との連携・協働

保健所には，医師，歯科医師，保健師，管理栄養士，歯科衛生士，診療放射線技師，臨床検査技師，獣医師，薬剤師などが，市町村保健センターには，保健師，看護師，管理栄養士，歯科衛生士など多様な医療関連専門職が配置され，互いに連携し，地域保健に関する施策や事業を行っている．

また，地域において健康づくりおよび栄養・食生活改善の施策を総合的かつ効果的に推進するためには，保健・医療・福祉・教育関連団体，各保険事業者，農林水産事業者，商工関係者，マスメディア，食生活改善推進員[注]をはじめとするボランティア，消費者団体などと幅広く連携し，取り組みの強化・充実を図ることが重要である．

食生活改善推進員
食生活の改善を中心に健康づくりの地区組織活動をするボランティア組織．愛称はヘルスメイト．

7）勤労者施設（事業所や給食会社等）で働く管理栄養士「働く人の健康づくりをサポート」

❶ 勤労者施設での役割

社員食堂や社員寮の食堂などで働く管理栄養士は，**勤労者の健康の保持・増進，生活習慣病予防のために給食管理や栄養管理**を行う．事業所で提供さ

表 7-5 ● 自衛隊や矯正施設における給食・栄養管理の特徴

自衛隊	自衛隊基地内で隊員に提供する給食の栄養管理を行う専任栄養士としての栄養担当官のほか，技官として防衛省に勤務する管理栄養士もいる．炭水化物を多く摂取する献立が特徴であり，ご飯とうどん，ご飯とやきそばなど炭水化物を同時に摂取するメニューがその一例．体力を大いに必要とする自衛隊員の栄養バランスは平均的な成人男性とは違い，1 日の平均食費 900 円という予算内で，第一に必要なエネルギー 3,300 kcal を考慮する
矯正施設	1 日 1,000 食以上提供する刑務所には管理栄養士を置くことが義務付けられている．受刑者に給与する主食は政府備蓄米の前年度余剰分に麦を 3 割混ぜる．おかずは 1 日の平均食費 350 ～ 450 円程度の予算で 3 食をまかなう．また，米麦の混合比は，米 7：麦 3 となっている．毎月の献立は，管理栄養士が策定したものを会議で検討して決定するが，被収容者の嗜好調査を踏まえながら，栄養量，季節性や見栄えを考慮し，献立を工夫している

れる給食は，給食会社などに委託することが多く，管理栄養士は事業所で働く場合と，実際に食事を提供する受託側で働く場合がある．働き盛りの健康な労働者を対象に栄養管理を行うため，他分野の施設に比べて容易なように思われがちだが，社員食堂は若手からベテランまで対象者の年齢層が幅広く，デスクワークや現場作業者など働き方の違い，生活習慣病や生活習慣病予備群など健康状態の違い，肥満ややせすぎなど体型の違いなど，個人の抱える問題もさまざまであり，毎日のメニューも飽きさせない工夫が必要である．また，健康保険組合内の仕事として，健康診断で食生活に注意が必要とされる社員への食事のアドバイスや栄養指導も行う．

近年では，労働力の確保や生産性を向上するためには，従業員が健康であることが第一として，健康管理を経営的視点から考え，戦略的に実践する「健康経営」に取り組む企業が増加しており，給食の場を活用した健康情報の発信と，対象者が必要とする正しい栄養情報の提供も重要な業務である．

さまざまな現場で働く管理栄養士

◆薬局やドラッグストアで働く管理栄養士
生活習慣病の発症予防や重症化予防に向け，栄養相談や健康食品・サプリメントのアドバイスや店舗内にて栄養教室などを行う．

◆配食サービス事業者で働く管理栄養士
配食サービスを利用する高齢者も増加しており，厚生労働省が示す配食ガイドラインに沿った適切な栄養管理はもとより，減塩食や糖尿病食，摂食嚥下能力に応じた食事などの提供が求められている．
高齢者の通いの場への配食等，健康支援型配食サービスの需要も高まっている．

配食ガイドライン

高齢者等を対象とした主食，主菜および副菜の組み合わせを基本とする 1 食分を単位とした調理済みの食事を継続的に宅配する配食事業を円滑に運営することを目的に，当該事業者を対象とした厚生労働省が作成したガイドライン．

❷ 関係職種との連携・協働

給食を社員の健康の保持・増進に活用するため，企業の健康管理部門の産業医や衛生管理者（保健師など），総括安全管理者や人事総務部門，職員労働組合等との密接な連携・協働が必要である．給食に対する考え方は企業によって千差万別であり，業績や規模，予算を踏まえたメニュー提案はもとより，労働者の健康を思いやる気持ちが第一である．

8）自衛隊や矯正施設で働く管理栄養士「防衛省，法務省と活躍の場は幅広く」

❶ 自衛隊や矯正施設での役割（表 7-5）

自衛隊[注]の管理栄養士は，**自衛隊員の給食を担い，献立作成や栄養管理，食材選びから調理指導，衛生管理などを任務**としている．日夜ハードな訓練をしている自衛隊員の栄養サポートは必要不可欠であり，他施設と違い炭水化物を多く摂取する献立であり，予算の範囲内で，一般成人より多めのエネルギーがとれるよう工夫している．駐屯地の調理場には炊事要員として給養員を配置しており，自衛隊員の任務として兼務するのが一般的であり，栄養

自衛隊

陸上自衛隊，海上自衛隊，航空自衛隊の 3 つに分類され，全国約 260 の勤務地がある．

士が給養員に対して調理指導や衛生管理について指導する．また，自衛隊では地産地消の傾向が強いため，食材は地元で採れた農産物を多く使うことも特徴である．

このほか，地震や台風などの自然災害時に備え，自衛隊員が被災地などの野外で炊事する際の教育や支援を行うことも大切な仕事の一つである．こうした災害時には，陸上自衛隊の場合，手際よく速やかに被災者へ食事提供できるよう，焼き物を除いた米飯，汁物，副食を同時に約200人分まで調理できる車両「炊事車[注]」を使うため，普段から炊事車を活用した調理実習を行っている．

炊事車
火元となるバーナー，調理釜，揚げ鍋のほか，皮むき，せん切り，すりおろし等の裁断機まで搭載している．

矯正施設とはいわゆる法務省所轄の刑務所や拘置所，少年院や鑑別所などであり，食事のイメージは一般的にあまりよいものではない．しかし，施設で提供した食事しか食べることができない受刑者や被収容者にとって，1日3回の食事は非常に関心の高いことである．**刑務所では，受刑者自らが調理と配膳を担当するため，彼らへの調理指導から衛生管理指導を通して，社会復帰してからの生活の礎も築いている**．

❷ 関係職種との連携・協働

自衛隊では，医師や看護師，薬剤師，理学療法士，臨床検査技師，歯科技工士などの医療の業務を専門に行う自衛官と，矯正施設では刑務官，法務教官，心理技官などの専門職と連携する．特に，矯正施設での栄養士業務はすべて刑務官を通しての作業となり，栄養指導や衛生管理の指示出しも刑務官と書面でやり取りすることが多いため，文章作成能力も必要である．

9）スポーツ現場で働く管理栄養士
「スポーツ選手やスポーツ愛好家に栄養サポートを」

❶ スポーツ現場での役割

スポーツ現場で働く管理栄養士は，**選手やコーチ，トレーナーなどの栄養や食事に関する自己管理能力を高め，選手の力を最大限に引き出せるよう食事面からサポート**する．

具体的には，スポーツ栄養学の知識をもとに選手の身体づくり，筋肉量や体脂肪を定期的に測定し理想のコンディションづくり，けが予防などを総合的に考え，トレーニングに合わせたトータルな栄養補給法を提案する．その競技に対する認識やけが，治療に関すること，またスポーツ選手に必要不可欠なサプリメントの知識や情報など，あらゆる視点からの経験が必要になるとともに，選手の精神的な支えとなりうる人間性も兼ね備えていなければ務まらない．

また，近年では，スポーツ愛好家の増加にともない，フィットネス施設での需要も高まっており，ダイエットプログラムや体力強化，健康づくりのための栄養・食事のアドバイスを行っている．さらに，スポーツ現場の管理栄養士の活躍領域は，スポーツ選手のサポートにとどまらず，リハビリテーション患者の健康増進や，運動療法，食事療法など，リハビリテーション現場へも広がっている.

❷ 関係職種との連携・協働

チームや競技団体においてはチーム医療と同様, 監督やコーチはもちろん, スポーツドクターや理学療法士, 薬剤師など, 医療サポートを担う方とも連携し, 競技ごとの特性に合わせて選手のパフォーマンスを最大限に高めるための栄養サポートを行う.

そのため, スポーツ栄養の知識に加え, 競技への理解や, 選手の心理状態に合わせたサポートなど, 多岐にわたる能力が必要とされる.

10) 食品関連企業・団体で働く管理栄養士「食環境の食物へのアクセス・情報へのアクセスを通して健康づくりに貢献」

❶ 食品関連企業・団体での役割

人々の食物選択は, どこでどのような食物が提供され, 各人が入手できる状況にあるかという食環境の食物へのアクセスによって影響される. 食品関連企業・団体で働く管理栄養士は, 商品開発やメニュー提案など, 食環境における**食物へのアクセス**に関わる仕事を担っている. また, 食物には, 原材料表示や食品表示などの情報が表示される. 食品の食べ方や保存方法などの情報を伴うこともある. 管理栄養士は, 食品へのアクセスと同時に, 関連する情報へのアクセスに関わる業務も担う.

フードシステムを構成する企業・団体には, 生産, 製造・加工, 流通（小売), 外食・中食など, さまざまな企業・団体がある. 企業・団体の業務内容により, 管理栄養士・栄養士が担う役割も異なるが, 大きく専門性をいかした業務と, それ以外の総合職・一般職としての業務に大別される.

専門性をいかした業務では, たとえば, 食品製造・加工業では, 食材料段階からの商品開発, 品質管理, 衛生管理, アレルギー対応, レシピ作成などの業務がある. スーパーマーケットやコンビニエンスストアなどの食品小売業では, ベンダーといわれる弁当等の製造メーカーや加工食品や飲料・菓子の卸問屋などとの調整, 商品開発, 品質管理, 衛生管理, アレルギー対応, 健康・栄養に配慮した顧客サービスの考案・実施などの業務がある. 持ち帰り飲食サービスを含む外食産業では, 品質管理, 衛生管理, アレルギー対応, メニュー開発, 顧客サービスの考案・実施などの業務がある. また, 業種にかかわらず, **企業の社会的責任**[注]**(CSR) の活動**として, 管理栄養士を中心に食育活動に取り組んでいる食品関連企業も多い.

専門性以外の業務では, 営業, 店舗マネジメント, 顧客サービス, 広報などの業務があり, 企業・団体の特徴によっても異なる. 民間企業の中でキャリアを築いていくには, 専門業務だけでなく, 社会経済の動向を把握し, 地域社会の健康·栄養課題を視野におき, 一方で自社組織の収益も考えながら, 業務を実施・発展させる企画力や実行力が求められている.

企業の社会的責任
Corporate Social Responsibility; CSR とは, 企業が社会のために公共益に資する活動を行うこと. 最近では SDGs への達成に向けた活動が盛んである.

❷ 関係職種との連携・協働

上記の業務を遂行するために，組織内の所属部署および他部署との連携・協働，外部組織との連携・協働が必要となる．組織内では，専門職である前に一人の社会人，企業人としてふるまえることが大前提であり，とくに，組織内での円滑なコミュニケーションをとれる力や，専門的な内容を分かりやすく説明する力などが求められる．

外部との連携・協働先としては，大学，研究機関，行政，栄養士会などの職能団体がある．連携・協働により，研究の推進，新商品の開発やその効果検証，国や地方自治体の施策と連携した取り組みなどが行われている．外部機関との連携・協働を進める際には，出身大学とのつながりや，学会や地元栄養士会に所属し他組織の管理栄養士とのネットワークを有することが強みとなる．前者の大学とのつながりには，養成施設在学中から，授業や卒業研究などを通して，教員との信頼関係を築いておくことが役立つ．後者に関しては，専門職として該当分野の学会や地元栄養士会に所属し，常に新しい情報をえて，知人を増やしておくなど，生涯にわたって学び続ける姿勢と活動が業務にいきてくる．

11）フリーランスで働く管理栄養士「食生活の困りごとを相談できる身近なアドバイザー」

❶ フリーランスの現場では

フリーランスの管理栄養士は，「開業栄養士」や「地域活動栄養士」，「在宅栄養士」ともいわれ，個人事業主や栄養ケア・ステーションの一員として，**地域住民のニーズに応じた栄養・食生活支援活動を行うことにより，健康増進や病気の予防，介護予防などの一助**になるとともに，医療費や介護保険料の削減につながる効果も期待されている．

たとえば，医療機関からの依頼を受けて在宅介護高齢者宅を訪問して，本人や家族向けに食べやすい調理の工夫や適量のアドバイスをする，市町村などの保健事業の依頼を受けて母親向けに離乳食講座を開催する，企業からの依頼を受けて特定保健指導を実施するなど，仕事内容は多種多様である（**表7-6**）．「栄養相談」のなかでも特定保健指導では，健診結果を読み解く力や生活習慣病の予防・改善へつながる食事管理の知識，対象者を行動変容に導くための指導能力が必要である．「在宅訪問栄養食事指導」では，在宅医療と関わる多職種と連携するためのコミュニケーション能力や，在宅療養者の暮らし方や病状，栄養状態に適した栄養食事指導の知識と技術が必要である．

また，さまざまな経験を積んだ管理栄養士が，これまでの経験を生かして独立して栄養クリニックやコンサルタント会社を設立し，栄養相談や栄養指導，食品会社のアドバイザー，食に関する講演会など業務は多岐に及ぶ．フリーランスの管理栄養士は自分で仕事を確保すること，知識を常に更新すること，スキルを磨くことが求められるが，自分のスタイルでさまざまな仕事ができることは最大の魅力である．

表 7-6 ● フリーランスで働く栄養士の仕事の一例

食　育	乳幼児，小・中・高・大学生，成人，高齢者まですべての世代を対象とした食育実践
栄養相談	若い女性のやせと貧血予防，特定保健指導，生活習慣病の発症予防と重症化予防，フレイル予防，在宅訪問栄養食事指導など
セミナー料理講習会	妊産婦食，離乳・幼児食，親子料理，生活習慣病予防，男性料理，介護食，災害食，郷土食，食事バランスガイド普及など
食環境整備	外食・中食栄養成分表示，社員食堂の栄養サポートなど

❷ 関係職種との連携・協働

医師，歯科医師，薬剤師，保健師，歯科衛生士，リハビリテーション職，介護支援専門員など保健・医療・福祉関係者や，健康保険組合，民間企業，自治体など，多職種の人々と連携・協働して，地域住民の栄養・食生活支援活動を行う．

また，**住民ニーズに的確に応えるためには，身近で気軽に栄養・食生活相談ができる拠点である「栄養ケア・ステーション」の設置数を増やし，住民の利活用を促進することも重要**である．

栄養ケア・ステーション
日本栄養士会が設置している栄養ケアを提供する地域密着型の拠点．地域住民はもとより，自治体，健康保険組合，民間企業，医療機関，薬局などを対象に，栄養相談，特定保健指導，セミナー・研修会講師，調理教室の開催など，食に関する幅広いサービスを展開している．

12）教育・研究機関で働く管理栄養士「管理栄養士・栄養士の養成，栄養学の研究と地域貢献」

❶ 教育・研究機関での役割

教育・研究機関で働く管理栄養士は，管理栄養士・栄養士の養成施設（大学，短期大学，専門学校），研究機関（大学の研究室や国立健康・栄養研究所等），食品関連企業などに勤務するほか，関連機関（国・地域・学外施設等）との連携による地域への貢献活動も行っている．

養成施設では，1）～ 11）で詳述したように，**複雑化，多様化する社会ニーズに対応した管理栄養士・栄養士の教育養成**に加え，調理師や介護福祉士，看護師など，食品学や栄養学の知識が必要な専門職の養成を担うこともある．

研究機関では食に関わる分野をはじめ，保健・医療・福祉・介護・スポーツなどに関する研究を行い，**調査研究結果をエビデンス（科学的根拠）として，学会発表や論文にまとめて発信**する．

食品関係企業の研究所では，食品の成分を調べ，人体への効果的な取り入れ方や栄養・衛生についても調査し，さらにおいしく健康的な新製品の開発を行う．**研究成果や新しい発見を世間に発信し，商品として広く普及することにより，人々の健康づくりや疾病予防など地域に貢献**している．

❷ 関係職種との連携・協働

教育機関では学生，保護者や他の教職員等，大学の研究室では教授，准教授や研究員等，食品関連企業では，管理職やバイヤー，営業職など，多くの人との関わりがある．そのため，コミュニケーション能力の向上に加え，次代を担う優秀な管理栄養士・栄養士を養成し，社会に貢献したい，未開の領域を自らの手で明らかにしたいなど，熱意と高い教育研究能力が求められる．

2. 連携・協働のために必要な力（協調性とリーダーシップ）

管理栄養士は協調性とリーダーシップを備えたコミュニケーション能力が必要である．その理由は，管理栄養士が基本的に「相手」がいる仕事をするためである．すなわち，食事を食べる相手（喫食者，患者，利用者）であったり，栄養指導をする相手であったり，食事療養について相談をする相手（医師や看護師など）であったり，調理手順を指示する相手（調理師）であったりなど，**管理栄養士は「人と人をつなぐ立場」となることが多い**．

そこで，よりよく人をつなぐ「連携と協働のために必要な力」について概説する．

1）管理栄養士がめざすべき姿

栄養と食の専門職である管理栄養士は，職場に少人数または一人しかいないことが一般的であり，栄養管理などの職務を行うには，他分野の専門職（他職種）と連携し，協働するためのコミュニケーション能力や協調性が必要である．もっとも，専門分野がおろそかな状態では連携・協働は成り立たないため，**他職種と共通言語で議論に参加できるだけの知識や技術が不足しないよう管理栄養士としてのベースを築くことは必須**である．

また，チームや組織内でリーダーシップを発揮し，組織のマネジメントができる能力をもっていること，また社会や組織を変えようとする力も求められる．

2）他職種連携と多職種連携

管理栄養士以外の専門性をもった職種に言及するときは「他職種」，管理栄養士も含めた多くの職種に言及するときは「多職種」という．つまり「このような事例では管理栄養士と他職種との連携が鍵になる（他職種連携）」という表現もあれば，「このような事例では多職種間の連携が鍵になる（多職種連携）」という表現もある（**図 7-3**）．

「他職種連携」では，他職種と積極的に関わることで，自分自身の経験から得られたものとは違った視点を学び，次の連携に生かしていくことが重要である．

「多職種連携」では，他職種と共有した目標に向けて働くことが重要であり，医療や介護の現場では一人の患者に対し，多くの職種が関わる．たとえば，医師，看護師，管理栄養士，理学療法士などの医療従事者，ケアマネジャーや介護士などの介護従事者，さらには地域の民生委員などがさまざまな立場の視点を生かし，意見交換をしながら一人の患者に対するよりよいケアを追求していく．これは専門職による多職種連携のみにいえることではなく，地

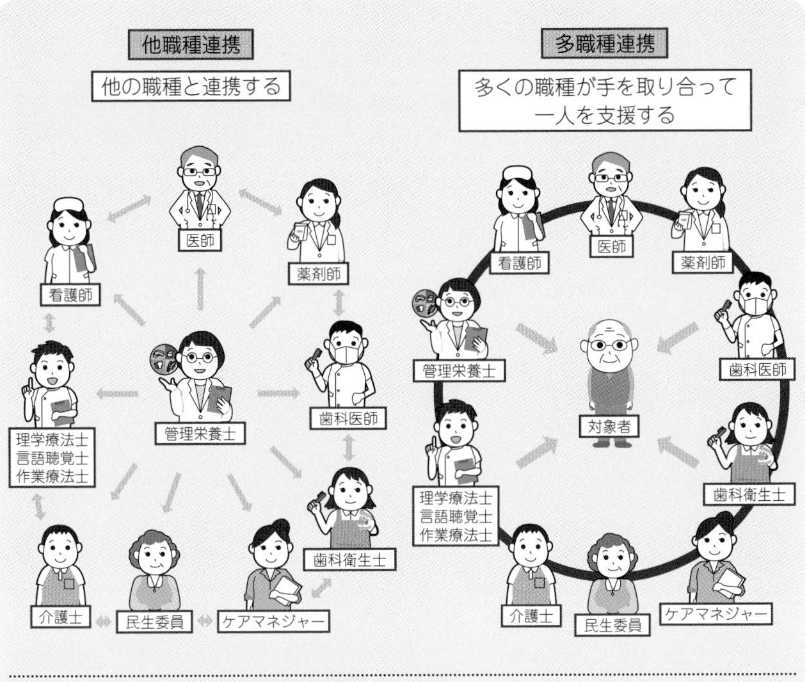

図 7-3 ● 他職種連携と多職種連携の特徴

域の自治体やNPO等の組織と関わりをもつ場合にも必要な視点である．

「他職種連携」「多職種連携」ともに，職種が違えば，一つの現象に対する捉え方や対象者に対するアプローチ方法などが違うことや，ある職種では当たり前のことが，別の職種では違うということもある．目標に向けてうまく機能するためには，多職種の専門性や価値観を尊重し，メンバーの意見を尊重しながら自分の意見を述べるなど，相手の立場を尊重したアサーティブな対応[注]が求められる．

特に，専門職の連携・協働を円滑に進めるために必要な協働的能力としての「多職種連携コンピテンシー[注]モデル（JAIPE：日本保健医療福祉連携教育学会／多職種連携コンピテンシー開発チーム）」が開発されており，養成教育から生涯教育に至るまでの多職種連携教育を進める道標となることが期待されている（**図 7-4，7-5**）．

アサーティブな対応
相手の気持ちや受け止め方に配慮しながら，自分の考えや主張を伝え，対等な話し合いにより問題解決をめざすこと．

コンピテンシー
高い成果を生み出せる人の行動特性．知識，技術，態度を包含する包括的実践力．学習により習得．第三者が測定可能な後天的能力．

3）連携・協働のために必要な力

連携するといっても，会ったこともない人といきなりうまく連携するのは困難である．**自らが「この人（職種）と連携したい」という強い気持ちをもち，積極的に顔を合わせる機会を増やし，相手を知ることが連携・協働のために大切なステップ**である．

❶ 協調性

協調性とは「立場の異なる他の人と協力しながら，物事をうまくやっていける傾向や性質」をいう．「協調性」は，一つのことを皆で協力して行うた

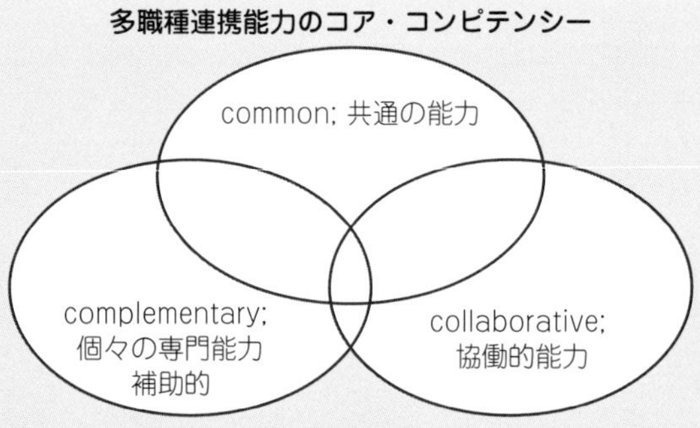

図 7-4 ●医療保健福祉分野の多職種連携コンピテンシー（多職種連携コンピテンシー開発チーム）

Hugh Barr によると，多職種連携能力には 3 つの基盤となるコア・コンピテンシーがある．1 つめは他の専門職と区別できる専門職能力，2 つめはすべての専門職が必要とする共通能力である．たとえば，医師にとって，診断や治療選択することは専門職能力にあたり，医療保健福祉に共通する価値観や患者や利用者へのコミュニケーション能力は共通能力に該当する．3 つめは，他の専門職種と協働するために必要な協働的能力である．これらの 3 つの能力が備わることで，専門職間の連携協働が円滑に機能すると述べている．

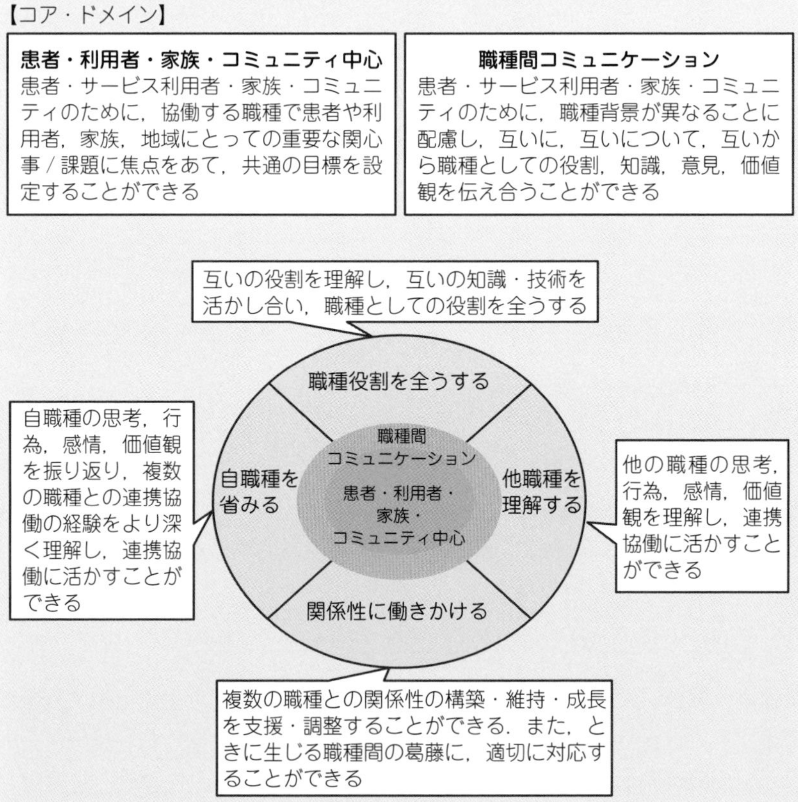

図 7-5 ●協働的能力としての多職種連携コンピテンシーモデル

表 7-7 ●リーダーシップとフォロワーシップの関係

リーダーシップ フォロワーに方向性を示して導く ⇄	フォロワーシップ 貢献力と批判力でリーダーを補佐する
目的と具体的目標を示す	達成に向けて自主的に業務を遂行する
行動を決定する	健全な批判により提言する
役割の責任を果たす	信頼が増して貢献意欲が高まる

めに必要な素質であり，組織全体やチーム全体のことを優先して考え行動する人が，協調性がある人と判断され，評価されることが多い．「人に合わせてばかりでは個性がなくなる」「自分の時間が奪われる」などと考え，全体とは違う行動をとったり，助け合いや譲り合いをしなかったりすると，個人の行動が全体のパフォーマンスと士気を下げてしまうリスクもある．本来「協調性」とは，自分の立場でだけ物事をみるのではなく，他の人の立場も理解したうえで総合的に判断し，自分の役割を果たすことであり，「自分を無にして他の人にただ服従する」という意味ではない．

組織・チーム全体として，仕事で結果を出すためには，互いの長所を理解しながら短所を補いあう必要があり，**支えあいながら相乗効果を生み出しあえる人材が必要**である．

もちろん，自分のやるべきことは最低限できないといけないが，自分だけの業務をこなすだけでもいけない．必要のない諍いをなくし，物事をスムーズにゴールへと進ませるテクニックをもつ人こそ「協調性がある」といえる．

❷ リーダーシップ

リーダーとは「達成すべき目標へ周囲の人を引っ張っていく役割をもつ人のこと」であり，目標を達成するためには，組織をうまく誘導し，相互に連帯させるなどのスキル「リーダーシップ」が必要である．優れたリーダーシップを発揮する人材は「能力」「傾聴」「メンバーへの思いやり（察する・理解する・助ける・優しさ）」の3つの要素を兼ね備えている．

多くの現場で迅速な対応・判断が求められるリーダーはチームを率い，掲げたチーム全体の目標達成が求められる．一方，フォロワーシップとは，組織のリーダーを補佐するフォロワー（部下やチームメンバー）がリーダーを自律的に支援する行為全般のことをいう（**表 7-7**）．どんなに優れた能力をもったリーダーでもフォロワーシップを得られなければ，成功する可能性が大きく低下する．そこでリーダーに求められる資質と能力を高める方法を表に示す（**表 7-8，7-9**）．

❸ チームワーク

チームとは，ある目標に向かって集まった組織のことであり，チームワークとは，チームで掲げられている目標を達成するために，チームメンバーで協働することをさす．

チームワークは長い時間と労力をかけて高めるものだと思われがちだが，適切な仕組みを構築することで，短期間で効率的に高めることが可能である．

表 7-8 ●リーダーに求められる資質・能力

信頼されている	「責任」がとれる人間であるということは，まわりから信頼を得ているということ．会議の時間を守る，一度いったことに責任をもつ，人によって話すことを変えない等，メンバーからの信頼を得ることが重要
将来ビジョンがある	目標がなければ，組織を導くことはできない
行動力がある	まわりから信頼されるためには，自身に課せられた役割を果たすことが重要．自らの責任である目標達成のために，行動する力が求められる
誠実である	対象者に対しても，メンバーに対しても誠実に向き合い，尊敬の気持ちをもって接する
コミュニケーション能力が高い	重要なのは，自分の言動によってメンバーが「行動」に移っていること．相手を行動させ，結果につなげる力が重要
決断力がある	自分としての判断軸をしっかりもち，正解かどうかにかかわらず決断できる力がある人は，まわりも引っ張られていくパワーをもっている
信念をもつ	困難な目標や，トラブルなどから逃げないということが「責任」を果たすということ．必ずやり遂げると信じて努力することが，目標達成につながる
精神的に安定している	精神的にも安定し，浮き沈みがない．常に冷静で，自身の気分に左右されない精神的な強さが必要．自分の意見に対して反論や批判の声が上がっても，しっかりと受け入れる器の大きさが求められる

表 7-9 ●リーダーシップ能力を高める方法

チームのメンバーを信頼する	あれこれ指示をするのではなく，メンバーの能力を信頼して業務を任せ，そのプロセスと結果に対してアドバイスをしたり，モチベーションが上がるような声がけや感謝の言葉を伝える．失敗に対する責任はリーダーが背負う
話をしっかり聞く努力をする	仕事を円滑に進めていくため，相手の意見をよく聞いたうえで，自分の意見も言うことを意識する
普段から自分の意思を明確にもつ	自信がある人の決断や判断は，そうでない人よりも力があり，まわりも納得する．決断した内容ではなく，本人が「こう思っている」という気持ちの強さが相手にも影響する
仕事以外で人のつながりを多くもつ	コミュニケーション能力の高い人は，さまざまな年齢層，環境，立場の方にかかわらず相手が思っていることを察し，適切な対応ができる．普段から意識して自分とは違う世界の人とつながりをもつことが大切
明るくポジティブに振る舞う	いつも明るくポジティブであるという前提があるからこそ，ときにやさしく，ときに厳しく接するその姿勢に説得力が出る
ほめること，感謝の気持ちを忘れない	部下や同僚の努力を認め，ほめる．失敗した場合も，努力をほめたうえで，なぜ失敗したのか一緒に考える．いつも周囲に対する感謝の気持ちをもつ．「傾聴→承認（ほめる）→承認（叱る）→質問」

チームワークを高め，メンバーの力を引き出すため，リーダーはメンバーに期待する，成果を称賛するなど，信頼関係の構築が求められる（**表 7-10**）．

【チームワークが重要な理由】

①個人ではめざせない高い目標を達成できる．

②業務を効果的かつ効率的に遂行するだけでなく，メンバーの仕事への満足度を高め，スキルが向上する．

表 7-10 ●チームワークを高めるために必要なこと

ビジョンの共有	全員が体感できるストーリーを共有．メンバーや対象者を主人公にした短編小説のように，わかりやすく魅力的なストーリーを作成し伝える．ワクワクし，世の中をよくできそうな明るいビジョンがよい
明確な行動目標の設定	一人ひとりの行動を明確にするための目標設定が必要（ポイント）具体的である，上位目標に関連している，目標が測定可能である，目標は達成可能である，時間制約がある
情報のオープン化	チームの動きを共有することも重要．数字や意思決定などの結果だけではなく，結果に至るまでのプロセスも共有する
適切なフィードバック	成果に対する適切なフィードバックの機会を設け，チームの学習力を高める．学びながら実行できる組織をつくることが重要

まとめ

誰一人取り残さない栄養政策の推進に向け，保健・医療・介護各領域の管理栄養士による相互連携や他（多）職種連携の強化，地域ネットワークの構築など，**“点”ではなく“面”での取り組みを積極的に行う**ことが望まれる．

栄養と食の専門職として，すべての国民に必要とされ，地域で輝くためには，さまざまな角度からの柔軟な発想，情報の収集と発信，住民や関係者，仲間との連携と協働など，不断の行動と，目の前の取り組みを一歩踏み出す勇気を持ち続けることが必要である．

COLUMN

地域包括ケアの推進と管理栄養士の役割

2025年をめどに誰もが住み慣れた地域で継続して生活できる社会，すなわち「地域包括ケアシステム」を構築するためには，生活習慣病等の予防・重症化抑制や低栄養等の栄養課題に対応した活動やサービスの充実が重要であり，地域の特性や実情から優先すべき課題を設定し，医療・介護関係者や地域団体等との連携と協働による推進体制の整備が求められている（**図7-6**）．

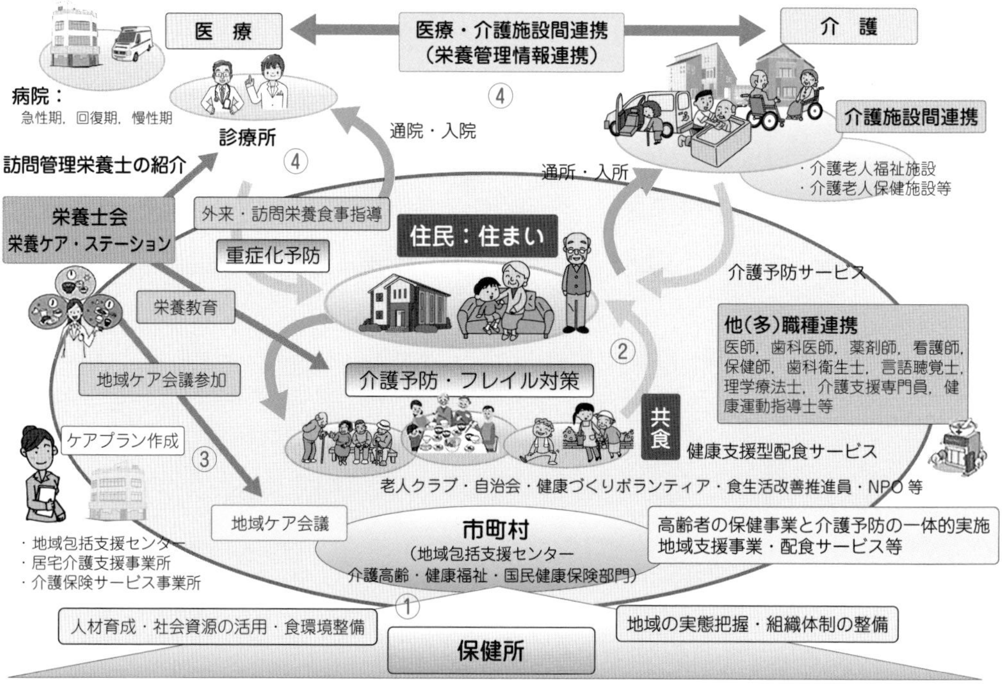

（平成29年日本公衆衛生協会地域保健総合推進事業報告書より一部改変）

図7-6 ● 地域住民（高齢者）が自立して生活するための栄養・食生活支援体制

①市町村が住民主体の取り組み等を積極的に活用しながら，柔軟かつ効率的なサービスを提供できるよう，都道府県を含めた支援体制を整備する．

②高齢者の介護予防やフレイル対策のため，高齢者の通いの場等を活用した栄養教育や共食など多様な生活支援サービスを充実強化する．

③地域ケア会議等に管理栄養士が参画し，自立に向けた栄養・食生活支援方法への助言を行う．

④都道府県栄養士会栄養ケア・ステーションと連携した外来・訪問栄養食事指導，配食事業者による栄養管理支援，医療・介護施設間における栄養管理情報連携などに取り組む．

【参考】保健・医療・福祉に関わる主な職種とその根拠法令

職種名	業務・任務	根拠法令	免許交付者
医師	医療及び保健指導を掌ることによって公衆衛生の向上及び増進に寄与し，もって国民の健康な生活を確保するものとする	医師法	厚生労働大臣
歯科医師	歯科医療及び保健指導を掌ることによって公衆衛生の向上及び増進に寄与し，もって国民の健康な生活を確保するものとする	歯科医師法	厚生労働大臣
薬剤師	調剤，医薬品の供給，その他薬事衛生を掌ることによって公衆衛生の向上及び増進に寄与し，もって国民の健康な生活を確保するものとする	薬剤師法	厚生労働大臣
保健師	保健師国家試験と看護師国家試験の２つに合格することによって資格が与えられる国家資格であり，保健師の名称を用いて，保健指導に従事することを業をする者をいう．日本全国の自治体，学校，企業等に所属し，地域社会全体の健康づくりに取り組む地域保健の専門職	保健師助産師看護師法	厚生労働大臣
看護師	傷病者もしくは褥婦に対する療養上の世話または診療の補助を行うことを業とする者	保健師助産師看護師法	厚生労働大臣
助産師	助産または妊婦，褥婦もしくは新生児の保健指導を行うことを業とする女子	保健師助産師看護師法	厚生労働大臣
管理栄養士	管理栄養士の名称を用いて，傷病者に対する療養のため必要な栄養の指導，個人の身体の状況，栄養状態等に応じた高度の専門的知識及び技術を要する健康の保持増進のための栄養の指導並びに特定多数人に対して継続的に食事を供給する施設における利用者の身体の状況，栄養状態，利用の状況等に応じた特別の配慮を必要とする給食管理及びこれらの施設に対する栄養改善上必要な指導等を行うことを業とする者	栄養士法	厚生労働大臣
栄養士	栄養士の名称を用いて，栄養の指導に従事することを業とする者	栄養士法	都道府県知事
理学療法士	理学療法士の名称を用いて，医師の指示の下に，理学療法を行うことを業とする者．「理学療法」とは，身体に障害のある者に対し，主としてその基本的動作能力の回復を図るため，治療体操その他の運動を行わせ，および電気刺激，マッサージ，温熱その他の物理的手段を加えることをいう	理学療法士及び作業療法士法	厚生労働大臣
作業療法士	作業療法士の名称を用いて，医師の指示の下に，作業療法を行うことを業とする者．「作業療法」とは，身体または精神に障害のある者に対し，主としてその応用的動作能力または社会的適応能力の回復を図るため，手芸，工作その他の作業を行わせることをいう	理学療法士及び作業療法士法	厚生労働大臣
言語聴覚士	言語聴覚士の名称を用いて，音声機能，言語機能または聴覚に障害のある者について，その機能の維持向上を図るため，言語訓練その他の訓練，これに必要な検査及び助言，指導その他の援助を行うことを業とする者	言語聴覚士法	厚生労働大臣
歯科衛生士	歯科医師の直接の指導の下に，歯牙及び口腔の疾患の予防処置として，歯牙露出面及び正常な歯茎の遊離縁下の付着物及び沈着物を機械的操作によって除去する，歯牙及び口腔に対して薬物を塗布することを業とする者	歯科衛生士法	厚生労働大臣
臨床検査技師	臨床検査技師の名称を用いて，医師または歯科医師の指示の下に，微生物学的検査，血清学的検査，血液学的検査，病理学的検査，寄生虫学的検査，生化学的検査及び厚生労働省令で定める生理学的検査を行うことを業とする者	臨床検査技師等に関する法律	厚生労働大臣
介護支援専門員	要介護者や要支援者の人の相談や心身の状況に応じるとともに，サービス（訪問介護，デイサービスなど）を受けられるようにケアプラン（介護サービス等提供についての計画）の作成や，市町村・サービス事業者・施設等との連絡調整を行う者．また，要介護者や要支援者の人が自立した日常生活を営むのに必要な援助に関する専門的知識・技術を要するものとして介護支援専門証の交付を受けた者	介護保険法	都道府県知事
社会福祉士	社会福祉士の名称を用いて，専門的知識及び技術をもって，身体上もしくは精神上の障害があることまたは環境上の理由により日常生活を営むのに支障がある者の福祉に関する相談に応じ，助言，指導，福祉サービス関係者との連絡・調整，相談援助を業とする者	社会福祉士及び介護福祉士法	厚生労働大臣
介護福祉士	介護福祉士の名称を用いて，専門的知識及び技術をもって，身体上または精神上の障害があることにより日常生活を営むのに支障がある者につき入浴，排せつ，食事その他の介護を行い，並びにその者及びその介護者に対して介護に関する指導を行うことを業とする者	社会福祉士及び介護福祉士法	厚生労働大臣
訪問介護員	要介護者であって，居宅において介護を受ける者に対して，入浴，排せつ，食事等の介護その他の日常生活上の世話を行う者	介護保険法	都道府県知事

Chapter

8

栄養の専門職としてのアドボカシー能力

学修到達ポイント

①栄養の専門職に，アドボカシー能力と国際的な視野がなぜ必要かを説明できる．

②アドボカシー活動のプロセスを理解し，必要とされる資質には，サイエンスとアートがあることを説明できる．

③世界の重要な栄養・食課題としての栄養不良の二重負荷を理解し，国際的な対策の動向を，日本の健康・栄養政策とつなげて説明できる．

本章では，管理栄養士として求められる10の基本的な資質・能力の8つめとして，栄養の専門職としてのアドボカシー能力と，国際的な視野での栄養・食の課題を学ぶ．「栄養・食を通して，人々の健康と幸福に貢献する」ためには，栄養・食生活には，個人や家族の要因だけでなく，組織，コミュニティ，政策などの社会的決定要因が影響していることを理解し，また，国際的な栄養・食の課題と対策の動向を視野におき，社会的決定要因に働きかけるアドボカシー活動も，栄養の専門職の役割と認識する必要がある．

1. 栄養の専門職としてのアドボカシー能力

1）アドボカシーとは

アドボカシー（advocacy）は，世界保健機関（WHO）の定義では，「ある特定の健康目標やプログラムに対する政治的コミットメント，政策支援，社会的な受容や制度的支援を得ることを目的に行われる個人的および社会的なアクションを組み合わせた総体」とされる．簡単には，「組織や社会の変化をめざしたさまざまなアクション」と言い換えられ，組織や社会の変化には，世論形成，制度や政策の実現などが含まれる．

1986年にWHOが**ヘルスプロモーション**のための**オタワ憲章**を発表した際，アドボカシーは，ヘルスプロモーションの基本的戦略の一つとされた．日本語では，唱道と訳される例もあるが，現在ではカタカナで，そのまま用いられることが多い．

アドボカシー活動にはいくつかの種類がある．第1は権利擁護で，患者会や被害者集団の権利を代弁したり擁護したりすることである．第2に政策提

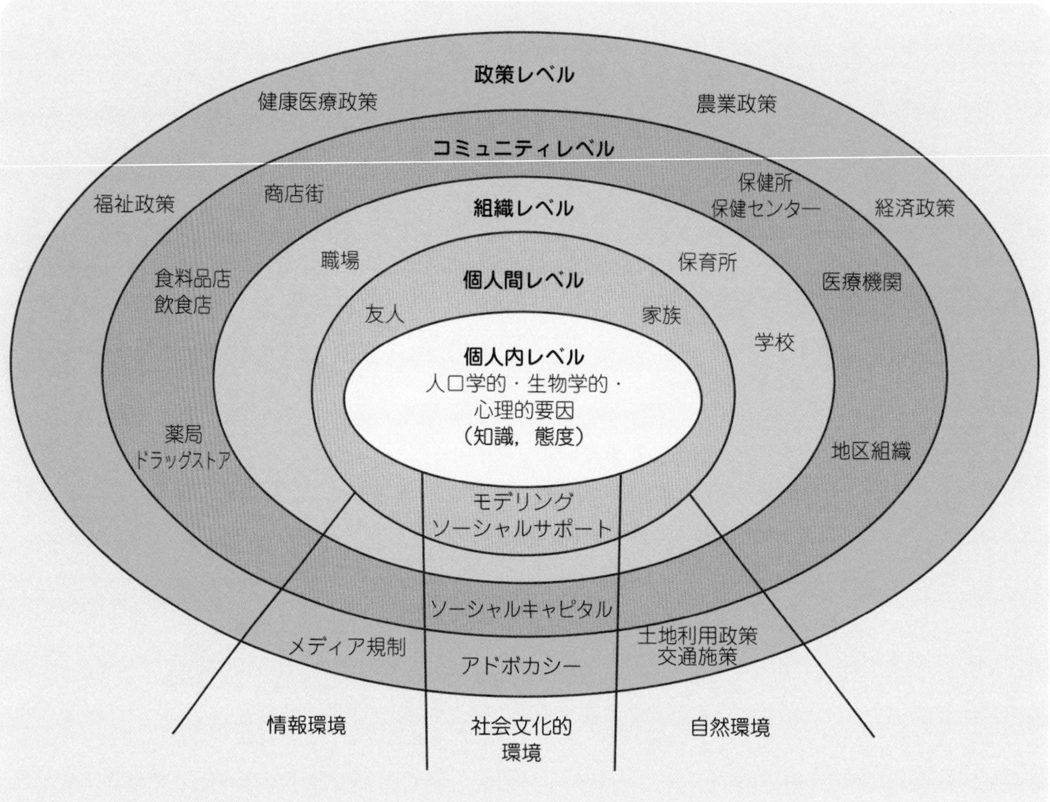

図 8-1 ●健康行動の生態学的モデル

（Sallis JF, Owen N, and Fisher EB：Ecological models of Health Behavior, Health Behavior and Health Education. Theory, Research, and Practice, 4th ed（Glanz K, et al Eds），p465-485, 2008 の記述等をもとに筆者が作成）

言で，たとえば，保健医療課題や環境問題に関して政治的な提言を行うことである．第 3 にロビー活動で，政府の政策に影響を及ぼすために政治家や官僚に働きかけたり，研究成果をプレス発表したりすることである．第 4 にアドボカシー・マーケティングで，企業が顧客の信頼を得るために顧客の利益を最大化することで，長期的な利益の獲得をめざす活動をいう．

ロビー活動との違い

ロビー活動は，アドボカシー活動とは異なるという考え方もある．ロビー活動が特定の企業や団体の利益のために報酬を受け取って行われることが多いのに対し，アドボカシー活動は，より公益的な視点で行われるとされる．受動喫煙対策の法規制では，たばこ産業によるロビー活動への対抗手段として，医学会や市民運動団体による提言や署名活動等のアドボカシー活動が行われた．

2）栄養の専門職になぜアドボカシー能力が必要か

人々の栄養・食生活（食行動，食物・栄養素摂取，栄養・健康状態を含む）は，**図 8-1** の**生態学的モデル**[注]に示す通り，個人の生理的状態や知識，態度などの**個人内要因**，家族や友人などの**個人間要因**によって決まるだけではなく，所属する**組織**や**コミュニティ**レベルと，社会環境としての**政策レベル**の影響を受ける．各レベルの要因は，対象とする行動によって異なるが，食行動には，組織レベル，コミュニティレベルの食環境（食物へのアクセス，情報へのアクセス）と，政策レベルの健康医療政策，福祉政策，農業政策，経済政策などが直接，間接に影響する．直近の例では，政策レベルで，新型コロナウイルス感染症対策として緊急事態宣言という施策が実施され，コミュニティレベルの飲食店や食料品店に時短営業が要請されたことで，人々の食生活は否応なく変化した．政策を含む環境要因と栄養・食生活の関連は，本

表 8-1 ● 5 つの領域におけるアドボカシー活動の例

アドボカシーの領域	アドボカシー活動の例
政治的なアドボカシー	● 健康・栄養政策の提案 ● 政治家や，組織の意思決定者との面談 ● イベント，会議（学会総会など）への政治家・意思決定者のスピーチや出席依頼 ● 予算がある場合は政治資金の提供，など
メディア・アドボカシー	● タイムリーなプレスリリース ● イベント，会議（学会総会など）へのメディア関係者の出席依頼 ● 長期的なメディア先行型戦略（メディア関係者との学習会など） ● 予算がある場合はメディアへの資金提供型活動，など
専門家の動員	● WEB サイトやソーシャルメディアを活用した情報提供 ● メールマガジンやブログでの情報発信 ● 関連する集会の実施 ● 専門家のネットワークの構築と拡大，など
コミュニティの動員	● WEB サイトやソーシャルメディアを活用した住民の動員 ● コミュニティオーガニゼーションによる活動 ● テーマを決めた「記念日」や運動月間の設定 ● 一般住民が参加できるイベントの開催，など
組織内部からのアドボカシー	● イントラネット，メールマガジン等による情報共有 ● 勉強会 ● 内部イベントやプレゼンテーションの実施 ● 役員クラスの巻き込み，など

（Trevor SHILTON：非感染性疾患予防に向けたアドボカシー―日本におけるキャパシティ・ビルディング．日本健康教育学会誌，24(2)：110-117，2016 を参考に筆者が例を加筆して作成）

書第 4 章も参考にしてほしい．

以上のことは，栄養・食生活をよりよくするために，個人に働きかけるだけでは限界がある，ということを意味する．したがって，「栄養・食を通じて，人々の健康と幸福に貢献する」専門職である管理栄養士は，組織レベル，コミュニティレベル，政策レベルにも働きかける必要がある．そのために，アドボカシー能力が必要なのである．

生態学的モデル
食行動などの健康行動には，多層レベルの要因が相互に関連しあいながら影響を及ぼすことを示す理論モデル．

3）アドボカシーの領域

アドボカシーを行う領域はさまざまあり，その活動例を**表 8-1** に示した．

政治的アドボカシーは，直接政策レベルに働きかける活動である．国や地方自治体に健康・栄養政策の提言書を提出する，政治家など政策の意思決定者と面談の機会を設け話し合う，イベントや会議に政治家など意思決定者の出席を求めスピーチを依頼する，などがある．政治家や意思決定者に出席を求めることは，個人や小グループではむずかしいが，職能団体や学会ならば実現可能である．管理栄養士が職能団体や学会に所属することは，組織として団結し，政治的アドボカシーを行うためにも必要なことである．実際，栄養学関係 15 の学会により構成される日本栄養学学術連合[注]（http://fjns.jp/）では，2017 年に，一般社団法人全国栄養士養成施設協会と連携し，文部科学省の大学設置・学校法人審議会に「栄養学専門委員会」設置の要望書を提出し実現に至ったという例がある．

日本栄養学学術連合（http://fjns.jp/）
栄養学の研究および実践活動を円滑かつ効果的に推進するために，各学会が個々の活動を維持しつつ，情報交換・共有を行い，必要に応じて社会に対するアドボカシー（政策提言等）など，連携協力した活動を行うために，2017 年 1 月に，栄養学関連の 15 学会により設立された組織．

メディア・アドボカシーは，政策レベル，コミュニティレベル，組織レベルのいずれにも関連する．タイムリーなプレスリリースを行ってメディアを通じた発信をする，メディア関係者との交流を戦略的，持続的に行い，必要なときに会議などへの参加を求める，などがある．

専門家の動員とコミュニティの動員では，いずれもWEBサイトやソーシャルメディアの活用が重要となる．コミュニティの動員には，コミュニティオーガニゼーション[注]の活動も役立つ．また，食育基本法が制定された6月19日にちなんで，19日を「食育の日」として，さまざまなイベントを行っている自治体があるが，これもコミュニティ動員のためのアドボカシー活動の一つである．

コミュニティオーガニゼーション

住民が地域の課題を共有し，協力して，主体的にその解決に取り組み，組織化していく活動．組織としてのアドボカシー活動が可能である．

学校や企業など組織レベルに働きかけるアドボカシーでは，組織内部からのアドボカシーが有効である．組織内での情報共有，テーマを決めて抄読会等の勉強会を行うなど，身近な仲間を作って取り組めることはたくさんある．組織レベルのアドボカシーでは，組織の上層部も巻き込んだ活動とすることが重要である．

4）アドボカシーを進めるプロセス

アドボカシーを進めるプロセスは，**図8-2**に示す通り，PDCAサイクルに則っている．

まず，ステップ1として，置かれた状況の中でアドボカシーの必要性を判断し，どの課題について，何を変えるためにアドボカシー活動を行うのかという目的を明確にする．そのさい，社会のために，人々の健康と幸福のために，課題を解決しなければならないという専門職としての使命感と責任感を有していることが必要である．以降のステップで関わる組織や人を動かすには，そうした人間性と熱意が必須だからである．

次に，ステップ2では，エビデンスと関連政策・施策の情報を集める．アドボカシーに必要なエビデンスは，研究成果の論文だけでなく，統計データやマーケットリサーチなど，さまざまな情報からも得ることができる．管理栄養士には，これらの情報の信頼度を判断し，解釈する力が必要となる．また，目的に関連する政策や施策を特定する．栄養・食生活に関連する政策は，健康分野だけではない．食料政策や経済政策など，広い視野で政策全般を見渡せる力が必要である．

ステップ3では，アドボカシーの対象を決定する．図8-1の生態学的モデルのどのレベルの誰が対象かと考えるとよい．政策レベルの意思決定者（政治家等）なのか，コミュニティレベルの保健医療部門の責任者なのか担当者なのか，あるいは住民に直接働きかけるのか．組織レベルであれば代表者なのか，企業の株主など投資家なのかなど具体的に決める必要がある．複数の対象に同時に働きかけることも可能であるが，対象が明確にならないと次のステップに進めない．なぜなら，対象によって以降の内容は異なるからである．

ステップ4では，連携協力してアドボカシーを進める相手（パートナー）を決める．円滑な連携協力のために重要なことは，相手のメリットと負担を

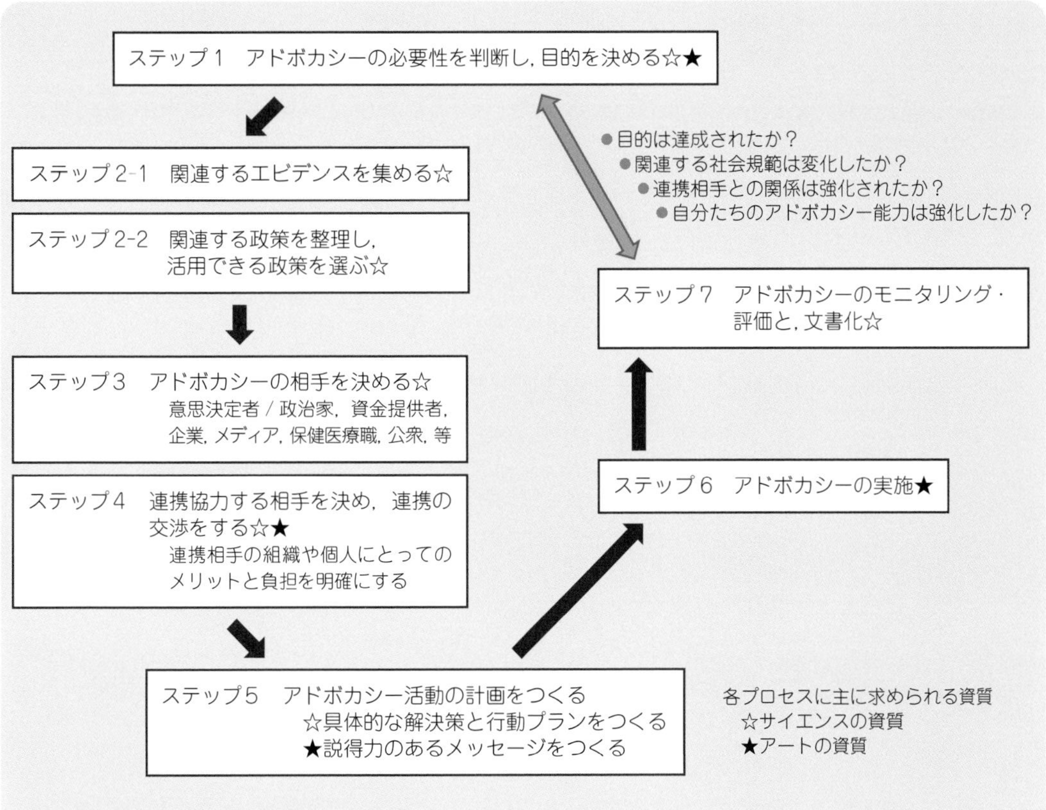

図 8-2 ●アドボカシー活動のプロセス

（Trevor SHILTON：非感染性疾患予防に向けたアドボカシー—日本におけるキャパシティ・ビルディング．日本健康教育学会誌，24(2)：110-117，2016 および Global Forum for Health Research：Health Research for Policy, Action and Practice, Resource Module, Version2, 2004. Module Ⅲ, Unit 3. Advocacy：a new skill for the research community（https://www.who.int/alliance-hpsr/resources/ModuleIII_U3_AdvocacyV2.pdf）を参考に筆者が作成）

明確にすることである．そのうえで，メリットと負担を提示しながら連携協力の交渉を進める．交渉では相手から信頼されること，わかりやすいコミュニケーションが重要なので，求められる資質として，**図 8-3** に示す資質のうち右側のアートの要素も重要となる．

ステップ 5 では，具体的な解決策と行動プランをつくる．どのような解決策が有効かは，ふたたびエビデンスに戻って，国内外の先行事例を参考に検討することが望ましい．またアドボカシーの期間や頻度，担当する人（組織）などの行動プランを時系列に沿って図示し，関係者で共有する．ポンチ絵[注]といわれる全体像を示す 1 枚図を作成することも有効である．行動プランが決まったら，エビデンス等を正しく理解，解釈したうえで，アドボカシーに用いる説得力のあるメッセージを創る．ステップ 3 で決めたアドボカシーの対象者の心に響くメッセージを考えなければならない．ここでも図 8-3 のアートの要素が必要となる．

ステップ 6 で，アドボカシー活動を実施する．計画通りに着実に実施することはもとより，対面で提言を手渡したりメッセージを発表したりする場合，相手に訴えるコミュニケーション力や，人柄や熱意などの人間性も重要である．管理栄養士に求められるコミュニケーション能力は，個別支援や集団の

ポンチ絵

活動・事業等，取り組みの目的から内容までの全体像を図表化，図示化した資料のこと．行政では，施策の概要を示す資料として会議で用いられることも多い．

☆サイエンス（知識）

- 国内の健康医療政策等，栄養に関連する政策や制度を理解する力
- 世界の健康・栄養課題とその対策に関する知識
- 健康や疾病，栄養状態に関する実態を理解する力（疫学の基本）
- 関連するエビデンスを収集し，読み解く力（疫学の基本）
- 関連する組織や団体を把握する力

＋

★アート（技術・人間性）

- エビデンスを理解したうえで，他者を納得させる説得力のある言葉へとつなげていく力
- 相手に応じて，メッセージの表現をつくり替える力
- ICT の活用を含む，相手に訴えるコミュニケーション能力
- 政治家，企業の上層部，メディア関係者等，影響力のある人々から信頼される人柄
- あきらめず取組み続ける粘り強さ

図 8-3 ● アドボカシーに必要な 2 つの資質とその例

（Trevor SHILTON：非感染性疾患予防に向けたアドボカシー―日本におけるキャパシティ・ビルディング．日本健康教育学会誌，24(2)：110-117，2016．神馬征峰：アドボカシー実践に必要な 2 つの成長．日本健康教育学会誌，25(2)：107-111，2017．および中村正和：アドボカシー再考：セミナーを振り返って．日本健康教育学会誌，25(2)：132-134，2017 を参考に筆者の経験をふまえて執筆）

栄養教育だけでなく，アドボカシーにおいても必須なのである．

ステップ 7 は，モニタリングと評価である．目的が達成されたかを評価することは言うまでもないが，そのほか，アドボカシーによって関連する人々の意識や社会規範は変化したか，連携相手との関係は強化されたか，自身のアドボカシー能力は強化したか，などの評価も行うことが望ましい．

最後に，アドボカシーのプロセスと評価結果（成果）を，報告や論文として文書化して残すことも，次のアドボカシーのために重要なことである．

5）アドボカシーに必要な資質

図 8-2 に示したプロセスを円滑に進めるために，栄養の専門職には，**サイエンス**と**アート**の 2 つの資質が必要である．サイエンスは主に知識であり，アートは技術と人間性である．図 8-3 に具体的な例を示した．

サイエンス（知識）では，国内の関連する社会制度や政策を熟知しているだけでなく，国際的な健康・栄養課題とその対策についても把握しておく．有効な解決策は，国内の事例だけでは見つからない場合もある．また，疫学の基本を理解し，健康・栄養状態の実態を正しく理解し，関連するエビデンスを取集して解釈する力が必要である．さらに，最適な連携相手を見出し，交渉を成功させるために，関連する組織や団体の役割，活動などを把握しておくことも必要である．

アート（技術・人間性）では，プロセスのステップ 5 で説明した通り，エビデンスを理解したうえで，対象者の心に響く，説得力のある，魅力的なメッセージを創造する力，そのメッセージを相手に応じてつくり替えていく力が必要である．また，対面でも，ICT を活用した場面でも，適切なコミュニケーション能力が求められる（第 5 章参照）．さらに，関わる人々から信頼される人柄と，途中で失敗があったり非難を受けたりしても信念をもって取り組み続ける粘り強さが，アドボカシー成功のカギとされる．

こうした資質を一人ですべて有するスーパーマン（スーパーウーマン）の

ような人材は多くはない．それゆえ，アドボカシーは，個人ではなくチームで取り組む，また，包括的で十分に調整された連携を構築して進めることで，成功につながるとされる．

サイエンスの多くの知識は，学部および大学院での学修により修得できる．一方，アートの部分は，教育養成課程の中だけで修得できるものではなく，むしろ，個人の生活体験の蓄積や，卒後社会に出てからの実践活動の中で形成・強化されるものといえよう．栄養の専門職には，生涯にわたって自律的に学ぶ能力（第 10 章参照）が必要な理由が，ここにもある．

2. 国際的な視野での栄養・食の課題

1）世界の栄養・食の課題

「今，世界の栄養課題は？」と問われたら，あなたは何と答えるだろうか．一言で言えば，**栄養不良の二重負荷**（double burden of malnutrition）である．栄養不良の二重負荷とは，飢餓，低身長（発育阻害），低体重などの低栄養と，糖尿病，循環器疾患，がんなど NCDs[注]（**非感染性疾患**）につながる過体重・肥満，食塩の過剰摂取などの過栄養が共存している状態を言う．栄養不良の二重負荷は，**図 8-4** に示すように，地球レベルでも，一つの国の中にも，地域内にも，家族の中にも，さらに一人の個人においてもみられる．

地球レベルでは，2018 年の FAO と WHO の合同報告書（Driving commitment for nutrition within the UN Decade of Action on Nutrition, http://www.fao.org/3/CA1340EN/ca1340en.pdf）によると，8 億人を超える人口が低栄養状態にある一方で，19 億人が過体重・肥満である．5 歳未満児では，22％（1 億 5,100 万人）が長期の栄養不足による低身長（発育阻害）で，5.6％（3,800 万人）は過体重である．5 歳未満児死亡の 45％は低栄養によるとされる．家族レベルでは，父親は内臓脂肪の蓄積によるメタボリックシンドローム，20 代の娘は BMI18.5 kg/m^2 未満のやせ，祖母は体重減少が進む低栄養といった状況もある．また，1 人の人間においても，エネルギーは過剰で体格的には肥満だが，たんぱく質や微量栄養素の不足のリスクがあり，貧血がみられる，などである．

また，国際的に，死亡や疾病に及ぼす栄養・食生活課題のうち，食物摂取要因の上位 5 位は，**図 8-5** に示す通り，食塩の多い食事，全粒粉の穀物が少ない食事，果物が少ない食事，種実が少ない食事，野菜が少ない食事である．世界 195 カ国のデータに基づく推計から得られた結果で，こうした不健康な食事（食物摂取）の要因は，世界全体の死亡割合の 22％を占めるとされた．地域別では，日本を含む東アジアでは，世界全体に比べ，食塩の多い食事の割合が高く（**図 8-6**），日本における減塩対策の重要性が強く示唆される．

malnutrition の訳に要注意！

malnutrition を辞書で引くと，栄養不良や栄養失調といった日本語訳が出てくる．mal はもともとラテン語で「悪い」（英語の bad）を意味する接頭辞．したがって，「悪い（mal）」＋「栄養（nutrition）」となり，本来，過栄養も低栄養も両方の意味が含まれている．
mal がついた他の用語では，マラリア malaria（mal（悪い）＋ aria（空気）で，悪い空気によって広がる病気の意味）や，悪性の malignant や悪性腫瘍 malignancy（male（悪い）＋ gignere（持つ）で，悪いものを体内に持つ）などがある．

NCDs

Non Communicable Diseases，非感染性疾患．がん，循環器疾患，糖尿病，COPD（慢性閉塞性肺疾患）など生活習慣病のこと．国際的には，NCDs と表現される．

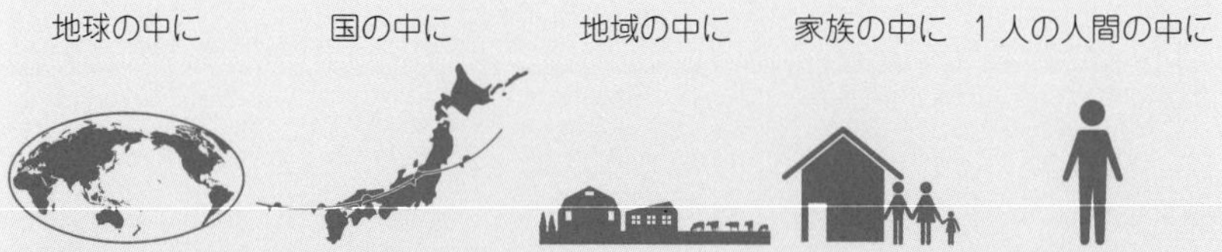

低栄養と過栄養が共存している＝栄養不良の二重負荷（double burden of malnutrition）

図 8-4 ●栄養不良の二重負荷

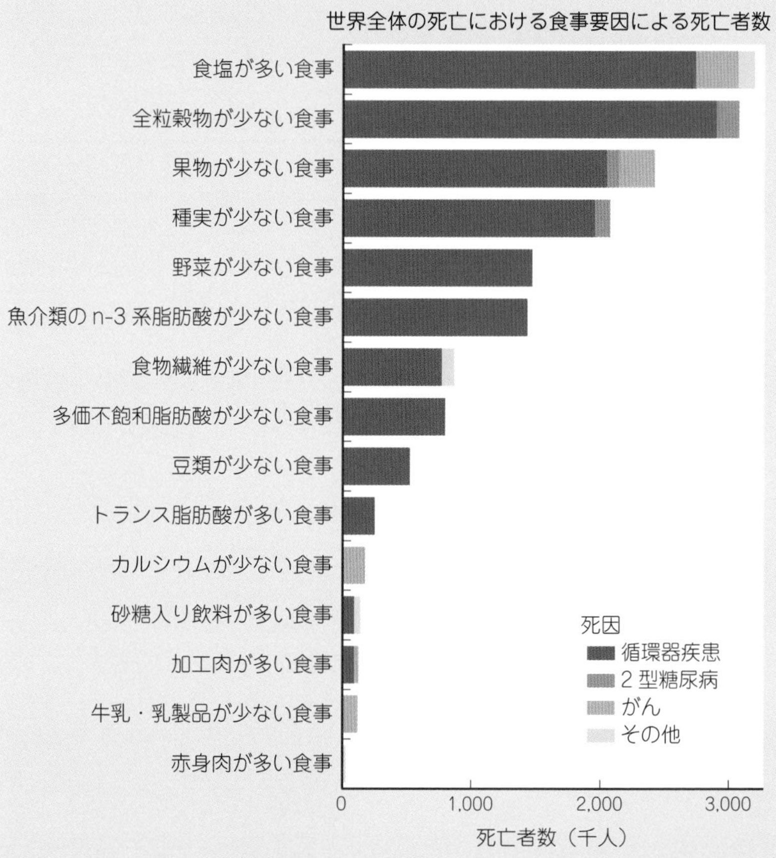

図 8-5 ●世界 195 カ国のデータに基づく推計（2017 年）における死亡に対する食事の要因

（GBD 2017 Diet Collaborators. Lancet, 393：1958–1973, 2019 より抜粋，筆者訳）

2）世界の栄養・食課題への対策の動向：社会的決定要因へのアプローチ

過栄養と低栄養の両方の課題，および不健康な食事に共通する根本的な要因として，教育，職業，収入，保健医療制度，居住環境などの**社会的決定要因**（第 4 章 コラム参照）がある．今日，国際的な栄養・食課題への対策では，こうした根本的な社会的決定要因へのアプローチが重要とされる．**図 8-7**

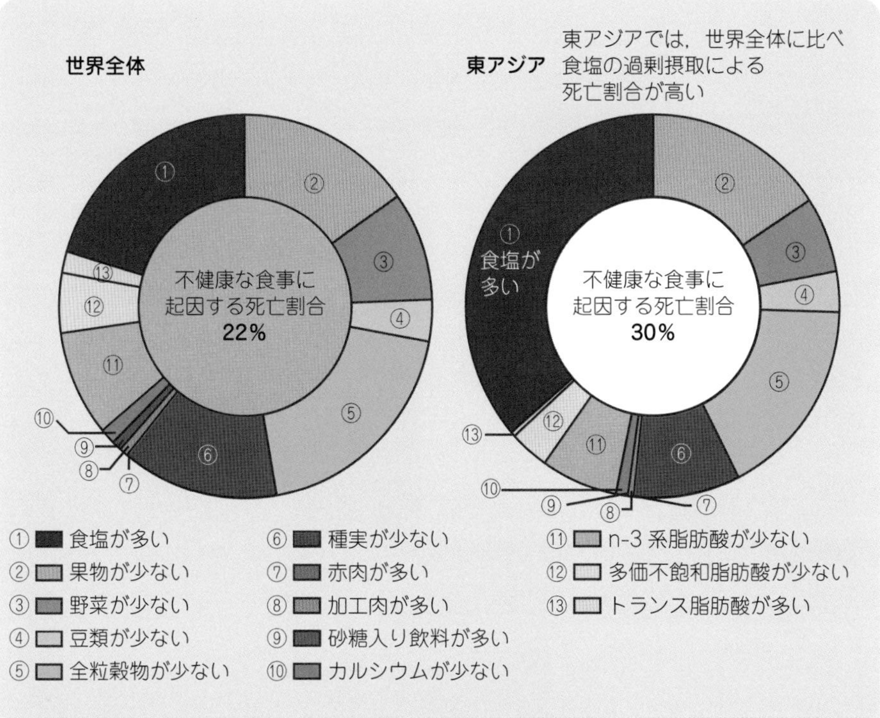

図 8-6 ● 世界全体と東アジアの死亡に占める食事要因

（GBD 2017 Diet Collaborators. Lancet, 393：1958-1972, 2019 より抜粋，筆者訳）

は，過栄養と低栄養両方を含む栄養状態の不平等に至る，社会的決定要因の関係性を図示したものである．社会における不公平や社会的差別は，図下部の基本的要因のレベルから始まり，図中央の日々の生活状況や規範，食環境や育児環境につながり，結果として栄養状態の不平等を生む．

個人を対象とした栄養管理や栄養教育でアプローチできるのは，図中央左の健康と栄養の規範，知識や信念など心理社会的要因，食習慣を含む生活習慣だけである．それ以外の決定要因を改善していくには，社会的，政治的手段が必要である．日本の政策でいえば，**健康日本 21（第二次）**で，個人の生活の質の向上とともに，社会環境の質の向上が強調される理由である．また，本章前半で解説した栄養の専門職としてのアドボカシー能力の必要性がここにある．

3）栄養・食の課題に対する国際機関による対策の動向

世界では，この 30 年間，栄養・食の課題解決に向けて，国連機関を中心に社会的決定要因へのアプローチを含むさまざまな宣言や提言が行われてきている（**図 8-8**）．

図 8-8 左側は，国連機関による栄養関連の提言や目標設定である．国際的な連携と協働の重要性を訴えた最初は，1992 年の**第 1 回国際栄養会議**（ICN）である．**世界栄養宣言**の中で，「栄養学的に適切な食物へのアクセスは各人の権利である」とし，2000 年までに飢餓の撲滅をめざした．

しかし飢餓人口も，低栄養の人口も減少せず，2014 年には第 2 回国際栄

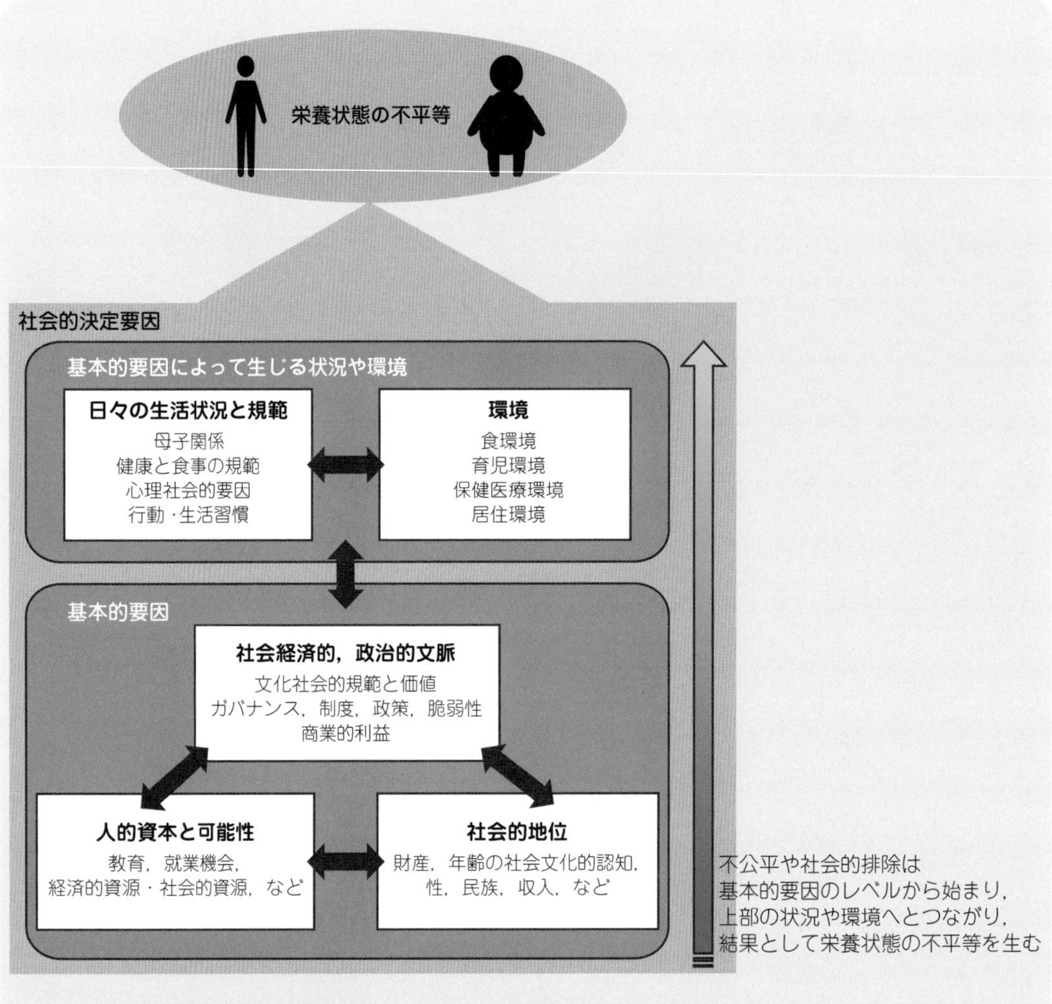

図 8-7 ●栄養状態の不平等を生む社会的決定要因

（Development Initiatives：2020 Global Nutrition Report：Action on equity to end malnutrition の第 1 章の図を，筆者が意訳）

養会議（ICN2）が開催され，栄養に関するローマ宣言が採択された．この宣言では，栄養不良の二重負荷の課題と，その社会的決定要因への対策を，各国が協力して全世界的に取り組む必要があると強調された．

第 2 回国際栄養会議に先立って，2011 年には国際連合総会で，NCDs 対策に関する各国首脳，大臣クラスによるハイレベルサミットが開催された．WHO の総会ではなく，国際連合総会で健康問題を取り上げ各国の協調を呼びかける宣言が出されたのは，AIDS に次いで 2 回目のことであり，世界における NCDs 課題の深刻さを示すものといえよう．

2012 年には，母子栄養に関する国際栄養目標（global nutrition targets）として，**図 8-9** に示す，2025 年までに達成をめざす 6 つの目標と目標値が設定された．図 8-9 の 3 項目めの低出生体重児の減少は，日本の**健やか親子 21（第二次）**の目標の一つでもある．残念ながら，日本として 30％減少の目標は達成できそうにない状況にある．

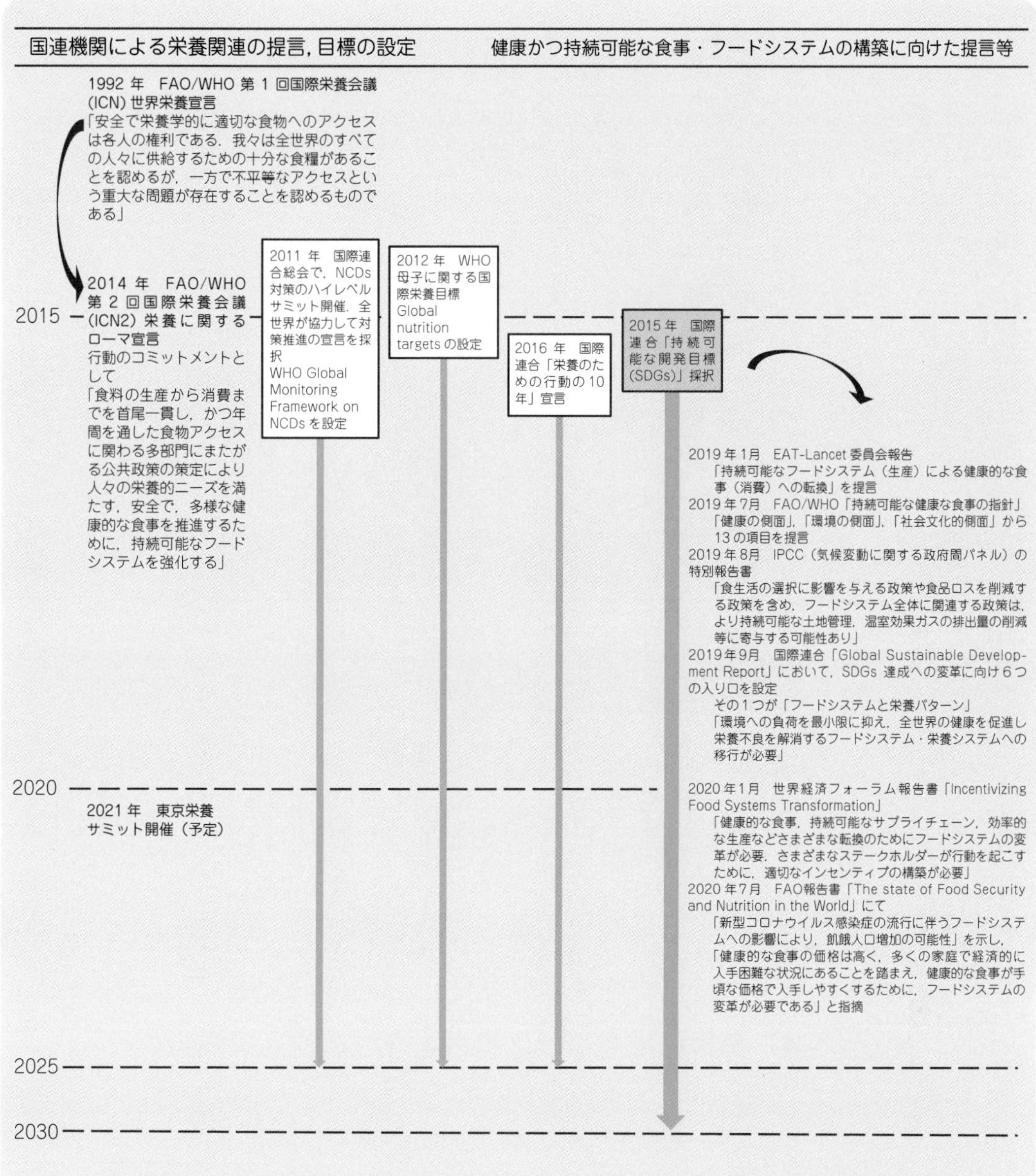

図 8-8 ● 国際的な栄養改善および持続可能なフードシステムの構築等に関する政策の動向

こうした国際的な栄養に関する対策を促進，強化するために，国連は，2016 年から 2025 年までを「**国連 栄養のための行動の 10 年**」とすることを宣言した．これは ICN2 の栄養に関するローマ宣言を踏まえたものである．また，前年 2015 年に国連で採択された**持続可能な開発目標（SDGs）**の達成に，栄養分野の活動が大きく関与していることを示す動きといえよう．

図 8-10 の SDGs の目標では，目標 2「飢餓をゼロに」，目標 3「すべての人に健康と福祉を」はもちろんのこと，ほとんどの目標が，直接・間接に栄養・食生活と関連しており，目標達成に向けて栄養分野はさらなる貢献が可能である．日本の**第 4 次食育推進基本計画**でも，SDGs 達成への寄与を強く

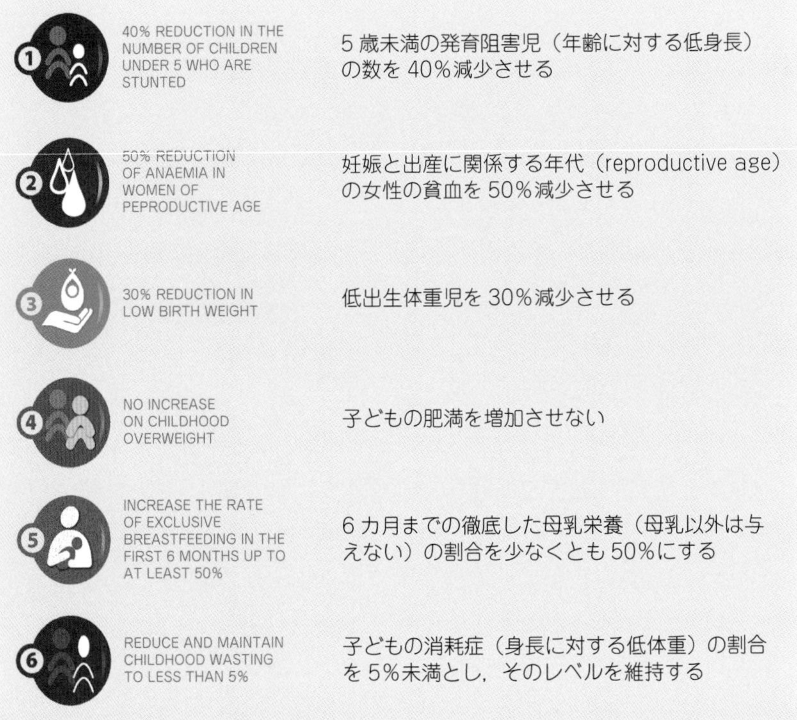

図 8-9 ● Global nutrition targets 2025（2025 年までの母子に関する国際栄養目標）

（リーフレットの出典：WHO. https://www.who.int/nutrition/topics/English_Poster_A_Global_Target_2025.pdf?ua=1，筆者訳）

意識した計画となっている．

4）健康の視点プラス持続可能性の視点の重視

健康のために栄養・食が重要なことは言うまでもない．しかし，現在は，健康の視点に加え，地球環境の保全，持続可能な食料生産や流通の視点からも，図 8-8 右側に示す，個人の食べ方を考える必要性や，関連して**フードシステム**の強化，見直しの提言が出されている．

2019 年 1 月には **EAT-Lancet 委員会報告**（Eat-Lancet Commission, 2019）が出た．栄養疫学の世界の第一人者である，ハーバード大学公衆衛生大学院 Willett 教授が座長を務め，望ましい食生活のあり方について，栄養疫学的視点に加え，地球の生態系への影響などの視点から検討が行われた．その結果，推奨された食事パターンが**図 8-11** である．全粒穀物，野菜，果物，豆類などの植物性食品を増やし，赤身肉（牛肉，豚肉等）と砂糖を半減することを提言している．欧米の現在の食事パターンと大きくかけ離れたこの提言に対し，健康・栄養分野では，国際学術誌や学会などで議論が沸騰している．

続く 2019 年 7 月の FAO/WHO（2019）の「持続可能な健康な食事の指針」から，2020 年 7 月の FAO 報告まで，図 8-8 右側に示す通り，わずか 1 年間

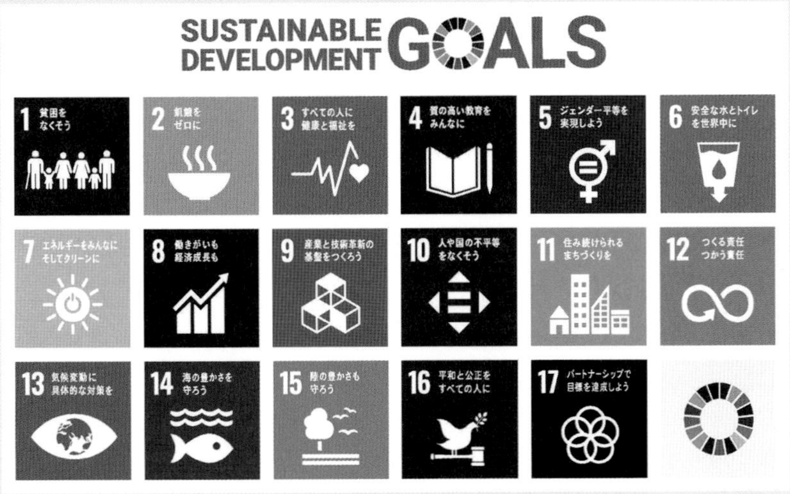

図 8-10 ● 持続可能な開発目標（SDGs）17 のゴール

SDGs のほとんどの目標は，直接・間接に栄養・食生活と関連する．したがって，目標達成に向けて，栄養分野の貢献が期待されている．

（https://www.unic.or.jp/files/sdg_poster_ja.pdf）

国際的医学誌 Lancet に，2019 年 1 月，「EAT-Lancet 委員会」報告の発表，地球の健康と人間の健康の双方にとって望ましい食事の提案

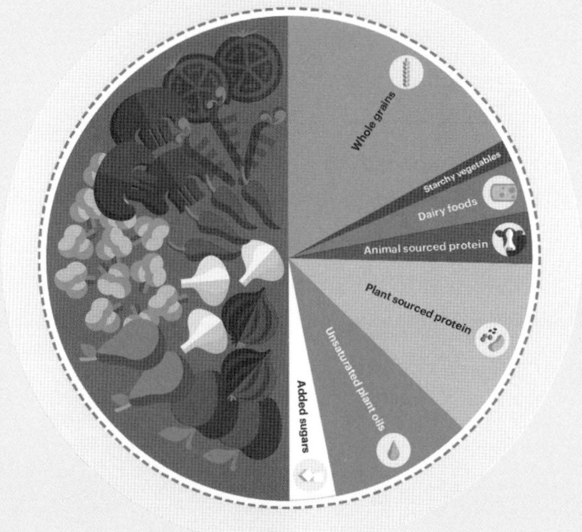

2050 年には約100 億人と推定される世界の人々に健康的な食事を提供し，かつ「持続可能な開発目標（SDGs）」や「パリ協定」を達成するには，持続可能なフードシステムによる健康的な食事への転換が必要と提唱

図では，左半分を野菜・果物とし，右側上部に全粒粉の穀物を位置づけている．肉類や乳製品などの動物性食品は環境への負荷が大きいため全体の 1 割程度と極端に少なく抑えられている

図 8-11 ● 「EAT-Lancet 委員会」報告書で示されためざすべき食事パターン

（The EAT-Lancet Commission on Food, Planet, Health. https://eatforum.org/eat-lancet-commission/）

余に次々と関連の提言が出ている．そのいずれもが，世界の健康・栄養課題の解決にはフードシステムの関与と変革が不可欠であると訴えており，グローバル展開を進める食品企業では，食品ロスの低減，容器包装の環境負荷の軽減などの具体的な取り組みがすでに始まっている．日本における**食環境づくり**の政策においても，今後，健康だけでなく社会の持続可能性を意識した方向性が強化されるであろう．

5）栄養の専門職として国際的な視野が必要な理由

現在の新型コロナウイルス感染症対策による，日々の食生活への影響を考えても，いまや，世界の動きと独立して日本の栄養・食生活が成り立つわけではないことは自明である．栄養の専門職は，世界の栄養・食の課題と，その対策の動向を知ることにより，国内の政策・施策や企業の動向の意味をより深く理解することができる．また，対策として何をすればよいかについても，海外の事例にヒントを見出すこともできる．

生涯にわたる専門職としてのあり方からも，国際的な視野は必要である．なぜなら，その時点の自分の考えや仕事を，組織の中で，日本社会の中で，そして世界の中で位置付け，5年後，10年後を見据えた将来像を描き，それに向かって自己研鑽を積み重ねていく必要があるからである．また，国際的な動向をより早く，適切に知るためにも，世界共通言語である英語力は一定程度あることが望ましい．

COLUMN

国連 栄養のための行動の10年

2016年4月，国連総会で，2016年から2025年までを「United Nations Decade of Action on Nutrition（国連 栄養のための行動の10年）」とすることが宣言された．この宣言は，国連の持続可能な開発目標（SDGs）の達成には栄養の改善が深く関わっていることを踏まえたものである．

国連常任栄養委員会の報告書（United Nations System Standing Committee on Nutrition：A Spotlight on the Nutrition Decade，https://www.unscn.org/uploads/web/news/UNSCN-News-42.pdf）では，目標達成に必要な6つの行動分野をあげ，具体的な活動の必要性を訴えている．6つの行動分野とは，①健康な食事のための持続可能かつ回復力に富むフードシステム，②すべての人にいきわたる栄養活動のための保健システム，③社会的保護と栄養教育，④栄養改善のための通商と投資，⑤すべての年代の栄養のための安全で支援的な環境，⑥栄養に関するガバナンスおよびアカウンタビリティの強化である．これらの項目からも，栄養・食の社会的決定要因へのアプローチが重視されていることがわかる．

国連機関で栄養の専門職として30年以上のキャリアを有する日本人の知人は，「今ほど世界で栄養が注目されたことはない．だから今，栄養活動の成果を示せないと，今後二度とこうした動きは起こらないだろう．本当にがんばりどころだということを，日本の栄養分野の人もしっかり自覚してほしい」と訴える．

Chapter

9

科学的態度の形成と科学的探究

学修到達ポイント

①実践現場の課題と研究のつながりを説明できる.
②栄養の専門職が関わる研究における研究倫理の必要性を説明できる.
③人を対象とする医学系の研究倫理の重要な項目を説明できる.
④科学的探究に必要な科学的方法を説明できる.
⑤科学的探究における批判的思考の必要性を説明できる.

本章では，管理栄養士として求められる 10 の基本的な資質・能力の 9 つめとして，科学的態度の形成と科学的探究について学ぶ.「栄養・食を通して，人々の健康と幸福に貢献する」ためには，栄養学研究の基礎から応用までの必要性を理解し，研究成果を実践に応用・活用させるとともに，実践現場から栄養学研究の促進と成果の発信を行い，栄養学の発展と実践の質の向上に寄与する資質・能力が必要である.

1. 現場の課題と研究とのつながり

1）管理栄養士の日常業務と現場研究

管理栄養士の日常業務は献立作成から発注，検品，検食，配食の管理など，きわめて多岐にわたる．それに加えて**患者の栄養ケア・マネジメント**を行わなければならない．**栄養サポートチーム（NST）**がある病院では回診や症例検討への参加も必要になる．患者との関わり以外の業務が一番多い医療者は管理栄養士ではないだろうか．また，他の医療者に比べて職場に配置されている人数にも限りがある．これらの理由からか，管理栄養士の臨床業務において，患者との会話や人権問題について日常的に議論し，修練を積む機会を確保すること，すなわち臨床能力の育成プログラムが十分に提供されてきたかどうか疑問が残る．

臨床とは，もともと医療分野において介入（診断や治療などの，働きかけ）を行う現場を意味する．最近では心理学をはじめ，教育学や社会学などにおいても，介入を伴う実践現場やその研究を意味するようになっている．2019 年度のノーベル経済学賞は，MIT のデュフロ氏，バナジー氏，ハーバード大学のクレマー氏が獲得したが，受賞理由は，世界の貧困削減に現場の実証

ランダム化比較試験
小さな種を均一に畑にまくところを想像してみるとよい．同様にコンピュータを駆使して被験者を均一な複数群に分けることをランダム化と称する．

実験（ランダム化比較試験[注]，randomized controlled trial; RCT）を用いたアプローチを行ったことであるのは特筆に値する．以下，臨床栄養学と明確に区別するために，臨床研究ではなく現場研究と表記することにしよう．

2）栄養の現場研究に伴う困難性

栄養の現場研究が簡単でない理由の一つは，栄養学が人間集団を対象としており，確率的問題がつきまとうことである．細菌や実験動物を用いた研究は実験室内の厳密に管理された環境下で行うことができ，**測定結果のばらつき**を少なくすることが可能である．その場合データの解釈も容易になる．しかし実社会に生活する人間を対象とする研究は，実験室内のように条件を一律にそろえることはできない．個体差や生活環境の違いなどを前提に，相当ばらつきのあるデータを解釈していく必要がある．そのため人間集団を対象とした研究には統計学を駆使した方法論が用いられ，これを**疫学**と呼ぶ．わが国においては，このようなばらつきのある人間のデータを扱う疫学は，公衆衛生の分野でさかんに取り入れられてきたが，現場研究では，欧米に比して普及が遅れていた．ところが今やRCTをはじめとする疫学的方法を駆使することなしに，国際社会で認められる現場研究を実施することは困難となっている．

二つめに，**人に対する介入方法（健康増進活動や治療の方法）の確立に人的・金銭的・時間的に多くの資源が必要とされる**ことである．今，動物実験で効果が確認されたある治療法を一部の人に試したところ，効果があったとしよう．さて，この治療法は，あなたの対象者にも有効であろうか？　残念ながら，まったく保証できない．その理由は，個人差があるということと，その人達の生活環境が同一とはいえないことにある．たとえば欧米で効果のあった食事療法が日本人にそのまま当てはめることができるかどうか考えてみてほしい．**肉食文化圏**に生活する彼らの食事療法を，穀類を多く消費する**日本食文化圏**の人々に，簡単に導入できないことは明らかである．

禁忌
ユダヤ教のカシュルート，イスラム教のハラール，ヒンドゥー教・ジャイナ教・仏教での菜食主義などがある．日本でも農繁期の肉食は禁じられていた．

これに宗教的禁忌[注]などが絡むと話はもっと複雑になる．「肉食はできない」という人の口に無理やり肉を放り込んで，たんぱく質摂取量を増加させることは決してできない．人それぞれの置かれている状況に合わせて実行可能な介入方法を開発することが，現場研究には問われている．これは，とても困難だが，やりがいのある仕事といえよう．そして，このような実行可能性を探るための有力な研究方法がRCTなのである．

3）不確実性を伴う現場

害作用
介入に伴う既知の不都合な作用を害作用（副作用などともいう）と総称する．一方で介入中に生じたすべての不都合な出来事は有害事象（9-2-3に後出）と呼ぶ．これには未知の害作用候補を含む．

上述のように，現場において介入は，常に不確実性を伴う．ヒトの生命が尊いことはもちろんであり，可能ならすべての患者を救いたいと医療者は思うであろう．しかし医療行為で，病に苦しむ人々に100％効果があるものなど存在しない．**診断にも誤差がつきまとう**．また，害作用[注]の確率がゼロ％の医療行為も存在しない．そもそも老化を止める方法も，死から人を蘇らせる方法もなく，**現場は常に死と向かい合わせ**なのである．ゆえに私たち医療者は，**医療行為の限界性**を知り，同僚と確認（**相互監視**・研鑽）しつつ，患

表 9-1 ●「探究」と「改善」における測定の違い

	探究	改善
目的	新しい知見を得ること	新しい知見を日常業務に導入すること
テスト	一つの大きな目隠しされたテスト	たくさんの連続的な観察的テスト
データ	目的に沿ったものを可能な限り多く集める	新しい一連の業務を習得し完了できるだけの十分なデータを集める
期間	結果を得るために長期間を要する可能性がある	「有意差のある変更を伴う小さなテスト群」が改善の速度を速める

（鮎澤純子：医療安全・質管理の理論と実際．日本内科学会雑誌，101（12）：3455-3462，2012.）

者に最善の道を模索することになる．そこでは**患者との対話**が非常に重要であり，現場で倫理が重要とされる理由になっている．

不確実性を伴う現場においてこそ，研究は必要である．研究目的の第一は，業務改善である．日常業務のなかで危険な要素をあぶり出し対策を立てること，業務手順を見直して効率化を図り資源を有効に活用することなどが，これに当たる．現場で医療者が対応しなければならない場合の数は，自動車産業の生産現場で働く者が対応するそれとは比較にならないほど多いといわれている．また**医療における有害事象は，交通事故よりもはるかに頻繁に発生している．**

目的の第2は，新しい介入方法の探究である．より効果的な介入方法が見つかれば患者に対する大きな福音となる．**表 9-1** に探究と改善の違いをまとめた．一般的にいって新しい介入方法の確立には，人的・金銭的・時間的に多くの資源が必要とされる．世間には安易な宣伝に飛びついて「健康になれる」と思い込まされている人々が多数存在する．科学的根拠のない「健康」を謳う食品やサプリメントは後を絶たない．これらの商品はヒトでの研究をどこか省略していることが多く，**普遍的な効果**[注]**を証明していない**のである．一方で薬物の場合，RCT を実施することなしに新しい普遍的効果を主張することは，死亡率を激減させるような特別な場合でもない限り，基本的にありえない．根拠の提示が求められる．そしてグローバル社会にあっては，栄養関連の情報でも RCT に基づくことが必要とされてきている．ゆえに私たち医療者は根拠のない情報に対抗するために，合理的な情報の整理と新しい介入方法の探究に継続して取り組む必要がある．

普遍的な効果

普遍的な効果とは100％の効果のことではない．たとえば降圧剤の場合，目的とする疾患の減少が3割認められれば，優秀である．

4）情報の信頼性担保の方法

私たち栄養に携わる者の宿命として，栄養に関連する**情報との格闘**がある．身近な食べ物関連の商品を何か思い浮かべてみよう．それらの商品の宣伝はすべて利点だけを述べ立てているのではなかろうか．**正直に欠点を宣伝するようなことは，まずありえない．**つまり栄養に関する情報は世間にあふれているが，何が公平な評価で，何が誇大広告なのか，さっぱり分からない状態だといえる．これらの情報と私たちの情報との格闘が，日夜繰り広げられているといっても過言ではない．

人間に関する栄養学の知識と技術に関して，世間に広く流布しているのは体験談や新聞・テレビ・雑誌の広告・健康情報などであり，決して科学的根拠のある情報ではない．大学教授，研究所の所長など専門家の話が加わることで科学的根拠があると見せる宣伝手法はよく使われているが，その談話に科学的価値があるかどうか判断するのは一般市民には困難であろう．またスマートフォンがあればインターネットの検索で得られる情報は何千何万とある．このような**情報洪水**のなかにあって，信頼に足る情報を一般市民が的確に見つけ出せる保証がいったいどこにあるというのだろうか？

少なくとも，すべての**有用な情報**は，その提供者が誰であり，どのようにして作成されたのかが**オープン**になっていなければならない．なぜなら必要に応じてそれらの提供者に直接質問したり，元データの提供を求めたりすることが問われるからである．そうでなければ，その情報提供者を信用できない．そんな提供者の情報を決して鵜のみにしてはいけない．

これは科学的であるはずの学会発表や学術論文でも同じである．学術論文の場合は，3 人程度の専門家が審査してから学術雑誌に掲載されるので，比較的信頼できる．しかし完全に不正を見抜くことは不可能で，過去にも不幸な研究不正は数しれず起こっている．ゆえに同じ課題の学術論文が蓄積され，これらの論文の結果が統合されて，**総合的な判断**が下されなければ確かなことはいえない．特定のテーマに関する学術論文を**悉皆《しっかい》調査**（全数調査）し，事前に決められた手順でデータを整理・統合することをシステマティック・レビュー（系統的レビュー）という．最近の医学関連教科書ではシステマティック・レビューに触れていないと信頼するに足りないとみなされる．では栄養に関連する教科書がシステマティック・レビューに基づいて書かれているかというと，英語の世界では急速に進んでいるが，日本語の教科書では発展途上である．

5）価値ある情報

栄養・食生活，身体活動のみならず医薬品などによる病気の予防と治療に関するシステマティック・レビューを集大成しているものに，コクラン・ライブラリ（Cochrane Library，https://www.cochranelibrary.com/）がある．また管理栄養士が実際的に利用できるものとして，カナダの栄養士会が中心となって提供している PEN（Practice-based Evidence in Nutrition，https://www.pennutrition.com/）はシステマティック・レビューに基づいている（これらは英語の情報）．

日本語の情報としてはいくつかの医学会が公表している病気ごとの診療ガイドラインがある．肥満症治療ガイドラインや高血圧治療ガイドライン，脂質異常症治療ガイド，糖尿病治療ガイドなどがあるが，これらを精読するのは相当煩雑であろう．実践的には，これらのガイドラインに基づいて書かれた教科書や解説書を読むことになる．エネルギー・栄養素の摂取量については，厚生労働省の「日本人の食事摂取基準」を熟読すべきであるが，まずその解説書が有用である．身体括動については「健康づくりのための身体活動指針（アクティブガイド）」がある．

管理栄養士は，科学的根拠に基づいた情報によって行動すべきであるが，根拠のある情報を整理するには相当の時間，努力が必要とされる．それにも増して重要なことは「**根拠のないことを勧めない**」ことであろう．「根拠がないという情報」はもっとも価値ある情報であることを忘れないようにすべきである．あるいは不十分な根拠しかないときには「これだけの情報しかない」ということを明確に伝える力量が必要である．つまり単に知識を頭に詰め込むだけではなく，効果的に伝える技術も習得しておかねばならない．

6）情報の発信方法

人々は商品を購入する際，**身近な人々の意見**を取り入れて行動していることがほとんどである．友達に勧められたとか，尊敬する先輩が使っていた，あこがれのタレントが宣伝に出ていた，販売員に勧められた試供品がよかったなどである．ゆえに専門家の声に最初は熱心に耳を傾けてくれた人々でさえ，情報発信を続けなければ，いずれ私たちを忘れ去る運命にあることを自覚しておこう．

また対象者が病人の場合，**動機付け**[注]が十分にできていることが多いので，集団あるいは個人への栄養教育・指導を行う時の目標は比較的立てやすい．しかし病気のない一般の人々では様子がまったく異なる．彼らはいかに「快適」に生活していくかに関心があるので，「病気になるぞ」というような**脅し**は効果を発揮しないことが多い．たとえば食育で子どもたちに野菜を食べさせようとする時，野菜を食べないと「健康になれない」というのは第一の強調点になるだろうか？　そうではなくて「おいしく」食べる経験をさせることが優先するであろう．おいしいと実感できてこそ野菜を食べる生活習慣が形成され，成人に達してからも維持することが期待される．しかしテレビなどの宣伝にだけさらされていると，野菜よりもチョコレートを選ぶ子ども達が増えることは容易に想像できる．私たちには**コマーシャルに打ち勝つような情報発信**が問われている．

動機付け
動機付けや脅しの効果については，行動変容ステージモデル（TTM）を参照のこと．https://www.e-healthnet.mhlw.go.jp/information/exercise/s-07-001.html

世界は今，肥満とやせの共存，栄養不良の二重負荷（double burden of malnutrition）を経験している．この背景には食品産業がスナックに目をつけ，糖質・脂質・食塩に富んださまざまな商品の開発に躍起になっていることがあげられる．スナックは好きなときに自由に組み合わせて食べてよいのが魅力だ．それがエネルギーのコントロールを困難にする．また食卓に手軽なピザやバーガーが受け入れられている．そしてそれを選択するかどうかは**消費者の「自己責任」**というわけだ．このような時代に管理栄養士の果たす役割は重大である．地域社会を味方につけ，皆が健康で文化的な生活を営むための活動を率先して展開していくことが必要である．そのためのアート（知識ではなく**経験でしか獲得できない**もののこと）も身につけられるよう臨地実習やボランティア活動にチャレンジしていただきたい．

近年ではスマートフォンが普及し，インターネットがますます使いやすくなっている．特にソーシャル・ネットワーキング・サービス（social networking service; SNS）は，インターネット上の交流を通して社会的ネットワークを構築している．主なものだけでもLINE，Twitter，mixi，Facebook，GREE，Mobageと拡大の一途をたどっているように思われる．今後は管理栄養士も自らSNSのグループを運営していくような力が問われるであろう．**SNS利用のための安全対策**も学習しなければならない．インターネットを活用することで，的確な情報提供を継続して行える可能性が広がっており，そのための研究も重要であるといえる．

2. 研究倫理

1）なぜ研究をするうえで倫理が問題となるのか

❶ 介入と「人を対象とする医学系研究に関する倫理指針」（医系指針）

管理栄養士が携わる研究は，その業務と関連して多岐にわたるが，ヒトを対象とする研究は医学系研究に関する倫理指針に基づいて実施されると考えておいたほうがよい．すべての医療行為は，日常業務と研究の区別なく，「介入」と総称される．ただし研究においては，厳密な定義がなされている．「人を対象とする医学系研究に関する倫理指針」（平成26年文部科学省・厚生労働省告示第3号．平成29年一部改正．以下，医系指針と略）には，第1章総則のなかで介入を「研究目的で，人の健康に関する様々な事象に影響を与える要因（健康の保持増進につながる行動及び医療における傷病の予防，診断又は治療のための投薬，検査等を含む．）の有無又は程度を制御する行為をいう」と規定している．したがって看護ケア，生活指導，栄養指導，食事療法，作業療法や禁煙指導などもすべて介入に含まれる．日常業務で行われている栄養ケア・マネジメントも，りっぱな介入なのである．

特に新しい介入方法を探求する場合は「介入研究 intervention study」と呼ばれている．健康障害と因果関係があると考えられる要因へ積極的に干渉し，「従来の方法に優る」改善をもたらす方法を見つけ出す研究である．そのさい，新しい介入方法は，必ず何かの侵襲（後述）を伴うと考えておくべきである．

❷ 有害事象とインフォームド・コンセント

侵襲を伴う介入によって，被験者は常に有害な出来事（食中毒，異物混入，アレルギーなどの事件や，減量失敗による健康障害など，すべての不都合な出来事．有害事象）に遭遇しうる．ゆえにすべての介入研究実施にあたっては，被験者にその危険性を周知しておく必要がある．そもそも「**よいことをなし，害をなさない**」というのが医の倫理原則ではあるが，医療行為に100％安全（有害事象ゼロ）などというものは存在しない．ましてや新しい介入方法には**未知の**有害事象の危険性が常につきまとう．

では被験者に，どのような情報提供をしておけばよいのかというと，主要には，(1) 被験者が効果と害について十分理解し，**別の選択肢**（代替措置）を知らされていること，(2) 被験者はいつでも参加を**拒否・中止**できること，

表 9-2 ●「人を対象とする医学系研究に関する倫理指針」の重要項目

(1) 研究機関の長および研究責任者等の責務に関する規程
(2) いわゆるバンク・アーカイブに関する規程
(3) 研究に関する登録・公表に関する規程
(4) 倫理審査委員会の機能強化と審査の透明性確保に関する規程
(5) インフォームド・コンセント等に関する規程
(6) 個人情報等および匿名加工情報に関する規程
(7) 重篤な有害事象への対応に関する規定
(8) 利益相反の管理に関する規程
(9) 研究に関する試料・情報等の保管に関する規程
(10) モニタリング・監査に関する規程

(3) 有害事象が発生したときには**最善の対処と補償**を求めることができること，ということになろう．この合意のプロセスを，被験者に対するインフォームド・コンセント（十分な説明に基づく合意）と呼んでいる．介入研究実施に当たっては，開始時点で被験者に，研究の侵襲度に応じた方法で，インフォームド・コンセントを取得することが決められている．侵襲度が高い場合には文書による説明と記録が義務づけられているが，侵襲が軽微またはないと考えられる場合には口頭による説明と記録や，アンケート拒否の自由（オプトアウト[注]など）でもよいとされている．

オプトアウト
被験者へ，あらかじめ研究目的などの情報を通知または公開し，拒否の機会を保障することによって合意を得たとし，研究を実施する方法のこと．

❸ 研究体制構築の責務

また研究実施に当たっては，当該機関に**倫理審査委員会**が存在するのが理想であるが，少なくとも研究機関の長が総括的監督を行う責任がある．機関の長は，研究者に対し，研究データの保存について適切に指導または教育をする義務がある．また研究データを安全に保管できる環境を整備する義務がある．もし**データ漏洩**などが生じたときは**社会的制裁**を受ける．**データの保存期間**は，国または学術団体が示す基準を踏まえるべきであるが，結果発表後，少なくとも5年と考えられる．ただし当該保存期間を超えても，有害事象発生時などに開示請求を受ける可能性は残る．もし開示できなければ，有害事象の重大性に応じて研究倫理上問題があるとみなされ，体制不備との批判を受けるであろう．

2) 医系指針の重要項目

医系指針は，「人を対象として，……国民の健康の保持増進又は患者の傷病からの回復若しくは**生活の質の向上に資する**知識を得ることを目的として実施される研究」について規定している．ゆえに人を対象とする栄養学系研究も包含される．医系指針に含まれる重要項目は**表 9-2** の通りである．

本指針で「**研究対象者の福利**は，科学的及び社会的な成果よりも優先されなければならない」という本質的原則が厳しく強調されたのだが，それは残念ながら，医学系研究においてさまざまな非倫理的行為が発覚したからであった．しかし今，世界的に認められている原則は「科学的に意味がない，もしくは**信頼性の高い情報が得られない研究計画は，自動的に非倫理的とみなされ，承認されない**」ということなのである．

3）侵襲と有害事象

侵襲とは調査，診断，治療など介入に伴う身体への危険性をさす．どんなに軽微なものであっても侵襲を与えると予想される研究は，倫理審査の対象となる．たとえば，アンケート調査やインタビューでも，

・心的外傷（災害，事故，虐待等）に触れる質問
・意図的に緊張，不安を与えるもの（負荷を与える心理テストなど）

などは，**精神の恒常性**を乱すような，侵襲があると解釈される．また対象者の年齢や社会的状態等により，侵襲の度合いは変化すると考えておくべきである．

一方で侵襲がないと考えられるものには，精神的苦痛を伴わないアンケートやインタビュー，日常的に摂取経験のある食品・栄養素などの摂取，日常生活レベルの運動負荷，公的に認められた保健指導（侵襲性がないと予想されるもの），自然排泄される生体試料（尿，便，唾液等）の採取，などが含まれる．しかし判断に迷う場合には所属機関の倫理委員会等で助言を受けたほうがよい．

侵襲を伴う研究であると判断された場合には，研究の進行状況について詳細な記録が必要となる．もし被験者の健康を脅かす有害事象が発生した場合，研究機関は**適切な対応**を速やかに実施しなければならない．特に生命を脅かすような重篤な有害事象が発生した場合には，あらかじめ作成された手順書に従って適正かつ円滑な対応を行うことが義務づけられている．

4）個人情報等の保護

データ管理について，研究データの根拠となる研究資料等は，監督者等が保存計画において定める保存期間，開示請求に応えられるよう保存しなければならない．**医学系研究の成果は全人類の共有財産**とみなされているので，開示請求に応えられないような研究は倫理的に許容されず，制裁の対象となりうる．また当該研究機関を離職等する際にも，監督者の義務は継続する．もちろんデータ漏洩，データ改ざんなどが生じた場合には，社会的制裁を受ける．

医系指針施行後，個人情報保護法等の改正（**表 9–3**）が行われ，個人情報の定義や取扱い等の見直しが必要となった．これに対応するため医系指針は平成 29 年に一部改正が行われた．「個人情報保護法等の改正に伴う研究倫理指針の改正について 平成 29 年 5 月」からポイントを列挙すると，(1) 用語の定義の見直し，(2) インフォームド・コンセント等の手続の見直し，(3) 匿名加工情報・非識別加工情報の取扱規定の追加，となる．改正に伴い，匿名化されたデータは**個人を特定できる対応表の有無**が問われることとなり，その記載が義務づけられた．また個人情報等の分類を整理すると**表 9–4** の

表 9-3 ● 個人情報保護法等の改正の要点（平成 29 年時点）

個人情報の定義の明確化
- 氏名，生年月日その他の記述等で，電磁的記録を含む
- 個人識別符号の定義を追加（生体情報をデジタルデータに変換したもの等も含まれる）
- 要配慮個人情報に関する規定の整備（個人情報に病歴等が含まれるもの等）

適切な規律の下で個人情報等の有用性を確保
- 匿名加工情報に関する加工方法や取扱い等の規定の整備
  匿名化とは，特定の個人（死者を含む）を識別することができることとなる記述等（個人識別符号を含む）の全部または一部を削除することをいう

個人情報の保護を強化（名簿屋対策）
- トレーサビリティの確保（第三者提供に係る確認及び記録の作成義務）

（以下，略）

ようになる．

5）倫理審査が省略可能な場合

倫理審査が省略可能な研究の範囲について，医系指針に明記されているわけではないが，「医療・介護関係事業者における個人情報の適切な取扱いのためのガイダンス（平成 29 年 4 月個人情報保護委員会・厚生労働省）」が適用されるので，目安として，以下のものは対象外である．

・安全管理に関する情報
・医療保険事務
・医療機関内部における症例研究
・他の医療機関等との連携
・外部（学会，専門誌等）への症例報告
・専門医の取得のための症例登録
・教育目的で実施される実験・実習
・医療従事者間での個別症例に関する情報交換
・事業報告等で，匿名性が確保されているもの
・侵襲がない研究（データベースへの登録だけでよい）

医療関係者の場合，カルテなど記録の保持・管理の歴史があり，個人情報管理が日常業務のなかに根づいているので，倫理審査を省略することに問題はないであろう．しかし栄養関係者の場合，特に医療施設以外での研究については，あいまいな点が残る．そのさいは所属機関の倫理委員会か，所属する学術委員会等に相談する必要がある．

6）現場研究と研究倫理

エビデンスに基づく栄養療法（食育，予防を含む）がいわれてから久しいが，栄養に関するエビデンスの集積は決して思うように進んでいない．集積を阻んでいる一つの要因はデータ管理法にあるというのが筆者の考えである．日常業務の記録が現場で役立っているかどうか，検証することが急務であろう．

研究と業務の線引きは，実際上，それほど明確ではない．日常業務で集積されたデータが研究に活用される例はいくらでもある．ゆえに私たちは日常的に患者・利用者の権利保護を念頭に置きながら業務記録を遂行し，きたる

表 9-4 ● 個人情報等の医系指針における扱い

種類	定義	具体例
個人情報	生存する個人に関する情報であって，特定の個人を識別することができる（※1）もの	–
	①情報単体で特定の個人を識別できるもの	氏名，顔画像　等
	②他の情報と照合すること（※2）によって特定の個人を識別できるもの	「対応表」によって特定の個人を識別できる他の情報と照合できるもの
	③個人識別符号が含まれるもの	ゲノムデータ　等
要配慮個人情報	個人情報のうち，「病歴」「健康診断結果」等，その取扱いに特に配慮を要する記述が含まれるもの	診療録，レセプト，健診の結果，ゲノム情報　等
匿名加工情報・非識別加工情報	個人情報保護法等に定める匿名加工基準を満たすように，個人情報を加工したもの	–
匿名化されているもの	特定の個人を識別することができる記述等の全部又は一部を削除（置換含む）したもの（注：特定の個人を識別することができるものとできないものの両者が含まれる）	氏名を研究用 ID に置き換えたもの　等
匿名化されているもの（特定の個人を識別することができないものに限る）	匿名化されているもののうち，特に特定の個人を識別することができないもの	● 統計処理した情報 ● ID ＋提供者が特定の疾患に罹患していない旨の情報　等が該当する場合がある（個別判断）
匿名化されているもの（どの研究対象者の試料・情報であるかが直ちに判別できないよう，加工又は管理されたものに限る）	匿名化されているもののうち，その記述単体で特定の研究対象者を直ちに判別できる記述等を全部取り除くような加工がなされているもの（対応表を保有する場合は対応表の適切な管理がなされている場合に限る）（注：特定の個人を識別することができるものとできないものの両者が含まれる）	左記のとおり匿名化を行って出来上がった情報

※1　「特定の個人を識別することできる」とは，情報単体又は複数の情報を組み合わせて保存されているものから社会通念上そのように判断できるものをいい，一般人の判断力又は理解力をもって生存する具体的な人物と情報の間に同一性を認めるに至ることができるかどうかによるものである．なお，本指針において，「個人情報」と，死者について特定の個人を識別することができる情報を合わせて「個人情報等」と称している．

※2　本指針において「他の情報と照合することができ」るとは，当該機関において現に保有し又は入手できる他の情報と，当該機関において実施可能と考えられる手段によって照合することができる状態を指す．照合の対象となる「他の情報」には，その保有者が他の機関である場合も含まれ，また公知の情報や，図書館等の公共施設で一般に入手可能なものなど一般人が通常入手し得る情報が含まれる．特別の調査をすれば入手し得るかもしれないような情報については，通例は「他の情報」に含めて考える必要はない．なお，個人を識別するために実施可能と考えられる手段について，その手段を実施するものと考えられる人物が誰であるか等を視野に入れつつ，合理的な範囲で考慮することが適当である．

（文部科学省，厚生労働省，経済産業省：個人情報保護法等の改正に伴う研究倫理指針の改正について．2017.）

COLUMN

レシピ本とガイドライン

われわれは料理を作るときにレシピを参考にするけれども，素材や季節，体調に応じて微妙な「さじ加減」をしている．だからレシピを使って料理を作っても料理の価値を落とすことはない．レシピだけでおいしい料理はできないことを皆が知っているからだ．

医療も同じである．教科書やガイドラインに書いてあることは平均値や最大公約数である．そこに個人差や地域差，季節などのバリエーションを加味して治療をするために，医療者は長い間の研鑽を積む．バリエーションを知ることもエビデンスの集積の一つである．研修医の最初の仕事はケースレポートの作成であることが多いが，これこそエビデンスの集積という一大事業への輝かしいエントリー宣言である．ケースレポートを抜きにして医学の発展は考えにくい．自分が診た患者の情報が，疾患群ジグソーパズルで，どの 1 ピースとなるのかを知ろうとする者にこそ，エビデンスは解決の道を示してくれると思う．

べき日に備えることが必要である．業務改善のための根拠資料は，業務記録以外に存在しないことを肝に銘じよう．本来，業務記録は貴重な宝の山であるはずだが，活用できなければ，単なる紙の山である．よって業務記録は，いつでも匿名化して公開できるよう心がけておく必要がある．

繰り返すが，業務記録は私たち（サービス提供者，利用者）の貴重な共有財産である．管理栄養士の総力をあげて業務記録管理[注]法の合理性について議論・整理することが問われている．

記録管理
業務記録管理の標準化については栄養管理プロセス（https://www.dietitian.or.jp/career/ncp/）を参照のこと．

3. 科学的探究と批判的思考

1）実践活動における科学的探究の必要性

時代の変化に伴い，食生活に関わる課題は多様化・複雑化が進んでいる．そのような状況に対応できるように，管理栄養士・栄養士に求められる役割もますます高度になってきている．すなわち，個人や集団に存在する困難な栄養問題に対して，栄養の専門家としていかに論理的に最適な解決策を見出すことができるかということが重要になってきている．

このような最適解を見つけるためには，科学的根拠（evidence，エビデンス）が必要であり，その基礎として栄養学の知識体系がある．しかし，この知識体系においては，多くの研究によって常に新しい知見が蓄積されていき，しばしば既存の知識が新しいものに置き換えられていく．したがって，管理栄養士・栄養士の実践活動において，科学的根拠として栄養学を基盤とするならば，これらの科学的進歩に柔軟に対応できなければならない．そのためには，科学に関する知識や技術の更新に加えて，科学的方法やその原理を理解することが必要となる．

科学的方法（scientific method）とその繰り返しによって科学的知識体系を更新していくことを総称して科学的探究（scientific inquiry）という．一般に科学的探究には短期的なものと長期的なものがある．短期的には，科学的方法に従って研究を実行し，その研究目的に対応して何らかの科学的知識や結論を得る．短期的研究で得られた知識はさらに次の研究につながる．長期的には，このサイクルが繰り返されることによって知識の体系化がなされ，さらにその後に続く研究によって常にその体系の再編成や修正がなされていく．

科学的探究の応用
科学的探究は専門性の高い研究活動であるが，その思考方法は通常の生活においても有用である．われわれは日常生活のなかでさまざまな経験を積んでいるが，その経験から得られる不確定な知識がより確実な知識や科学的概念へと変容していく際には，科学的思考が役に立つ．

管理栄養士・栄養士が科学的探究の方法や原理を身に付けることによって，栄養学や食品学だけでなく，社会学，行動学，教育学など幅広い分野の研究や調査結果を体系的に検索し，評価・解釈し，実践に適用することができるようになる．さらに，栄養学分野における研究に自ら参加することによって，新しい知識の発見や獲得が可能となり，栄養学の実践の強化につながる．

2）研究における科学的方法

研究にはさまざまなタイプがあり，そのタイプによって研究方法も異なる．

研究の分類方法そのものも多種多様である．たとえば，研究の段階に応じて分類すれば，基礎研究，応用研究，開発研究などがある．また，問題設定の方法の違いによって，理論的研究，方法論的研究，**探索的研究**[注]（exploratory research），**実証的研究**[注]（empirical research）などがある．また，人を対象とした疫学研究には，**観察研究**[注]（observational study）と**介入研究**[注]（intervention study）がある．これらのうち，探索的研究，実証的研究および疫学研究では，実験または調査によって収集したデータに基づいてさまざまな結論が導かれる．以下では，実験・調査による観測データに基づいて研究が進められる場合の一般的なプロセスについて述べる．

探索的研究
事前に仮説を特定することなく，得られたデータのなかから何らかの規則性や新たな仮説を見出すことを目的とする研究．

実証的研究
事前に仮説を定め，それが正しいか否かをデータによって判断することを目的とする研究．

観察研究
介入を伴わない研究．研究者が対象者の健康に影響を与える要因への曝露の有無を決めることはしない．

介入研究
研究者が対象者の健康に影響を与える要因への曝露の有無や程度をあらかじめ決定したうえで，健康影響を調べる研究．

❶ 研究目的の明確化

実際に研究をはじめる前には，研究の対象となる身の回りの現象を注意深く観察し，その現象に関係する情報をもとに疑問点や問題点を明確にする必要がある．この問題点を具体化することによって，研究目的が定まり，それに応じた研究計画が決められる．研究者が研究によって答えを得ようとする問題はリサーチクエスチョン（research question）と呼ばれることもある．なお，探索的研究では，問題点が明確になっていない状態からはじまることが多いため，問題点を明らかにすることを目的とすることもある．

❷ 既存の知識の抽出

上記で明確化した問題点または研究目的に関しては，すでに多くの研究者が同様の疑問を抱いている可能性があり，自分の研究を効率的に進めるためには先行する他の研究者の科学的経験と知見を参考にする必要がある．すなわち，研究を開始する前に，十分な時間をとって既存の研究論文や書籍などの文献検索を行い，それらの内容を吟味しなければならない．

❸ 仮説の明確化

現象の規則性について予想される結論のことを仮説（hypothesis）という．実証的研究では，問題点に対して想定する答えが仮説であり，この仮説の妥当性を観測データに基づいて検証することが目的となる．仮説は，定義の明確な用語を用いて厳密かつ明確に表現しなければならない．また，データ解析の段階で**統計的仮説検定**[注]（statistical hypothesis testing）を行う場合には，一般的な研究仮説を**帰無仮説**[注]（null hypothesis）と**対立仮説**（alternative hypothesis）という統計学的形式に置き換える必要がある．

統計的仮説検定
母集団に関する何らかの統計的仮説が妥当といえるかどうかを標本データから判断するための統計学的な手順．

帰無仮説
統計的仮説検定の際に母集団に関して立てる仮説で，比較する群間で「差がない」「関連がない」などの仮説．帰無仮説が棄却された場合に採択される仮説を対立仮説という．

❹ 実験・調査

観察している現象が何らかのメカニズムによって発生することを想定すれば，主に「結果」である現象と，そのような現象を起こす「原因」である要因（または結果に影響を与える要因）が存在する．両者が定量的に観測される場合，前者は**従属変数**（dependent variable），後者は**独立変数**（independent variable）と呼ばれることがある．多くの研究では，独立変数の観測値が変化すると従属変数の観測値がどのように変化するか，あるいは独立変数が従属変数に対してどのような量的影響を与えているか，などを観察する．

❺ 結果・考察

実験・調査で得られた結果を文章や図表等を用いて整理し，表示することは，研究の内容を適切に他者に伝えるために非常に重要である．さらに，結果から予想または主張しうる知見を選び出し，仮説があればその妥当性の判断を行う．また，結果からさらに別の仮説が立てられる可能性も判断する．さらに，得られた結果と先行研究との関係についての検討や今後の研究への課題抽出などを行う．

❻ 研究成果の公表

これらの研究成果は社会に向けて研究論文や学会発表などの形で公表される．この公表された研究成果は，さまざまな科学的議論や**批判的吟味**[注]（critical appraisal）などを経て次の研究への展開に利用され，長期的な科学的探究へとつながっていく．また，栄養学も含めて多くの実践的分野における活動の科学的根拠として用いられる．

❼ 科学的探究の主な視点

短期的か長期的かにかかわらず，科学的探究を実行するうえでいくつかの重要な視点がある．以下では主なものを取り上げる．

a）因果関係の有無

2つの事象の間に，原因と結果という関係がある場合，これを因果関係（causal relationship）という．事象間における因果関係の有無に関する判断は，一般的に科学的探究におけるもっとも重要な論点の一つとなる．2つの現象の間に**相関関係**[注]（correlation）がみられたとしても，それだけでは因果関係の存在を証明したことにはならない．厳密にいえば因果関係を完全に立証することは困難であるが，いくつかの条件がそろえば因果関係の存在を強く支持することになる．たとえば，疫学研究では，因果関係の有無を判断する際に，時間的前後関係，関連の強さ，**量-反応関係**[注]（dose-response relationship）の有無，生物学的な妥当性，他の知見との一致など，いくつかの要素について検討することが推奨されている．

b）推論の妥当性

研究の結果から普遍的な結論を導き出す過程を推論（inference）という．科学的な推論を展開する方法は，主に2つある．一つは，ある仮説が正しいと仮定して，推論を展開していく方法で，**演繹的推論**（deductive reasoning）と呼ばれる．もう一つは，事例の蓄積やデータの蓄積に基づいて論理を展開していく方法で**帰納的推論**（inductive reasoning）と呼ばれる．実験・調査を行う研究は，観察したデータの解釈に基づいて何らかの結論を導き出すものであり，通常は帰納的推論により結論が得られる．したがって，このような研究においては，将来のデータの蓄積によって結論が変わる可能性があること，データのとり方が推論の妥当性に大きな影響を及ぼすことなどに留意すべきである．

リサーチクエスチョンの条件

リサーチクエスチョンの設定に当たっては，最初は漠然としたものから考え，内容を分割できた場合はそのなかから次第に研究が可能な具体的内容に絞り込んでいく．これを実際に研究として進めるためには，このリサーチクエスチョンについて，必要性，実現可能性，新規性，学術的価値，倫理性などを検討する必要がある．

批判的吟味

研究情報にバイアスが含まれていないかどうかを判断するための手法．研究デザインや統計解析の妥当性などいくつかの着眼点がある．

相関関係

2つの変数の間で，一方の量の増加にともない他方の量が増加または減少する傾向のある関係．

量-反応関係

集団または個人において，ある要因への曝露量が増加するほど影響が現れる確率が増加（または減少）する現象．

c）比較対照の設定

大部分の疫学研究と実験的研究では，何らかの比較（comparison）を伴う．たとえば，実験的研究において，独立変数が変化した場合の従属変数の変化の有無をみるためには，独立変数が変化しない場合の従属変数の変化と比較しなければ，独立変数の影響によるものかどうかは分からない．このような比較対照はコントロール（control）と呼ばれ，仮説が正しいかどうかを検証するためにはコントロールの選び方が非常に重要な意味を持っている．また，比較を伴う研究では，少なくとも１つ以上の仮説が必要である．

d）観察対象の妥当性

実験・調査によって観察されたデータがどのような集団または状況を代表しているかは，結論の一般化の可能性に直接的に関係する．統計学的には，**標本**（sample）と**母集団**（population）という考え方があり，原則として研究で本当に知りたいことは母集団の特性であり，母集団の一部を標本として抽出して観察し，推論を行っている．したがって，母集団に関して何らかの結論を述べるにはその標本の抽出方法が合理的であることが必要条件である．

3）批判的思考とは何か

科学的探究による知識の体系化の過程では，研究者やその他の関係者によって，批判的吟味，知識の共有，知識の統合，知識の現実問題への活用などが行われる．このうち，科学的情報を客観的に評価し，現実の問題解決に生かすためには批判的思考（critical thinking）が重要とされている．批判的思考は，科学的な考え方と共通する特徴を多く持っているが，科学分野に特化した考え方ではなく，一般的に合理的な問題解決や意思決定に必要な考え方である．批判的思考については，分野や研究者によってさまざまな定義がなされており，統一的な定義は存在していない．批判的思考に関する多くの定義のなかで重視されていることは，**適切な判断基準や根拠に基づいて論理的に偏りのない思考をすること**である．

批判的思考を行うには，批判的思考の「態度」を身に付けること，科学的方法や推論の方法に関する「知識」を持っていること，方法を適用するための「技術」を持っていることなどが必要となる．このうち批判的思考の態度を身に付けることは特に重要である．その理由の一つとして，批判的思考の態度を身に付けることは思考の習慣を変容させることでもあり，知識や技術の習得に比べて容易ではないということがあげられる．一般的にいわれる批判的思考の態度とは，問題に対する解決策を見出そうとする意欲を持つこと，意思決定を行う際に客観的になること，多様な立場や考え方を考慮すること，論理を組み立てて結論を出すこと，事実や証拠を重視すること，自分の推論過程を自己評価すること，などである．

概念的な用語の定義

同じ一つの用語であっても，それが重要な概念であるほどその内容に関して多くの研究者によって研究が行われる．それに伴い一つの言葉に新たな意味や解釈が加わっていき，概念も定義も多様化または収束していく．すなわち，「科学的探究」「批判的思考」といった用語の概念そのものが「探究」の対象になるということである．

4）批判的思考の主なプロセス

批判的思考のプロセスについても数多くの考え方が提示されているが，以下ではその主なものを示す．

❶ 課題の明確化

批判的思考の最初の段階は，考えるべき課題を明確にすることである．この課題についてもさまざまな考え方があるが，たとえば，「目標とする理想の状態と現状との差を把握してその差を埋めるための解決策を探る」といった課題設定が比較的分かりやすい．広い意味では，問題に対する解決策を考えることまでが批判的思考に含まれるといえる．このような課題を設定するためには，系統的な知識や経験を必要とする．批判的思考が対象とする問題の多くは複雑で漠然としている．その場合は，問題をいくつかの要素に分解し，それらの要素間の関係性を吟味するなどの方法がある．

複雑な問題へのアプローチ

漠然とした問題に対する対処方法として，対象となる現象を細かい要素に分解してそれらの要素間の関係を検討し，その検討結果に基づいて分解した要素を一定の基準で再構成するという方法がある．この方法はさまざまな分野で比較的よく用いられる．これにより，複雑な問題が整理され，論理的な議論がしやすくなる．

❷ 問題解決の根拠となる情報

批判的思考によって，結論を導くためには根拠となる情報が必要である．情報が科学的である場合にはすでに述べたような科学的方法と照らし合わせてその妥当性を評価する．しかし，批判的思考で用いる情報は必ずしも科学的データとはかぎらない．たとえば，自分自身の経験と知識，他人の意見，既存の事例なども重要な情報となる．批判的思考では，自分自身の主観や価値観によって情報を取捨選択することを避けて，正確性や信頼性を基準に情報を選びそれらを根拠として利用することが重要である．

❸ 合理的な議論

情報が根拠となって結論に至る過程には，必ず何らかの理論展開が存在する．批判的思考においても，すでに述べたような科学的な考え方を応用することができる．しかし，現実の実践活動の場面では非常に幅広い範囲の問題を取り扱うため，自分の意思決定や他者との議論の中には自己または他人の感情，価値観，信念といった要素が入り込みやすい．これらはバイアス[注]（bias）の原因となる可能性があり，バイアスが存在する状態での推論には論理の飛躍や本来の目的と意見・主張との不整合などが生じ合理性を損なうおそれがある．したがって，このようなバイアスをできる限り排除することが批判的思考の重要な部分となる．

バイアス

データの偏り，判断や意思決定における恣意的傾向，偏見などさまざまな意味があり，統計学，心理学，工学など専門分野によってそれぞれ意味が異なる．

COLUMN

実践活動における科学リテラシー

リテラシーという言葉は，もともと文字の読み書き能力を意味していたが，現在ではさまざまな分野にリテラシーという考え方が存在している．社会の変化に呼応してリテラシーの概念も多様化してきている．科学的探究に必要とされる科学リテラシー（科学的リテラシー，科学技術リテラシーなどともいう）は，1960 年頃から言及されるようになり，その当時は基本的な科学的知識や理解などをさしていた．その後 1980 年頃からは科学的手法や科学的探究に対する理解，さらには科学の社会への影響に関する理解なども含まれるようになってきた．そして現在は，科学技術に関する利害関係者間の信頼や一般市民の参画などの意味合いが加わってきている．したがって，科学リテラシーは科学分野に限らず一般的な実践活動にも活用されるべきものである．そのためには，単に科学に関する知識や理解にとどまらない思考方法も含めた科学リテラシーを身に付ける必要がある．

❹ 問題解決

上記のようなプロセスを通じて，最初の課題に対する解決策を考える，あるいは何らかの意思決定につなげるまでが批判的思考の役割である．問題解決につなげるためのアプローチとして，たとえば，複雑な問題に対して複数の単純な解決策を考えそれらを再構成したものについて議論を行い，問題と照らし合わせて解決策を絞る，といった方法がある．

批判的思考を活用して解決に近づくことができる問題は現実の世界には数多くある．管理栄養士・栄養士の実践活動においては，現実の課題が複雑化し多様化すればするほど，専門分野の知識と技術に加えて批判的思考のような考え方を習慣づけることが求められる．

Chapter

10 生涯にわたって自律的に学ぶ能力

学修到達ポイント

①生涯にわたる自己研鑽の必要性を説明できる.
②自律的に学び続ける姿勢とそこから得られる能力について説明できる.
③栄養の専門職として，自らのキャリアデザインを考えることができる.

本章では，管理栄養士として求められる10の基本的な資質・能力の最後として，生涯にわたって自律的に学ぶ能力について学ぶ.「栄養・食を通して，人々の健康と幸福に貢献する」ためには，栄養の専門職としての誇りを持ち，生涯を通して自律的に学び続ける資質・能力を有し，自身のキャリアデザインを考えることが必要である.

1. 生涯にわたる自己研鑽[注]の必要性

自己研鑽
専門領域を深く極めるため，自身のスキルや能力を磨くこと.

1）なぜ，自己研鑽が必要か

管理栄養士は，専門職として，確かな栄養学の知識と技術を備えていなければならない．また，人々の健康と幸福に向けて，常に最善を尽くすため，栄養学の質の高い実践方法の追及やその活用といった研鑽を自ら重ねていくことになる．

近年の社会の変化や科学の進歩は著しく，それに伴い，食をめぐる状況やニーズも多様さ，複雑さを増しており，栄養学の実践に必要とされる知識や技術は，変化，発展し続けている．このため，単なる経験年数の長さのみで，**そうした状況やニーズに対応した，的確な実践を行う**ことは困難である．専門職として働く限り，必要な知識と技術を蓄え，それらを生かした実践を繰り返すなかで，**自ら成長し，専門職としての責務を果たす**ことの重要性を自覚し，継続して行う意志と覚悟をもつことになる．

さらに，**専門職として成長していく過程では，職場や社会で期待される役割も変化していくこととなり，その役割に見合うよう研鑽を積んでいく**ことで，さらに成長することができる．成長を職場や社会に委ねてしまうと，能力向上の機会が限られてしまい，その結果，役割の変化がみられず，成長が

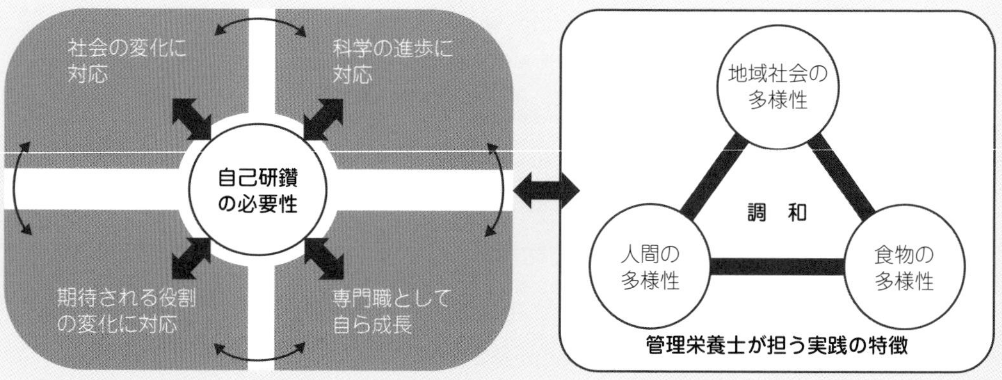

図 10-1 ●専門職としての自己研鑽の必要性と管理栄養士が担う実践の特徴

停滞してしまうおそれがある．

なにより，**栄養の専門職である管理栄養士が担う実践の最大の特徴は，人間の多様性，食物の多様性，地域社会の多様性を理解し，それらの調和を図ること**にある．人間，食物，地域社会のいずれもが変化していくため，それぞれの多様さ，それらが関連し合う複雑さは，はかりしれないほど存在する．このため，専門職として，人々の健康と幸福に向けて，その時々の状況やニーズに応じた方法や内容を選択・開発しつつ実践を重ねていくこととなり，その過程において，自己研鑽を欠かすことはできない．

自己研鑽の魅力には，いつでも行えること，新な気づきが得られることなどがあげられる．なかでも，新たな気づきには，ここまでできるようになったという自身の成長への気づきや，自身のパーソナリティー[注]，興味，欲求，考え方への改めての気づきも含まれ，そうした気づきが達成感やおもしろさとなり，自己研鑽への意欲を高めてくれる（**図 10-1**）．

パーソナリティー
その人たちらしさをつくり出している持ち味，個性，人柄．

管理栄養士としてどのような資質・能力を身に付け，自己研鑽で磨いていくのか．管理栄養士として求められる基本的な資質・能力として，「管理栄養士養成のための栄養学教育モデル・コア・カリキュラム」では，10の資質・能力があげられている．

栄養の専門職として，人間，食物，地域社会の多様性を理解し，それらの調和を図る総合的能力を培うために，こうした資質・能力を身に付けていく必要があり，10の資質・能力は，関連しながら，身に付き，磨かれていくことになる．**図 10-2** に，それらの資質・能力の特徴や関連性をイメージするために，管理栄養士として求められる基本的な資質・能力の全体像を一例として示した．

人間，食物，地域社会の多様性を踏まえ実践していくためには，「個人の多様性の理解と栄養管理の実践」「栄養・食の質と安全の管理」「社会の構造の理解と調整能力」が求められる．また，人間，食物，地域社会の多様性を踏まえそれらの調和を図っていくためには，「栄養学の知識と課題対応能力」「栄養・食の選択と決定を支援するコミュニケーション能力」「連携と協働」「栄

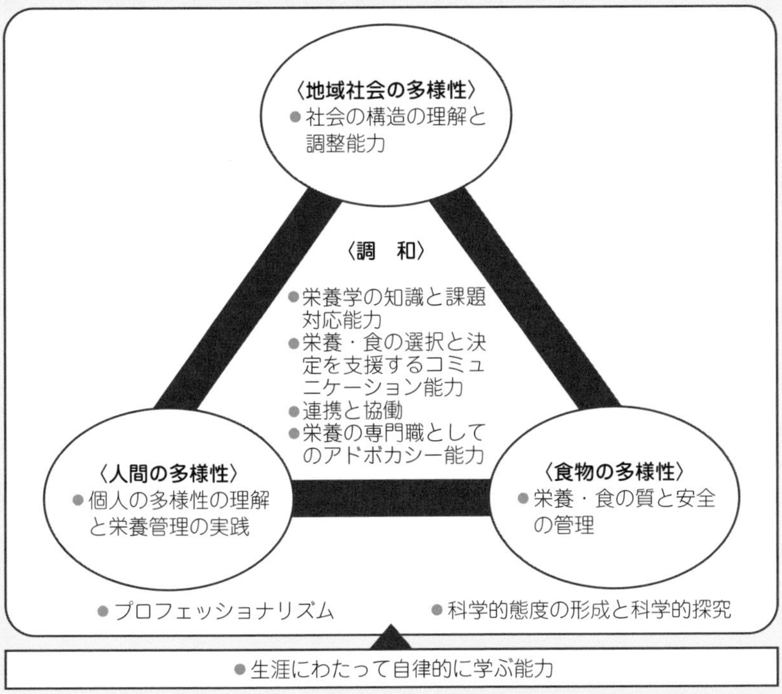

図 10-2 ● 専門職として，人間，食物，地域社会の多様性を理解し，それらの調和を図る─管理栄養士として求められる基本的な資質・能力の全体像（例）

養の専門職としてのアドボカシー能力」が求められる．これらの能力を有し，専門職として職務を遂行するには，「プロフェッショナリズム」と「科学的態度の形成と科学的探究」の姿勢が不可欠である．さらに，専門職として職務を遂行し続けるためには，「生涯にわたって自律的に学ぶ能力」を培わなければならない．

2）なぜ，自己研鑽は，生涯にわたって必要なのか

自己研鑽が生涯にわたって必要とされる大きな理由として，これからの社会が，これまでに経験したことのない社会であることがあげられる．

すでに，日本は人口減少社会へと突入しているが，総人口が1億人を下回る社会という点では，これまでにも経験がある．しかし，その当時とは人口構成が大きく異なる社会を経験していくことになる．**図10-3**に日本の人口の変遷として示したように，総人口は，1965年の9,827万人から，2015年に1億2,709万人となり，今後，減少を続け，2065年には，出生中位推計で8,808万人になるものと推計（平成29年推計）されている．超高齢社会の進展が加速するなか，年少（0～14歳）人口が，2015年の1,595万人から2065年には898万人，生産年齢（15～64歳）人口が，2015年の7,728万人から2065年には4,529万人と推計され，人々が暮らす社会のありようは大きく変貌を遂げていく．したがって，**これまでの経験だけを頼りにする実践では，対応困難であり，自己研鑽を重ね，その時々の状況やニーズに応じた実践の方法や内容をつくり出していく**ことになる．また，超高齢社会の進展は，日本人の平均寿命をさらに延伸させ，2065年には女性で91.35年と推計されている．人生の長さとともに，専門職としての職業生活が長期化していくことも予測される．

さらに，人工知能（AI）[注]，ロボット，ビッグデータ，IoT[注]等，「第4次産業革命」と呼ばれる技術革新は，産業や社会生活に取り入れられることで社会課題の解決が進む一方，AIやロボット等の活用により雇用状況が変化するなど，社会経済にさまざまな影響を及ぼしていくと考えられる．

人工知能（artificial intelligence; AI）
人の知的な活動をコンピュータ化した技術．

IoT（internet of things）
「モノのインターネット」と訳され，さまざまなモノにインターネットを通じて接続されること．

こうした社会の変化や科学技術の進歩に，的確に柔軟に対応していくために，生涯にわたる自己研鑽はますます重要となってくる．

特に，管理栄養士が担う実践の最大の特徴といえる，人間，食物，地域社会の多様性を理解し，それらの調和を図る総合的能力を身に付け，磨いていくためには，専門職として，また生活者として経験するさまざまな実践の機会を，自己研鑽の場にしていくことが重要となる．

人々の食生活は，家庭・保育所・学校・職場・医療機関・高齢者施設などライフステージに応じてさまざまな場で，地域や社会との関わりのなかで営まれている．

管理栄養士は，それぞれが働く場で，専門職として，人々の栄養管理や食生活支援を通して，自己研鑽を重ね，実践能力を磨いていくことになる．

同時に，管理栄養士自身，一人の生活者として生涯にわたり食生活を営むこととなるので，人間，食物，地域社会の多様性やそれらの関連性について，観察，分析，実践を繰り返すことで，自己研鑽につなげることができる．自身の生涯を通してのライフステージの変化とともに，複数の要因がどう重なりあうとどのような食事になるのか，望ましい方向へと調整していくには，何に着目しどう調整すると期待する結果になるのか，あるいは期待する結果にならなかったときはなぜそうなったのか，毎日の食事を通して思考・試行を繰り返していくことは，まさに自己研鑽であり，そうした生活者としての

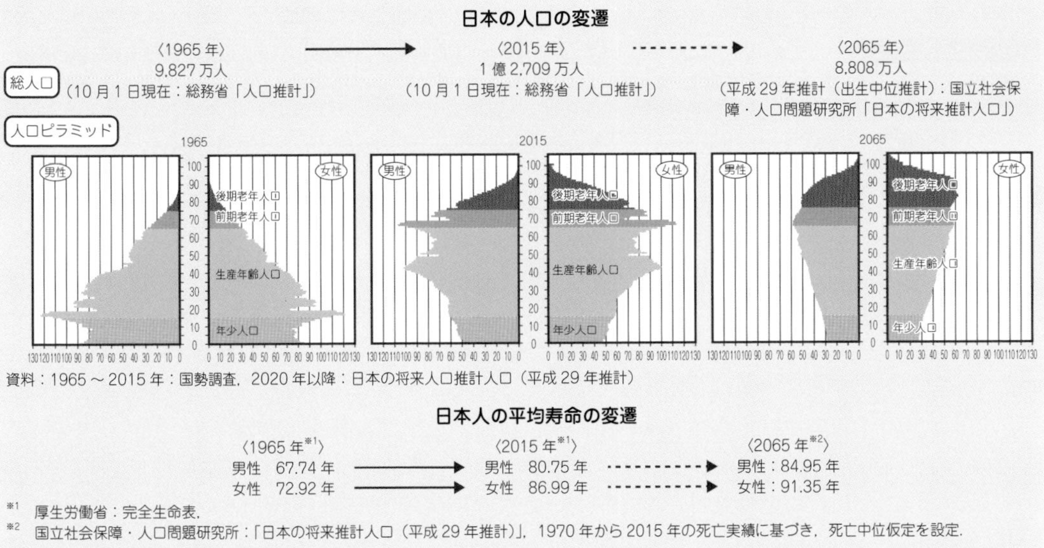

図 10-3 ● わが国の人口と平均寿命の変遷

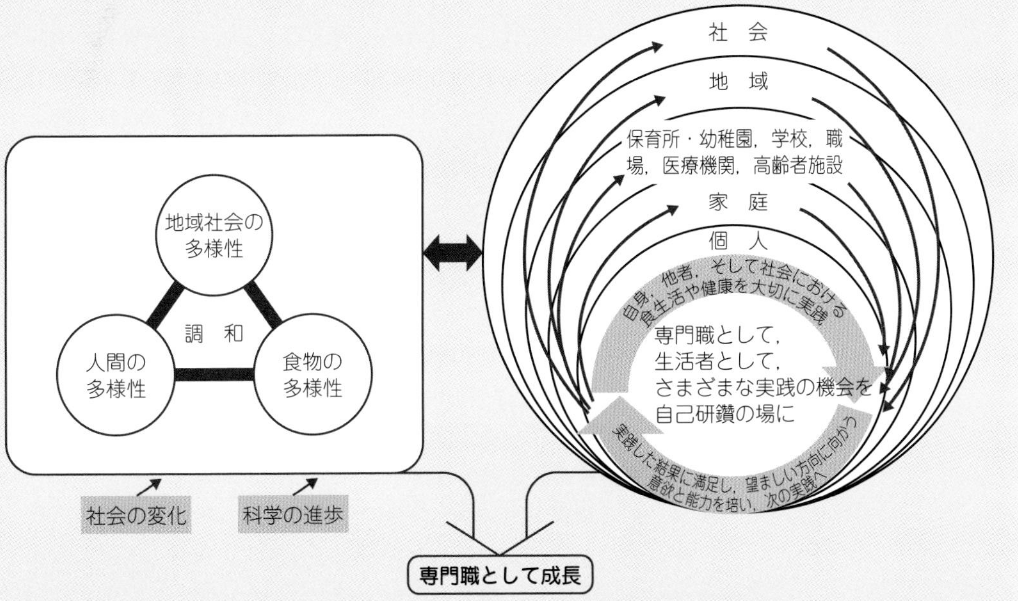

図 10-4 ● 生涯にわたり，さまざまな実践の機会を自己研鑽の場にすることで，専門職として成長

成長が，専門職としての成長を深めることになる．

栄養学を学び専門的な立場で実践を推し進める専門職として，また一人の生活者として，生涯にわたり，自身，他者，そして社会における食生活や健康を大切に実践し，実践した結果に満足し，望ましい方向に向かう意欲と能力を培い，次の実践へと繰り返していくことが，自己研鑽を重ねていく支えとなる（**図 10-4**）．

自律的
外部の意向や指示によるのではなく，自分の意志や考えによる．

2. 自律的[注]に学び続ける能力の修得

1）自律的に学び続ける姿勢で培っていく能力

専門職が自律的に学び続けるには，何を学ぶか・どう学ぶかについて明確に意識して学び，学んだことを実践に生かす姿勢を身に付ける必要がある．“与えられる”学びは，時として視野を広げたり，自身のスキルを客観的に評価したりするうえで参考となるが，学びは，専門職としての日々の実践に伴い行うべきものなので，自律的な学びが基本となる．

自律的に学び続ける姿勢として，**図 10-5** に 5 つを例示した．まずは，日々の業務と自らのスキルを観察･分析し，どの部分のスキルを伸ばしたいのか，伸ばしたスキルで何がどう変わることを期待しているのか，漠然とした学びではなく，**学ぶ目的を明確に意識する**必要がある．これによって，うまくいったこと・いなかったことが分かり，うまくいかなかった部分のスキルを次に伸ばす主体的な学びとなり，自ら成長することができる．

どう学ぶかという点では，**生活者の一人として，人や社会と関わり，現実の暮らしのありように学ぶ姿勢**をもつことで，学びの機会を飛躍的に増やすことができる．私たちは，たいてい 1 日に 3 回，1 年で 1,000 回を超える食事の実践を経験しており，そのたびに，現実の暮らしを観察，分析したり，意図的に工夫した結果を確認したりすることで，経験の数を増やし，その質を高めることもできる．

他者と協働し，他者のありように学ぶ姿勢は，人間の多様性を受け入れ，一人ひとりのパーソナリティーや興味，価値観などを尊重することにつながる．また，相手の優れた部分を参考にしたり，好ましくないと感じる部分を自身がしないように気をつけたり，自らの成長に役立てることができる．この場合の他者には，仕事上の上司・同僚・部下，他の専門職種，栄養指導や食生活支援で接する方々，そして家族や友人など，さまざまな人々が該当することから，学ぶ姿勢をもつことで多くのありように学ぶことができる．

また，**専門職として，日々実践を繰り返すなかで，創意工夫する姿勢**も重要となる．創意工夫とは，自身がもつ知識や技術を活用し，その時々の状況やニーズに応じた実践へと展開することであり，これを意図的に行うことで，うまくいったこと・いかなかったことが分かり，うまくいかなかったことについては次の実践で改善，工夫することができる．また，専門領域の発展に貢献する使命もあり，一人ひとりの管理栄養士の創意工夫のある実践を集約・精査していくことで，状況やニーズに応じた実践を創造し，専門領域を進化させることができる．専門領域が進化することは，実践につながる学びの質を高めることになり，一人ひとりの管理栄養士にとって自律的に学びやすい環境が整っていくことになる．

さらに，**組織や社会の一員として振る舞い，組織や社会のありように学ぶ**

□ 日々の業務と自らのスキルを観察・分析し，学ぶことへの目的意識を明確にもつ
〈→ 主体的に学ぶ力 → 自ら成長する力〉
□ 生活者の一人として，人や社会と関わり，現実の暮らしのありように学ぶ
〈→ 生活者として生き生きと成長する力
→ 日々の暮らしで試行錯誤を繰り返す力，暮らしに応じた実践へと応用する力〉
□ 他者と協働し，他者のありように学ぶ
〈→ 他者を尊重する力 → ともに育ち合う力〉
□ 日々実践を繰り返すなかで，創意工夫する
〈→ 専門領域での実践で創意工夫を繰り返す力
→ 状況やニーズに応じた実践を創造し専門領域を進化させる力〉
□ 組織や社会の一員として振る舞い，組織や社会のありように学ぶ
〈→ 組織人・社会人として魅力的に成長する力
→ 人材を育成する力，組織や社会をマネジメントする力〉

〈 〉内は，自律的に学び続ける姿勢で培っていく能力（例）．

図 10-5 ● 自律的に学び続ける姿勢（例）

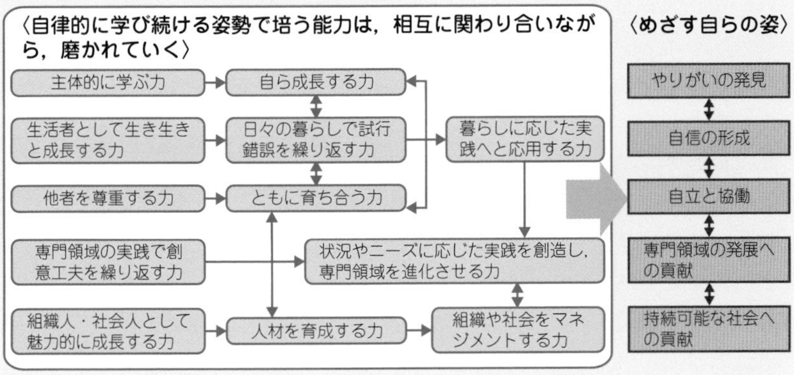

図 10-6 ● 自律的に学び続ける姿勢で，能力を磨き，めざす自らの力（例）

姿勢をもつことで，組織人・社会人として魅力的に成長することができる．組織や社会で，管理栄養士がその能力を十分に発揮できるようになるには，栄養の専門職以外の人たちに，栄養学の実践の重要性やそこに果たす管理栄養士の役割を理解してもらう必要がある．そのためには，管理栄養士自身が組織や社会の一員としての広い視野をもち，魅力的な人間として成長していかなければならない．そのことが，人材を育成する力，組織や社会をマネジメントする力につながっていくのである．

自律的に学び続ける姿勢で，培っていく能力は，相互に関わり合いながら磨かれていくことになる（**図 10-6**）．自律的に学び続けることで，専門職として，生活者として，自ら成長することができれば，やりがいの発見，自信の形成につながる．自信をもつことで心のゆとりも生まれる．他者を尊重する力は，ともに育ち合う力となり，人材を育成する力につながる．誰かに依存したままでは，真の協働とはなりえないので，専門職としての自立と協働[注]をめざす．自律的に学びやすい環境を整えていくためにも，自身の属している組織だけではなく，専門領域の発展への貢献，持続可能な社会[注]への貢献をめざす自らの姿として，必要な能力を培っていく．

自立と協働
自分で考え，責任をもって行動すること，協力して働くこと．

持続可能な社会
地球環境や自然環境が適切に保全され，将来の世代が必要とするものを損なうことなく，現在の世代の要求を満たせるような社会．

2）自律的な学びには，実践の積み重ねが不可欠

自律的な学びには，さまざまなレベルでの実践の積み重ねとしての経験が不可欠となる．これは，専門職としての自律的な学びの成果が，単なる知識や技術の習得ではなく，知識や技術を生かし，その時々の状況やニーズに応じて実践した結果，さらには自身の成長した姿が，期待したもの・めざしたものに近づいているかどうかによるためである．自律的に学び続ける姿勢は，目の前の業務にのみ向けられるものではなく，生活者の一人として，また他者と協働する際に，日々の実践を繰り返すなかで，組織や社会の一員として，弛まなくその姿勢を維持することが重要となる．自身が関わる多くの場面や立場において，自律的に学び続ける姿勢を維持できれば，経験するさまざまな実践の機会が学びの場となり，必要な能力を培っていくことになる．

管理栄養士が担う実践の最大の特徴は，人間の多様性，食物の多様性，地域社会の多様性を理解し，それらの調和を図ることにある．人々の食生活は，家庭・保育所・学校・職場・医療機関・高齢者施設などライフステージに応じて属する場や機関，地域，さらに社会といったさまざまな関わりのなかで営まれており，そうした重層構造を視野に入れ，それらが影響し合っていること，働きかけによってそのあり方が変わる可能性があることについて，理解したうえで，調和を図ることになる．自律的に学び続ける姿勢で，さまざまなレベルで実践の積み重ねを経験していくことで，主体的に学ぶ力，生活者として生き生きと成長する力，他者を尊重する力，専門領域で創意工夫を繰り返す力，組織人・社会人として魅力的に成長する力など，必要な能力を培い，成長していくことができる（**図 10-7**）．

「学び」と「実践」をどう捉えるかという視点も重要である（**図 10-8**）．“与えられる”「学び」は単発のことが多く，そうした学びだけでは，食をめぐる状況やニーズが多様で複雑になるなか，専門職として的確な実践を行うことは困難である．日々の業務や自身のスキルに照らし，学ぶ姿勢がないと，課題の解決や専門職としてのスキルの獲得には至らない．この状況が定着してしまうと，「学び」が提供されるのを待つ，あるいは「学び」が提供されないことに不満をもつこととなり，やりがいや自信につながらず，専門職としての成長も期待できない．

自律的な学びでは，日々の「実践（業務）」でもっとここを伸ばしたい，こういうことができるようになりたいと思うことを学ぶことになる．学んだことを自身の「実践」に取り入れてみることで，うまくいくこと・いかないことが分かり，「実践」のために次に必要な「学び」が見えてくることになり，学び続けるための動機付けになる．また，どういうことを学びたいか，自ら提案することもでき，将来，学びを提供する側になったときに，今，必要な学びをどう提供したらよいかを考えられるようにもなる．現在の業務や自身の興味のある学びにとどまらず，視野を広げていくため，他者から薦められた「学び」や新たな「学び」を試してみることも大切である．

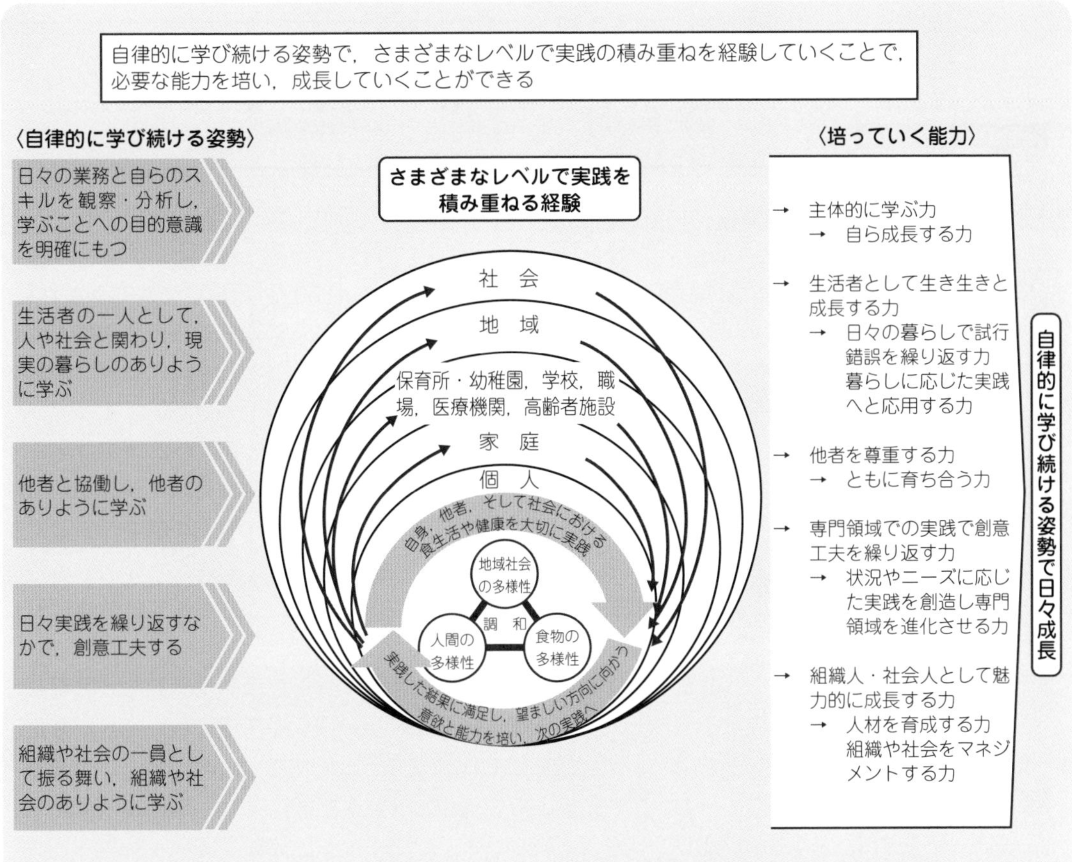

図 10-7 ● 自律的な学びに“さまざまなレベルでの実践の積み重ね（経験）”は不可欠

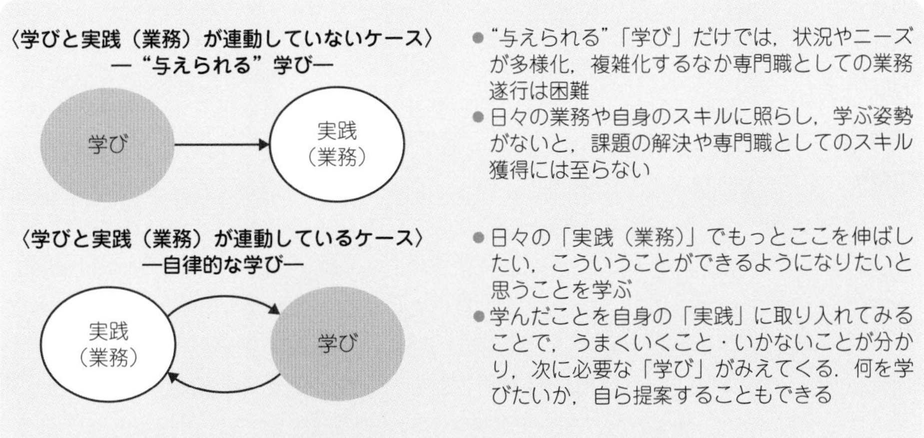

図 10-8 ● 「学び」と「実践（業務）」のつながりをどう捉えるか

3. 栄養の専門職としてのキャリアデザイン[注]

キャリアデザイン
自身の職業人生を主体的に構想・設計し，実現していくこと．

1）栄養の専門職としての成長とキャリアデザイン

専門職の「キャリア」とは，金井・鈴木の著書（2013）を参考にすれば，生活ないし人生全体を基盤にして繰り広げられる長期的な職業生活における具体的な職務・職種・職能での諸経験の連続であるとともに，節目での選択が生み出していくそれまでの経験と経験の間の意味付けや統合，将来構想・展望のパタンも含むものと解釈できる．専門技能を学ぶだけでプロフェッショナルになれるわけではなく，技能の背後にあるプロフェッショナルの価値観をも習得する必要があるとされる．特に，管理栄養士の場合，組織において専門職として働くことが多いため，組織人としての成長と専門職としての成長にどう折り合いをつけ，どう成長していくかが，キャリア発達において大きな意味をもつ．

キャリアデザインは，自身の職業人生を主体的に構想・設計し，実現していくことを意味している．職業人生が社会の変化や期待される役割の変化などの影響を受けることを認識し，仕事とともに結婚，出産，育児，介護等のライフイベント[注]を踏まえた生活のあり方も視野に入れ，総合的に構想・設計していくことになる．

ライフイベント
人生における節目となる出来事．

専門職としての成長は，専門能力の向上とともに，生活者としての成長，組織・社会人としての成長を積み重ねながら，成長していくことになる（**図10-9**）．同じように年齢や経験年数を重ねても，その成長の過程は，人それぞれ異なるため，自らキャリアデザインできる力を培っていくことが重要となる．実際には，長期的な見通しをもちつつ，状況に応じて，働き方や生き方を模索し選択しながら進み，必要に応じて，修正を行っていくことになる．

キャリア発達
社会のなかでの役割を果たしながら，自分らしい生き方を実現していく過程．

組織において専門職として働き，成長していく過程では，キャリア発達[注]に関して，組織と個人がそれぞれ考え，それらを調和させていくことになる（**図10-10**）．キャリア発達を自身で考えるために，組織の考えを確認したり，自分の考えを組織に伝えたりすることにより，組織も個人も，キャリア発達への関心や責任をもつことになる．かりに，組織の考えと自分の考えが一致していない場合，早期に状況を共有し，今後に向けての調整を行うことも可能になる．組織と個人が，長期的なキャリア発達に関心や責任をもつことで，組織内の役割や責任の大きさ・重さが変化していき，それに対応できるよう自律的な学びを重ねることで，成長していくことができる．

特に，栄養の専門職は，組織内での人数が少ないという特徴を有するため，その存在価値や果たすべき役割が組織全体に共有・確立されていない状況からスタートすることもあり，組織と個人の双方が長期的なキャリア発達に関心や責任をもつことは，きわめて重要である．自分のキャリア発達について組織が考えてくれているだろうという意識から，自分のキャリア発達を考え

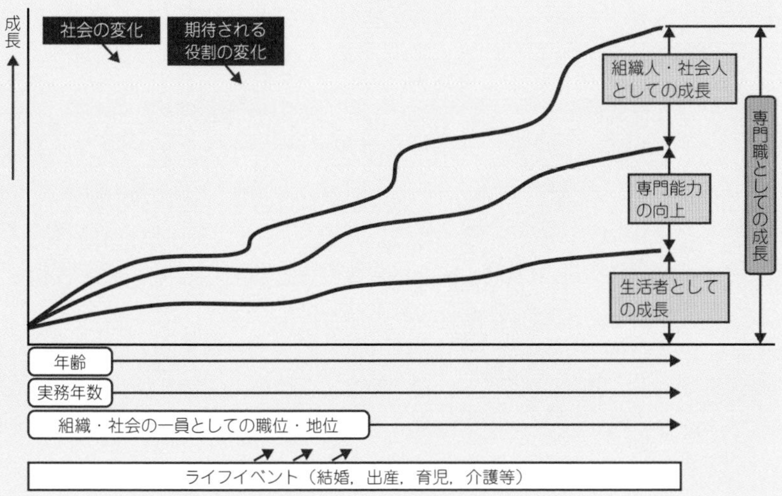

図 10-9 ●栄養の専門職としての成長を見通してみる

●自分のキャリア発達について組織が考えてくれているだろうという意識から，自分で考えなくなってしまうと，組織内での役割や責任が変わらないため，キャリア発達が停滞してしまうおそれ

●組織と個人が，長期的なキャリア発達に関心や責任をもつことで，組織内の役割や責任の大きさ・重さが変化していき，それに対応できるよう自律的な学びを重ねることで，組織人としても専門職としても，成長できる

図 10-10 ●キャリア発達に関して「組織が考える」「自分が考える」をどう捉えるか

なくなってしまうと，組織内での役割や責任が変わらないまま，経験年数のみが増えていくことになる．その状況が定着してしまうと，果たすべき役割や責任が増してくる中堅期以降に，そうした役割や責任と，現実の姿との間にギャップが生じることになり，組織や仕事への不満が募る一方，やりがいや自信がもてず，生き生きと働き続けることがむずかしくなってくる．

COLUMN

組織内での果たすべき役割や責任の変化と成長の過程

組織内での果たすべき役割や責任は，中堅期以降に増してくる．

新人期から，キャリア発達に関心をもち，自律的に学ぶ姿勢で成長し続けていると，果たすべき役割や責任の変化とともに，それに見合った成長を遂げていくことになる（成長パタン A）．

キャリア発達への関心をもたずに，日々の業務を行うだけでは，役割や責任に見合う成長の機会を生かせず，中堅期以降，本来果たすべき役割や責任と現実の姿とのギャップが大きくなってしまう（成長パタン B）．

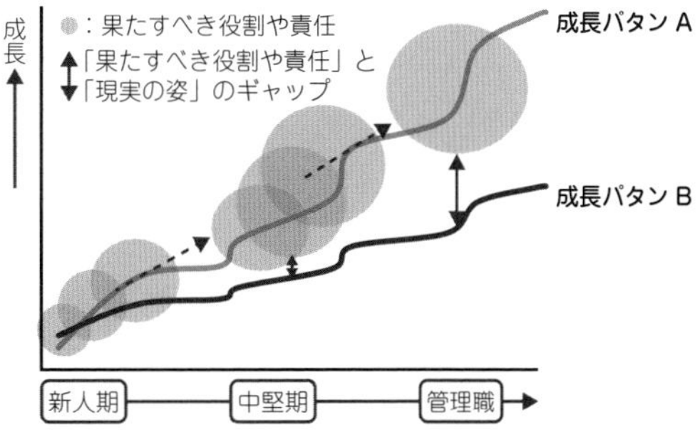

2）大きく変わっていく社会で，自らのキャリアデザインを考え，実行する

これからの社会は，大きく変わっていく．人口の変化では，年少人口とともに，20～65歳人口の著しい減少が予測されている．20～64歳人口は，2015年の7,122万人から，2040年に5,543万人，2065年には4,189万人と推計されている（**図10-11-A**）．**職業生活において，同僚や部下の人数が限られ，互いの役割や責任が増していくことになるので，自律的に学び自ら成長していく姿勢がいっそう求められる**ことになる．

また，平均寿命の延伸とともに，高齢人口，特に80歳以上の人口が増加し，いわゆる「人生100年時代[注]」の到来へと（**図10-11-B**），職業生活が長期化していくことも予測される．**長期にわたり働くことを前提に，どう成長していくかを見通し，自身の働き方や生き方を考えていく**ことになる．

「人生100年時代」では，個人と組織や社会との関わりがこれまで以上に長くなるなかで，**ライフステージの各段階で活躍し続けるために求められる力，いわゆる“社会人基礎力[注]”**の必要性が指摘されている．「人生100年時代の社会人基礎力」として，「考え抜く力」，「チームで働く力」，「前に踏み出す力」の3つの能力と12の能力要素を内容としつつ，能力を発揮するにあたって，自己を認識してリフレクション（振り返り）しながら，目的（どう活躍するか），学び（何を学ぶか），統合（どのように学ぶか）のバランスを図ることが，自らのキャリアを切り開いていくうえで必要と位置づけられている（**図10-12**）．

栄養の専門職として成長し続けるには，専門能力の向上とともに，組織人・社会人としての成長，生活者としての成長を積み重ね，社会人基礎力の向上を図っていくなかで，**自らのキャリアデザインを考え，実行していく**ことが重要となる．そのために不可欠な自律的な学びは，大学院，学会等での専門能力を向上させるための学びや，働き方や生き方を通しての学びなど，**自身の成長に応じて，多様な学びを組み合わせていく**ことになる．そのさい，キャリア発達の支援のための職場・社会の環境づくりも重要となるため，栄養の専門職として，どういう学びが必要か，キャリア発達につながる役割や責任をどの時期にどう増やしていくかなどについて考え，職場や社会へ働きかけていくことも必要となる．また，自律的な学びで成長していく過程で，自身を観察・分析することによって**「自分を知る」「こうありたいと思う自分の姿をイメージする」「ありたい姿に近づくように学び，実践を重ねる」というプロセスを繰り返す**ことで，長い人生のなかで仕事の位置付けを確認しながら，栄養の専門職としてのキャリアデザインを考え，実行する力を培っていく（**図10-13**）．

人生100年時代
長寿化の進展により，先進国で2007年生まれの2人に1人が100歳を超えて生きると予測される時代（リンダ・グラットン氏，アンドリュー・スコット氏の共著「LIFE SHIFT—100年時代の人生戦略」で提唱）．

社会人基礎力
職場や地域社会で多様な人々と仕事していくために必要な基礎的な力（経済産業省が2006年に提唱）．

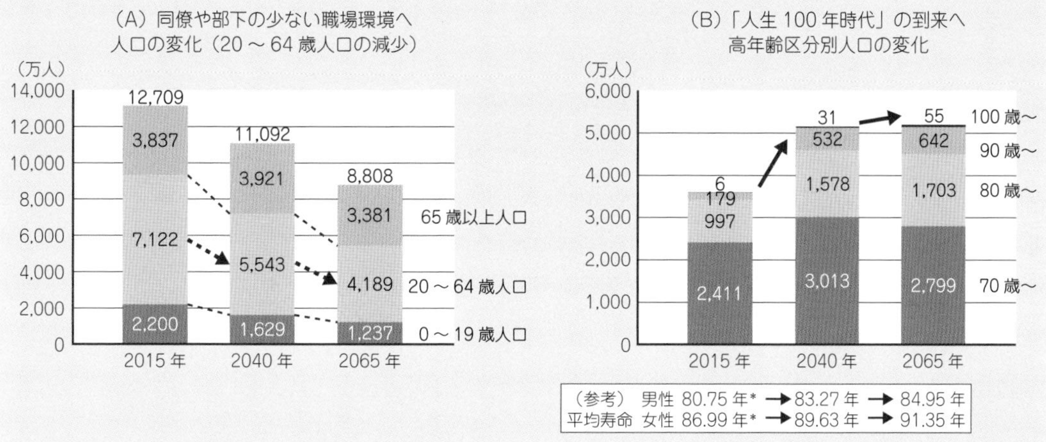

図 10-11 ●大きく変わる，これからの社会

（出典：国立社会保障・人口問題研究所「日本の将来推計人口（平成 29 年推計）」死亡中位推計による．ただし，平均寿命（2015 年）は厚生労働省「完全生命表」）

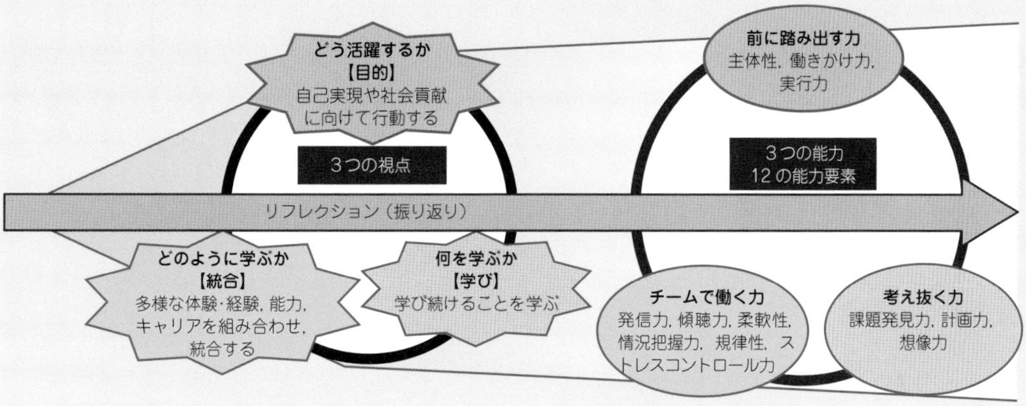

図 10-12 ●人生 100 年時代の社会人基礎力

（経済産業省・中小企業庁：「我が国産業における人材力強化に向けた研究会」報告書．平成 30 年 3 月．）

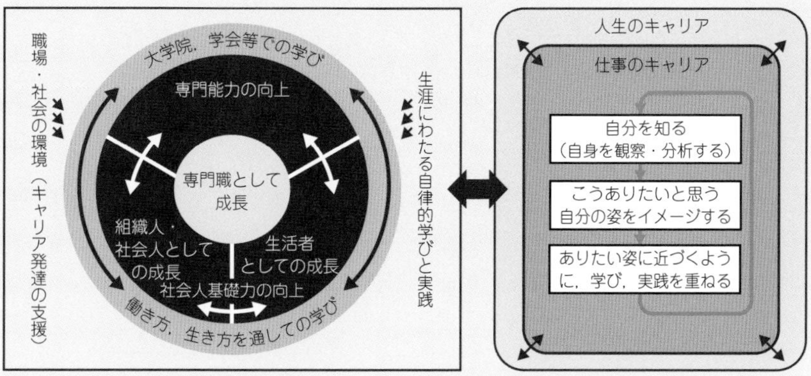

図 10-13 ●栄養の専門職として成長し続けるために，キャリアデザインを考え，実行する

参考文献

Chapter 1 プロフェッショナリズム

1) 中村丁次：栄養学とは，楽しくわかる栄養学．p12-27，羊土社，2020.
2) 山崎郁子：中医営養学．第一出版，2003.
3) 荒井保男：横浜医学の流れ，日本近代医学の黎明．p231-240，中央公論新社，2011.
4) 佐伯芳子：栄養学と実践の始まり，栄養学者佐伯矩伝．p36-46，玄同社，1986.
5) 藤原弘道：日本栄養学のあゆみ（第二部）．食生活，54(4)：61-86，1960.
6) 本田節子：食と戦争，食に生きる．p20-31，本の泉社，2011.
7) 国民栄養協会編著：栄養士法と栄養改善法，日本栄養学史．p252-258，放出食糧による集団給食，p213-226，秀潤社，1981.
8) 藤沢良知：栄養士，管理栄養士は 21 世紀を支える専門職種，栄養士&管理栄養士まるごとガイド．p8-14，フットワーク，2000.
9) 八鍬志郎：栄養士制度の推移，社団法人設立 50 周年記念誌．p26-57，社団法人日本栄養士会，2009.
10) Nehme AE：Nutritional support of the hospitalized patient. The team concept. JAMA, 243(19)：1906-1908, 1980.
11) 中村丁次：日本の栄養療法の歴史と高齢社会への対応．日本静脈経腸栄養学会雑誌，34(5)：316-319, 2019.
12) 原　正俊：栄養士制度の発展，栄養改善法から健康増進法へ，社団法人設立 50 周年記念誌．p130-140，社団法人日本栄養士会，2009.
13) 細谷憲政：人間栄養学の必要性―評価科学の観点から．日本栄養・食糧学会誌，63(6)：287-297，2010.
14) 中村丁次編：チーム医療，チーム医療に必要な人間栄養の取り組み．p29-31，第一出版，2012.
15) 天野　宏：薬の倫理，薬の倫理．p1-7，南山堂，1998.
16) 水野俊誠：医療倫理の四原則，入門・医療倫理 I（赤林　朗，編）．p53-68，勁草書房，2005.
17) 日和佐信子：食の安全と安心と企業倫理．司法書士，433：40-45，2008.
18) 渡邉清孝：特集　食品企業に求められる企業倫理とコンプライアンス．月刊 HACCP，2008 年 2 月号：19-41，2008.
19) 杉本泰治，高城重厚：技術者と倫理，p19-34，技術者の資格，p83-98，大学講義 技術者の倫理入門．第 4 版，丸善，2008.
20) 額賀淑郎：医療従事者・患者関係，入門・医療倫理 I（赤林　朗，編）．p123-139，勁草書房，2005.
21) ロバート・M・ビーチ，エイミー・ハダッド著，渡辺義嗣訳：倫理学の 4 つの問い，薬剤師のための倫理．p3-14，南山堂，2001.
22) The Board of Directors：International Confederation of Dietetic Association 2007：Ethics and Standards：The underpinnings of quality professional practice，A discussion Paper for Action. p4-6, 26，2008.
23) 宇津木伸：健康情報とプライバシーの保護．よぼういがく，32(5)：3-23，2002.
24) 日本医師会：医の倫理の基礎知識 2018 年版．2019.
25) 香川靖雄，木村利人：遺伝子解析と倫理．最新医学，61(3)：469-484，2006.
26) 日本医師会編：先端医療と遺伝子情報―そして人権の未来．p115，日本医師会，2015.

27）土田友章：生命倫理の多元性と普遍性．生命倫理，16(1)：42-45，2006.
28）大井　玄：第13回日本生命倫理学会年次大会座長報告集：日本生命倫理学会ニューズレター，22：3-4，2002.
29）遠藤順子：夫の宿題．p268，PHP研究所，2000.
30）野崎和義ほか：看護のための法学．p208，ミネルヴァ書房，1999.
31）日野原重明：医学概論．p200，医学書院，2003.
32）河田光博，小澤一史，渋谷まさと共編：医療概論．p172，講談社，2017.
33）健康増進法研究会監修：健康日本21（第2次）平成24年7月，健康増進法逐条解説．中央法規出版，2004.

Chapter 2 栄養学の知識と課題対応能力

1）Lim SS, Noakes M, Keogh JB, Clifton PM：Long-term effects of a low carbohydrate, low fat or high unsaturated fat diet compared to a no-intervention control. Nutr Metab Cardiovasc Dis, 20：599-607, 2010.
2）佐々木　敏：佐々木敏の栄養データはこう読む！第2版．p249-258，女子栄養大学出版部，2020．図3から許可を得て転載.
3）Lassale C, Guilbert C, Keogh J, et al：Estimating food intakes in Australia：validation of the Commonwealth Scientific and Industrial Research Organisation（CSIRO）food frequency questionnaire against weighed dietary intakes. J Hum Nutr Diet, 22：559-566, 2009.
4）厚生労働省：日本人の食事摂取基準（2020年版）.
5）佐々木　敏：研究蓄積量と栄養健康情報：玉ねぎと減塩，高血圧で優先すべきはどちらか？，佐々木敏の栄養データはこう読む！第2版．p320-329，女子栄養大学出版部，2020．図1から許可を得て転載.
6）Dehghan P, Pourghassem Gargari B, Asgharijafarabadi M：Effects of high performance inulin supplementation on glycemic status and lipid profile in women with type 2 diabetes：a randomized, placebo-controlled clinical trial. Health Promot Perspect, 3：55-63, 2013.
7）松永和紀：メディア・バイアス　あやしい健康情報とニセ科学．光文社新書，2007.
8）佐々木　敏：第5章　データ栄養学の時代：「事実」は「思う」よりも重い，佐々木敏のデータ栄養学のすすめ．p281-352，女子栄養大学出版部，2018.
9）佐々木　敏：第6章　あなた自身が試される！　栄養健康リテラシーの時代，佐々木敏の栄養データはこう読む！　第2版．p279-329，女子栄養大学出版部．2020.

Chapter 3 個人の多様性の理解と栄養管理の実践

1）足立己幸：人間の食生活の成り立ち，食生活と環境のかかわり，食生活論（足立己幸編著）．第1版，p43-54, 118-121，医歯薬出版，2015.
2）足立己幸：「食事づくり行動」の概念図構築にこめてきたこと．食生態学―実践と研究，9：2-8，2016.
3）厚生労働省：日本人の長寿を支える「健康な食事」のあり方に関する検討会報告書．p26-27，2014.

Chapter 4 社会の構造の理解と調整能力

1）村山伸子：第 12 章 健康寿命の延伸と食環境整備，フードシステム学叢書 第 1 巻 現代の食生活と消費行動（斎藤　修監修，茂野隆一，武見ゆかり編）．p207-225，農林統計出版，2016.

2）Contento IR 著，足立己幸，衛藤久美，佐藤都喜子監訳：これからの栄養教育論―研究・理論・実践の環．第一出版，2015.

3）WHO：A conceptual framework for action on the social determinants of health. 2010.

Chapter 5 栄養・食の選択と決定を支援するコミュニケーション能力

1）中山健夫：これから始める！シェアード・ディシジョンメイキング―新しい医療のコミュニケーション．日本医事新報社，2017.

2）平木典子：新・カウンセリングの話（朝日選書）．朝日新聞出版，2020.

3）大谷佳子：対人援助の現場で使える 聴く・伝える・共感する技術 便利帖（現場で使える便利帖）．翔泳社，2017.

4）島井哲志，長田久雄，小玉正博編：健康・医療心理学 入門―健康なこころ・身体・社会づくり（有斐閣アルマ Specialized）．有斐閣，2020.

Chapter 6 栄養・食の質と安全の管理

1）内閣府：食品衛生法第十九条第一項の規定に基づく表示の基準に関する内閣府令．2011. https://www.cao.go.jp/consumer/history/02/kabusoshiki/syokuhinhyouji/doc/130530_shiryou2-1.pdf

2）農林水産省：令和元年度食料需給表．2020．https://www.maff.go.jp/j/zyukyu/fbs/

3）厚生労働省：避難所における食事提供に係る適切な栄養管理の実施について．2011. https://www.mhlw.go.jp/stf/houdou/2r9852000001fjb3-att/2r9852000001fxtu.pdf

Chapter 7 連携と協働

1）健康増進法（平成 14 年法律第 103 号）.

2）食育基本法（平成 17 年法律第 63 号）.

3）地域における行政栄養士による健康づくり及び栄養・食生活の改善の基本指針について（厚生労働省健康局がん対策・健康増進課長通知，健が発 0329 第 4 号，平成 25 年 3 月 29 日）.

4）管理栄養士・栄養士養成のための栄養学教育モデル・コア・カリキュラム作成に向けた調査研究．栄養学雑誌，77（Suppl），2019.

5）厚生労働省健康局健康課栄養指導室：日本の栄養政策．2020 年 1 月.

6）多職種連携コンピテンシー開発チーム：医療保健福祉分野の多職種連携コンピテンシー．2016 年 3 月.

Chapter 8 栄養の専門職としてのアドボカシー能力

1）Shilton, T：非感染性疾患予防に向けたアドボカシー－日本におけるキャパシティ・ビルディング．日本健康教育学会誌，24(2)：110-117，2016.
2）神馬征峰：アドボカシー実践に必要な２つの成長．日本健康教育学会誌，25(2)：107-111，2017.
3）Development Initiatives：2020 Global Nutrition Report：Action on equity to end malnutrition. https://globalnutritionreport.org/reports/2020-global-nutrition-report/
4）厚生労働省：誰一人取り残さない日本の栄養政策―持続可能な社会の実現のために．https://www.mhlw.go.jp/content/000587162.pdf000587161.pdf

Chapter 9 科学的態度の形成と科学的探究

1）ローラン・ドゴース著，入江芙美ら訳：なぜエラーが医療事故を減らすのか．NTT 出版，2015.
2）L・キャスリーン・マハン，シルビア・エスコット-スタンプ，ジャニス・L・レイモンド執筆・編集，香川靖雄，木村修一　日本語版総監修：栄養ケアプロセスを目指して 栄養学と食事療法大事典．クラウスの 13 版，p394，ガイアブックス，2016.
3）ロドルフォ・サラッチ著，杉森裕樹，中山健夫，小橋　元監訳：読んでわかる！　疫学入門．p116，大修館書店，2019.
4）Reiff R, Harwood WS, Phillipson T：A Scientific method based upon research scientists' conceptions of scientific inquiry. Proceedings of the Annual International Conference of the Association for the Education of Teachers in Science, SE066-340, 1-25, 2002.
5）道田泰司：批判的思考概念の多様性と根底イメージ．心理学評論，46(4)：617-639，2003.
6）楠見　孝，子安増生，道田泰司編：批判的思考力を育む―学士力と社会人基礎力の基盤形成．有斐閣，2011.

Chapter 10 生涯にわたって自律的に学ぶ能力

1）日本栄養士会：管理栄養士・栄養士倫理綱領．2002 年制定・2014 年改訂.
2）金井壽宏，鈴木竜太編著：日本のキャリア研究　専門技能とキャリア・デザイン．白桃書房，2013.
3）文部科学省　中央教育審議会：今後の学校におけるキャリア教育・職業教育の在り方について（答申）．2011.
4）厚生労働省健康局健康課栄養指導室：市町村栄養士の人材育成ビジョンを考えるために―自らの成長をベースにした人材育成で，組織における政策づくりの担い手を目指す．2017.
5）経済産業省，中小企業庁：「我が国産業における人材力強化に向けた研究会」（人材力研究会）報告書．p28-30，2018.
6）国立社会保障・人口問題研究所：日本の将来推計人口（平成 29 年推計）．2017.

索引

欧文

数字

【編者略歴】

村《むら》 山《やま》 伸《のぶ》 子《こ》

1983 年　中央大学法学部政治学科卒業
1989 年　女子栄養大学大学院栄養学研究科修士課程修了
1989 年　女子栄養大学栄養学部助手
1998 年　東京大学大学院医学系研究科博士課程修了（博士（保健学））
1999 年　東北大学大学院医学系研究科専任講師
2000 年　コーネル大学客員研究員
2001 年　新潟医療福祉大学医療技術学部助教授
2005 年　新潟医療福祉大学医療技術学部教授
2013 年　新潟県立大学人間生活学部教授，現在に至る

武《たけ》 見《み》 ゆ か り

1981 年　慶應義塾大学文学部文学科フランス文学専攻卒業
1986 年　香川栄養専門学校栄養士科卒業
1988 年　女子栄養大学大学院栄養学研究科修士課程修了
1988 年　女子栄養大学助手
1997 年　博士（栄養学）取得（女子栄養大学）
1998 年　女子栄養大学専任講師
2001 年　女子栄養大学助教授
2005 年　女子栄養大学教授，現在に至る
2014 年　女子栄養大学大学院研究科長，現在に至る

管理栄養士養成のための栄養学教育モデル・コア・カリキュラム準拠
第 1 巻　**管理栄養士論**　専門職として求められる 10 の基本的な資質・能力
ISBN978-4-263-72028-8

2021 年 3 月 25 日　第 1 版第 1 刷発行
2024 年 1 月 10 日　第 1 版第 3 刷発行

監　修　特定非営利活動法人
　　　　日本栄養改善学会
編　者　村 山 伸 子
　　　　武 見 ゆ か り
発行者　白 石 泰 夫
発行所　**医歯薬出版株式会社**

〒 113-8612　東京都文京区本駒込 1－7－10
TEL.（03）5395－7626（編集）・7616（販売）
FAX.（03）5395－7624（編集）・8563（販売）
https://www. ishiyaku. co. jp/
郵便振替番号 00190-5-13816

乱丁，落丁の際はお取り替えいたします　印刷・壮光舎印刷／製本・愛千製本所